健康ライブラリー　イラスト版

強迫性障害のすべてがわかる本

原田メンタルクリニック院長・
東京認知行動療法研究所所長
原田誠一［監修］

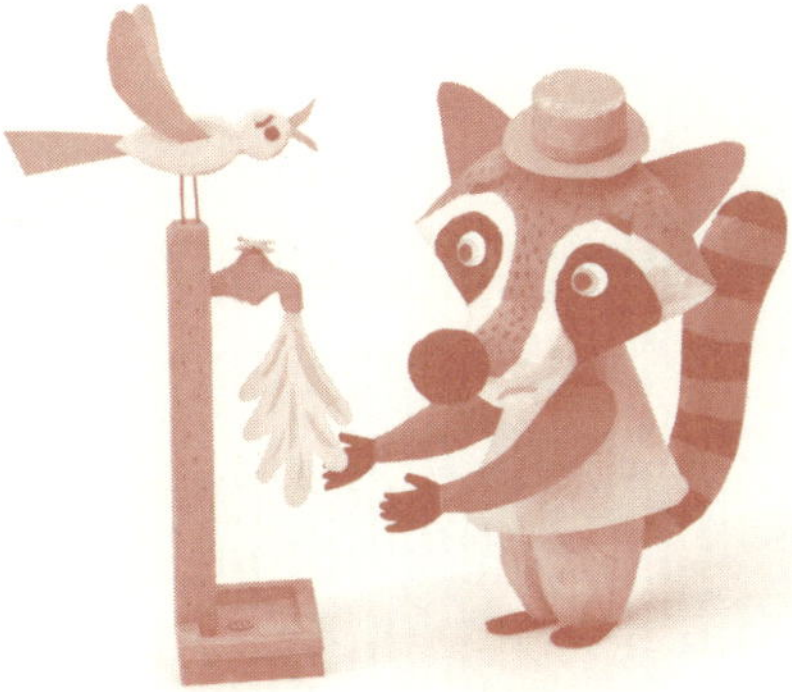

講談社

まえがき

「外出してしばらくしてから、玄関の鍵をかけたかどうかちょっと心配になる」「トイレを使う際に、トイレの汚れが少し気になる」――このような体験は、だれにもおぼえがあるでしょう。しかし、次のように不安が高じて、エスカレートしてしまう場合があります。

●鍵をかけたかどうか気になり、何度も確認しないと気がすまず、家を出るまでにひどく長い時間がかかってしまう。いったん家を出てから戻って確かめることも少なくないので、約束の時間に間に合わず、遅刻しがち

●トイレの便座に腰かけられず中腰で用をたして、服やズボンがトイレの壁や床にふれないよう細心の注意を払う。トイレを出たあとには、時間をかけて何回も手洗いをくり返す

いかがでしょう、かなり深刻な事態になっていますね。本人も「気にしすぎ」と頭ではわかっているのに行動パターンを変えられず、生活に支障をきたします。こうなってくると、強迫性障害という病気の疑いが出てきます。強迫性障害は一〇〇人に二人くらいの人がかかる、よくみられる心の病気（不安障害、神経症）のひとつです。早めに病気だと気づいて治療を受ければよくなりますが、現実は次のような困った事態になりがちです。

●治療が必要と気づくまでに何年もかかってしまい、病気がこじれてしまう

●強迫症状で苦しんで生活に支障をきたすなか、ストレスがたまってうつ病などのほかの病気が出てくることもある

●本人の病状に巻き込まれてしまい、家族の生活にも深刻な影響が出やすい

強迫性障害の当事者とご家族に病気・治療に関する正しい知識を身につけていただくことができると、治療が格段にスムーズに進みやすくなります。この本には、当事者やご家族が知っておくと役立つ情報がたくさん盛り込まれています。監修者と制作スタッフ一同は、この小冊子が読者の皆様のお役に立てるといいなあ、と心から願っております。

原田メンタルクリニック院長
東京認知行動療法研究所所長
原田 誠一

強迫性障害のすべてがわかる本

もくじ

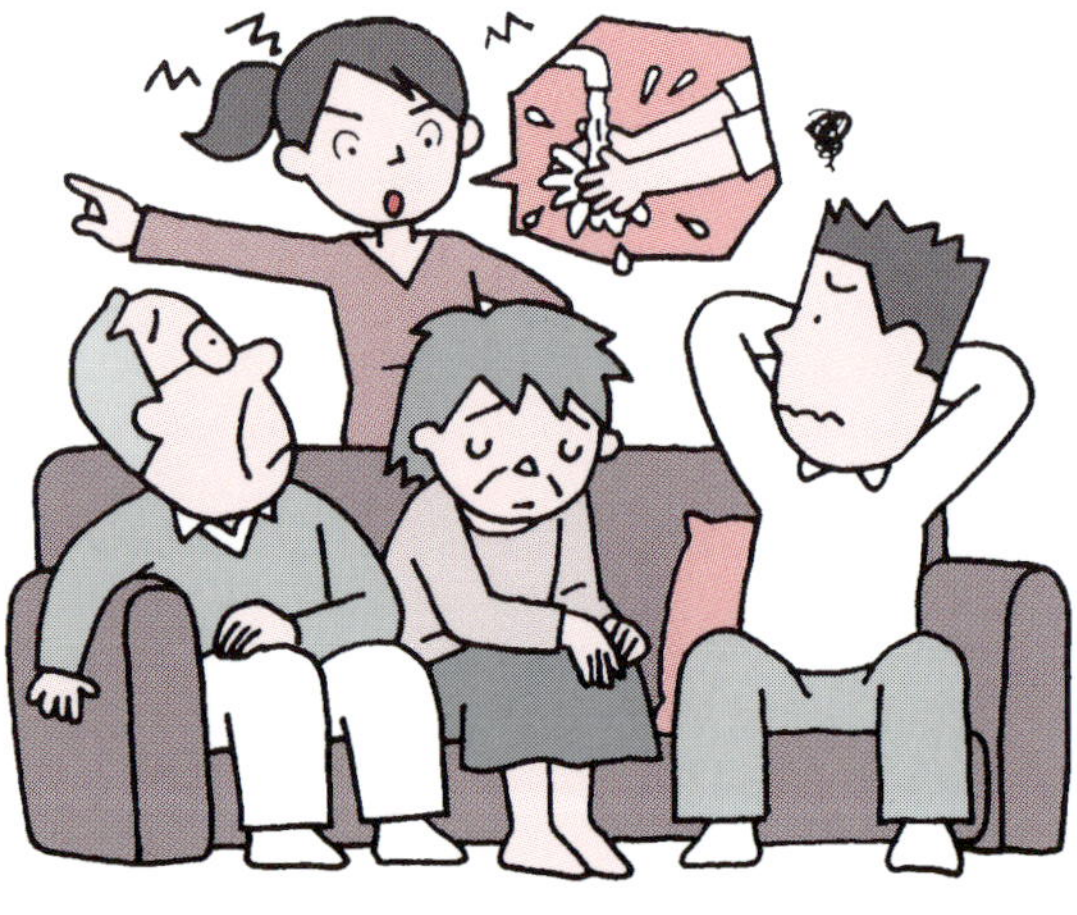

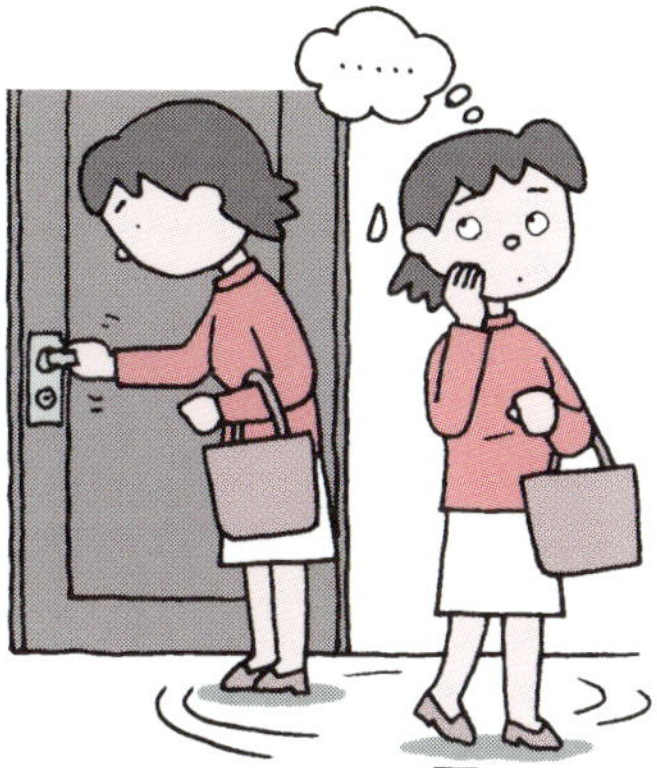

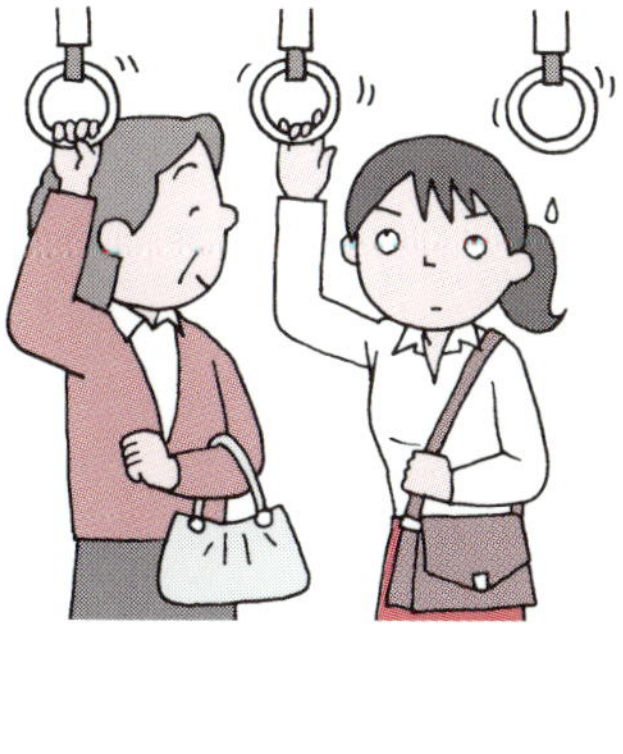

3 疲れ切ってしまう前に受診を

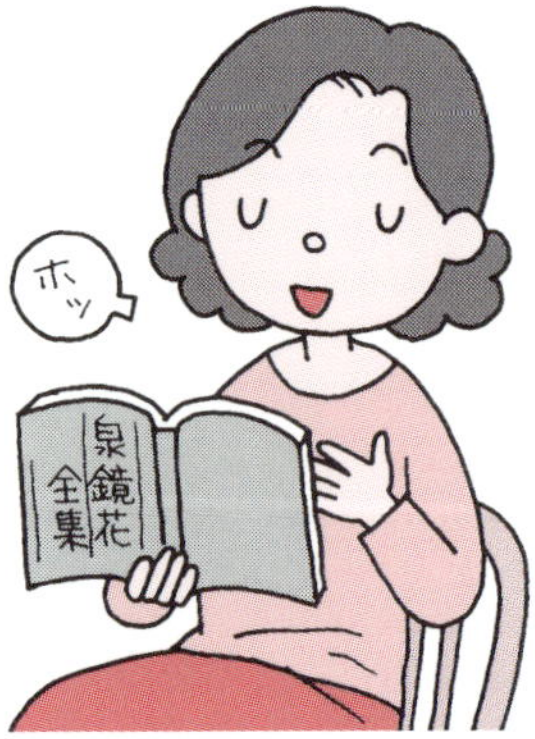

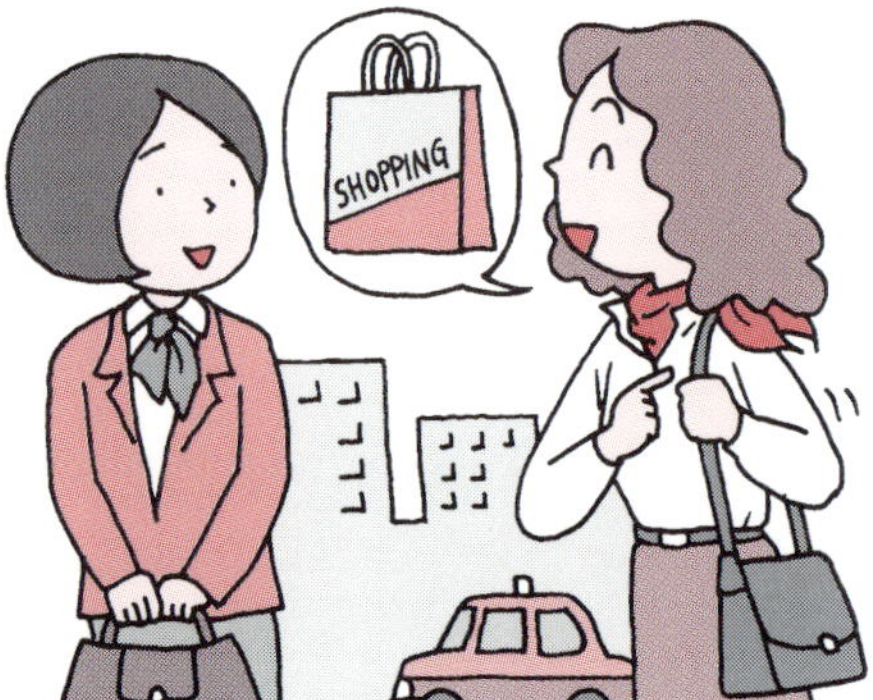

理解度チェック

強迫性障害のことを、どのくらい知っていますか?

強迫性障害という病気について、誤解していることはありませんか?
次の八つの項目に、○か×で答えてください。

1
強迫性障害はまれな病気 □

2
強迫性障害は大人がかかる病気 □

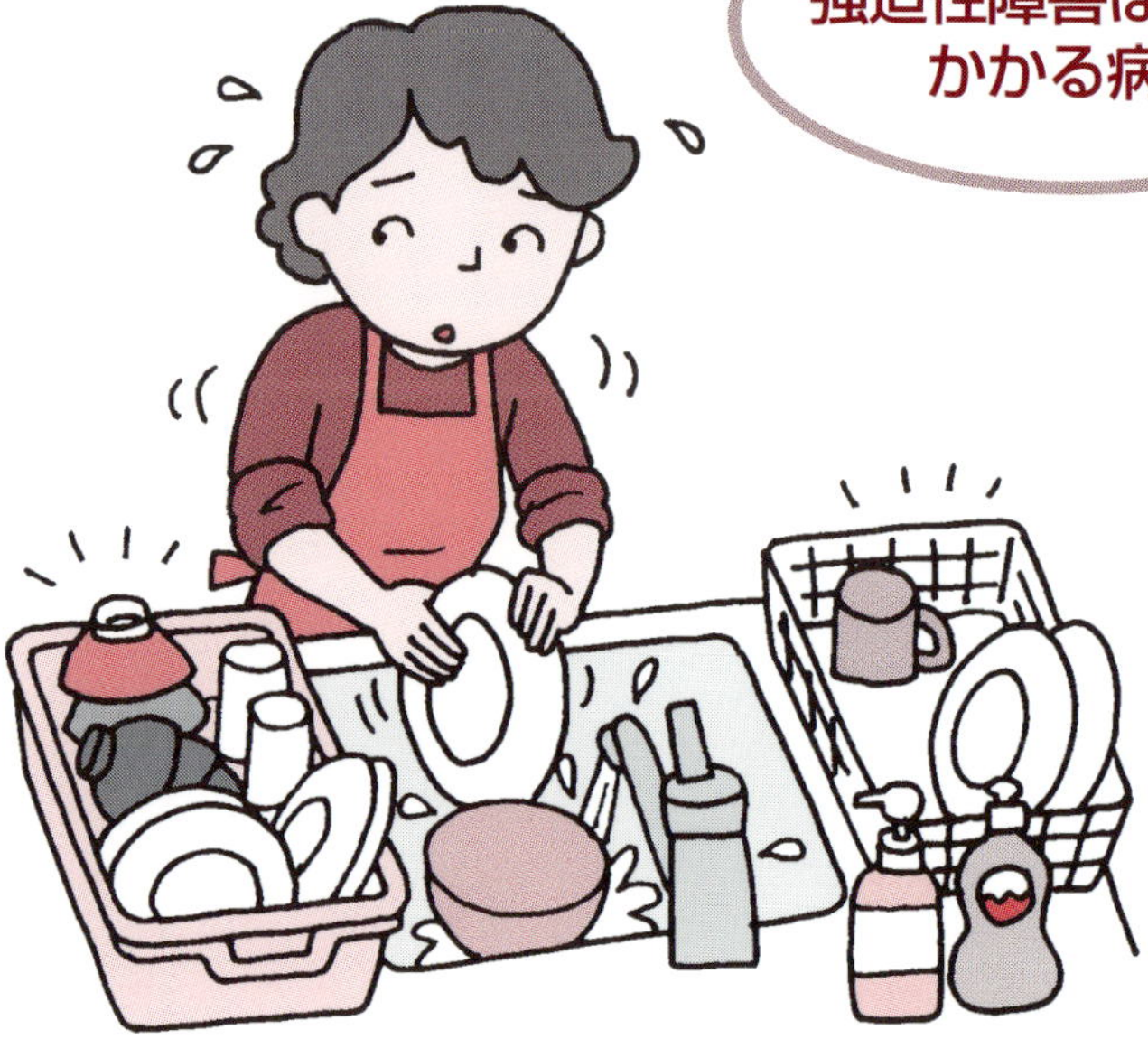

「洗剤が残っている食器を使ったら、大変なことになる」と思い、何度も何度もすすぎをくり返す

3
大きなストレスがかかるとなることがある □

4
強迫性障害がこじれると、うつ病を併発することがある □

正解と解説は8ページへ

運転中に「だれかをひいたのでは」と気になり、車を止め、降りて何度も確認してしまう。

5

強迫症状はクセのようなもので、そのうちよくなる □

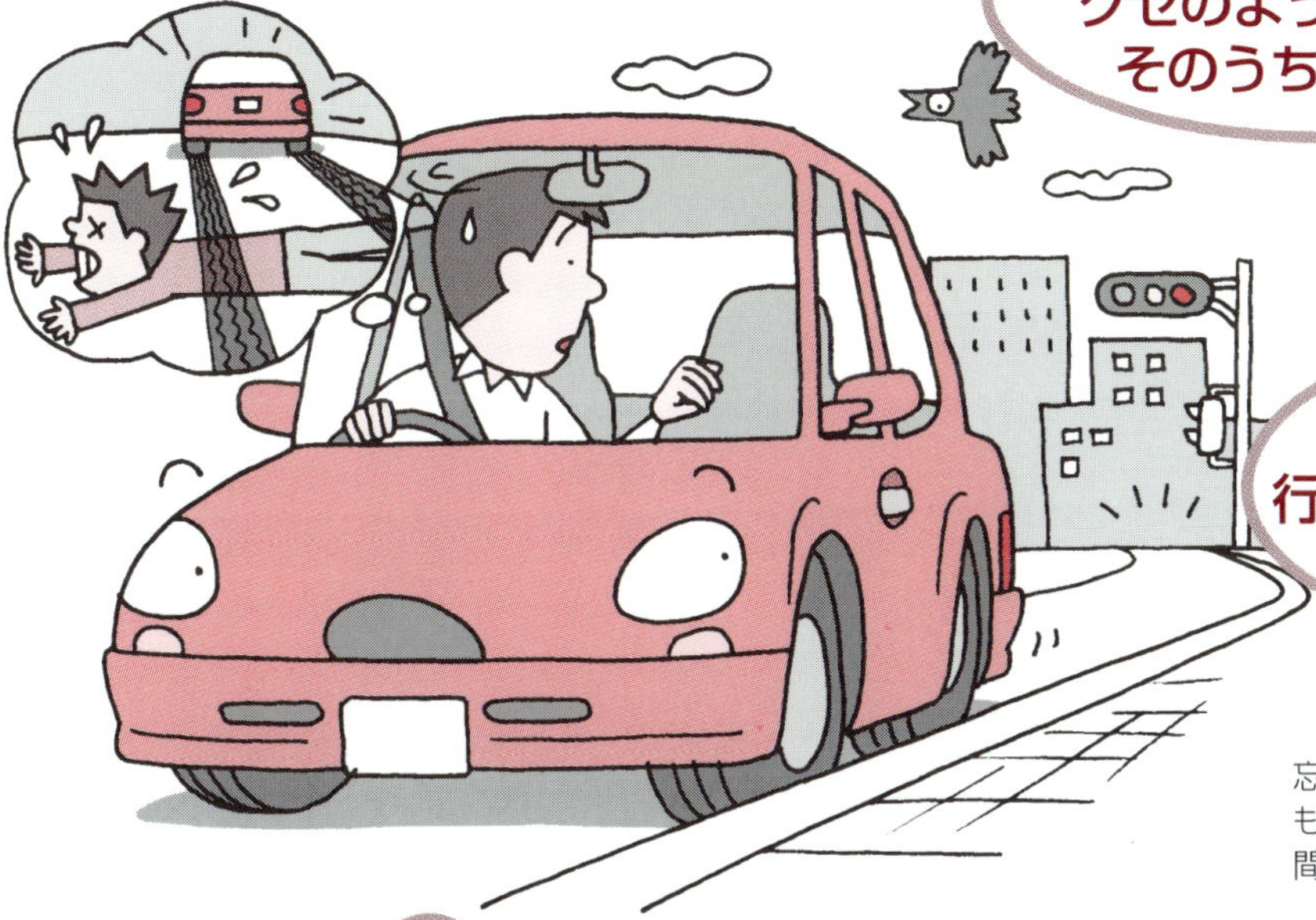

6

薬で極端な行動を止めることができる □

忘れものはないか、何度チェックしても確信がもてない。家を出るまでに時間がかかり、会社に遅刻してしまう

7

精神療法（カウンセリング）はあまり役に立たない □

8

おかしなことに気づいた時点で、早目に相談する □

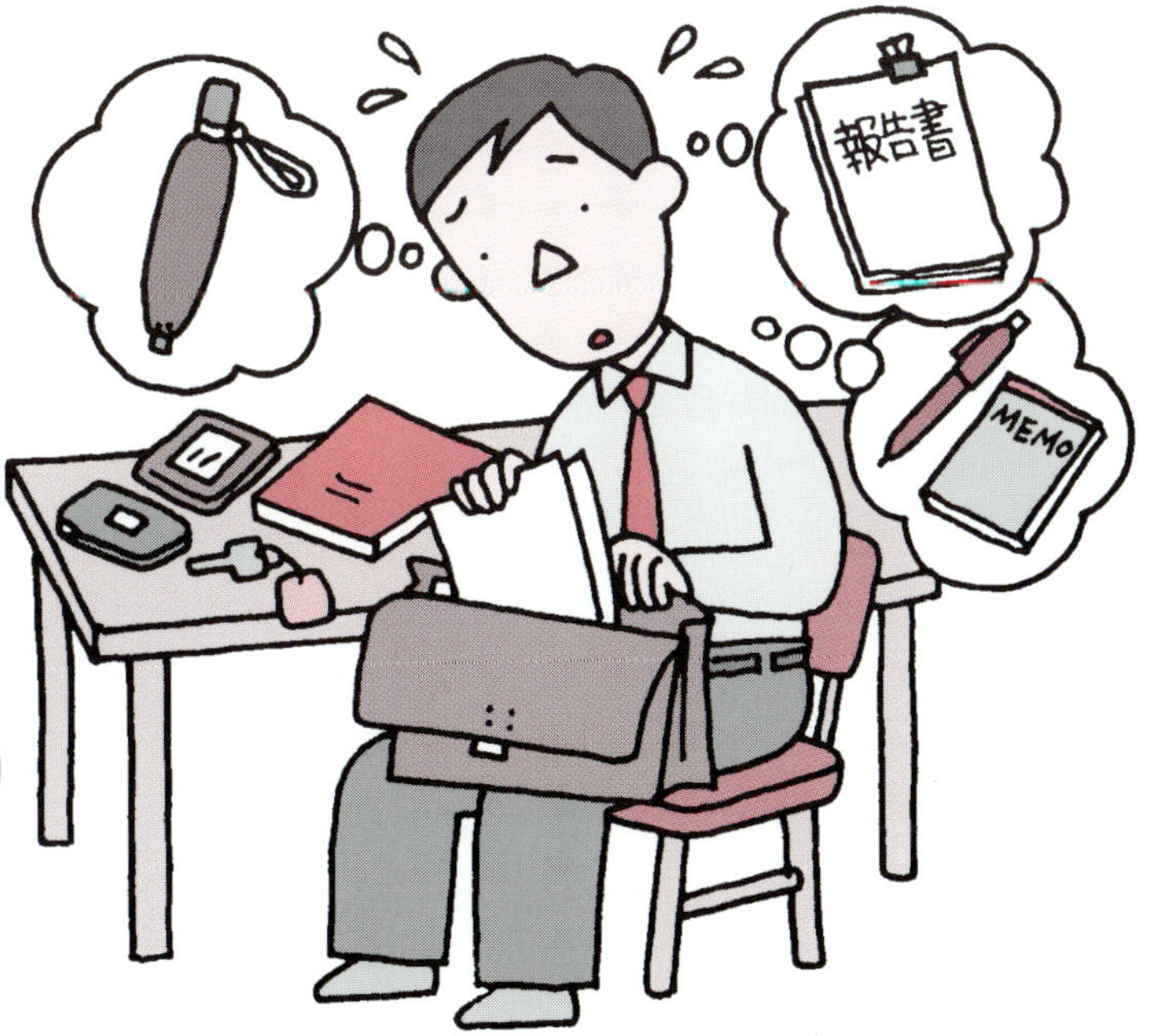

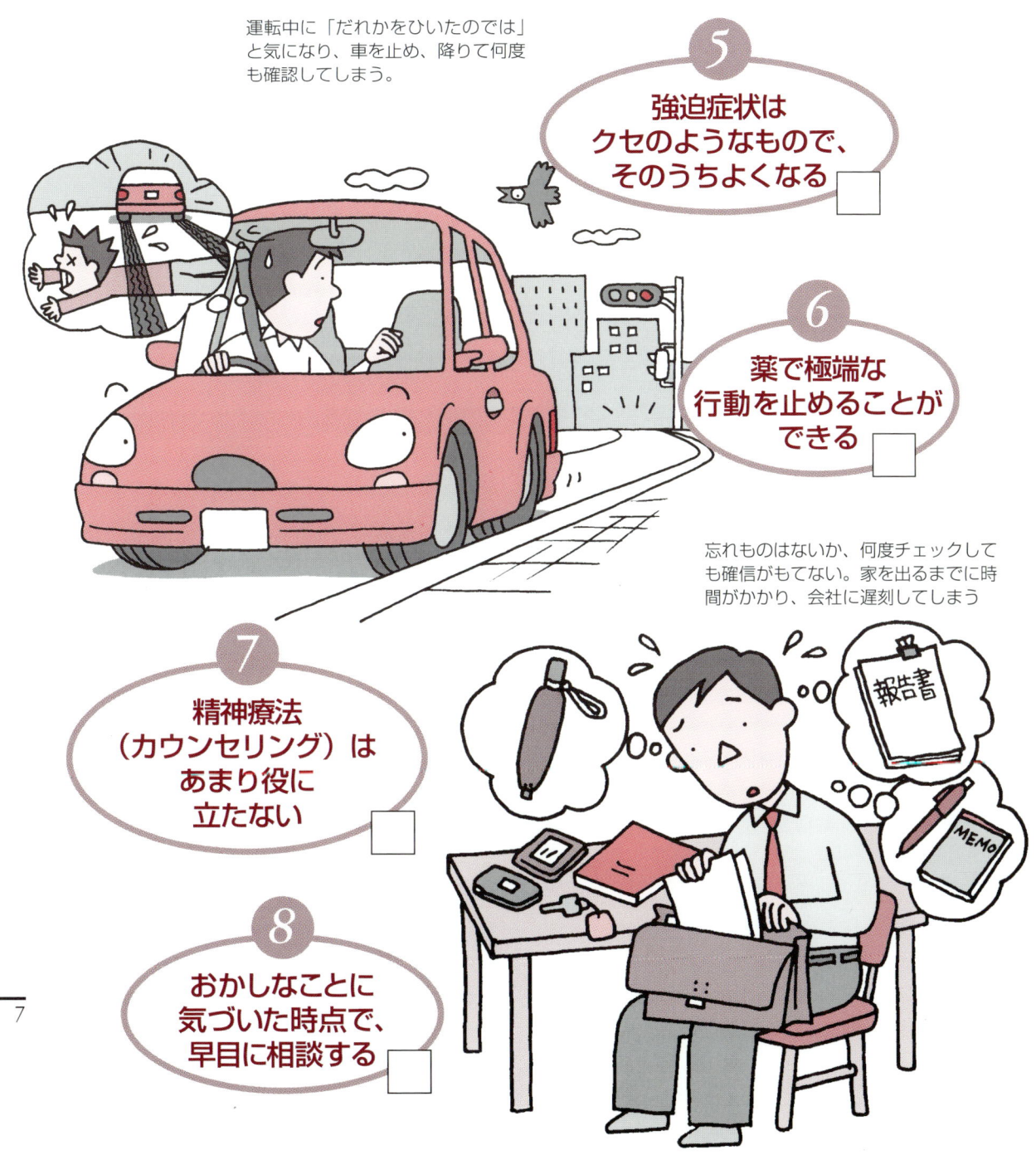

正解と解説

強迫性障害を正しく理解しましょう

強迫性障害の症状は、はた目には奇妙にうつり、誤解されがちです。
そのせいで患者さんは苦しみ、家族も対応に迷うことがあります。
正しい知識を得ることで、これらの問題に対処しやすくなるのです。

1 × けっしてまれな病気ではない

強迫性障害は約2%の人がかかる、よくみられる病気。男女差はほとんどなく、男性も女性も同じようにかかることがある（44ページ参照）

2 × 大人も子どももかかる病気

強迫性障害の平均発症年齢は20歳くらい。1割の人が、10歳ごろまでに発症しており、子どもがかかることも少なくない（42ページ参照）

3 ○ ストレスが引きがねになることが少なくない

就職や妊娠などのストレスをきっかけに、不安が増し、発症することがある。ストレス次第ではだれにでも起こりうる病気（40ページ参照）

4 ○ とくにうつ病になりやすい

症状のために、やりたいことや、やるべきことができなくなり、気分が沈んでしまう。一生の間に半数以上の人がうつ病になる（28ページ参照）

5 × 放っておくとしだいに悪化しやすい

他人からは少し奇妙なクセくらいにしかみえないこともあるが、いつの間にか症状がエスカレートしやすい（26ページ参照）

6 ○ 症状をやわらげる薬がある

薬を使うと、不安がやわらぎ、強迫行動がおさまる。よく使われるのは副作用が少なく、使いやすい「SSRI」という薬（54ページ参照）

7 × 有効な治療法

精神療法の一種である認知行動療法が、大きな治療効果をあげることが明らかになっている（56ページ参照）

8 ○ 生活に支障が出たら早めに相談する

体の病気と同じで、心の病気も早期発見、早期治療が基本。変だと思った時点で、早めに相談しよう（46ページ参照）

1

わかっているのに、やめられない

手を何時間も洗い続ける、鍵を何回も確認するなどの行為を、
自分でもばかばかしいと思っているのに、やめられない。
強迫性障害はそんな病気です。
その症状はさまざまで、なかには性格と思われて見過ごされているうちに、
悪化してしまうこともあります。
具体的な症状のタイプをあげて解説していきます。

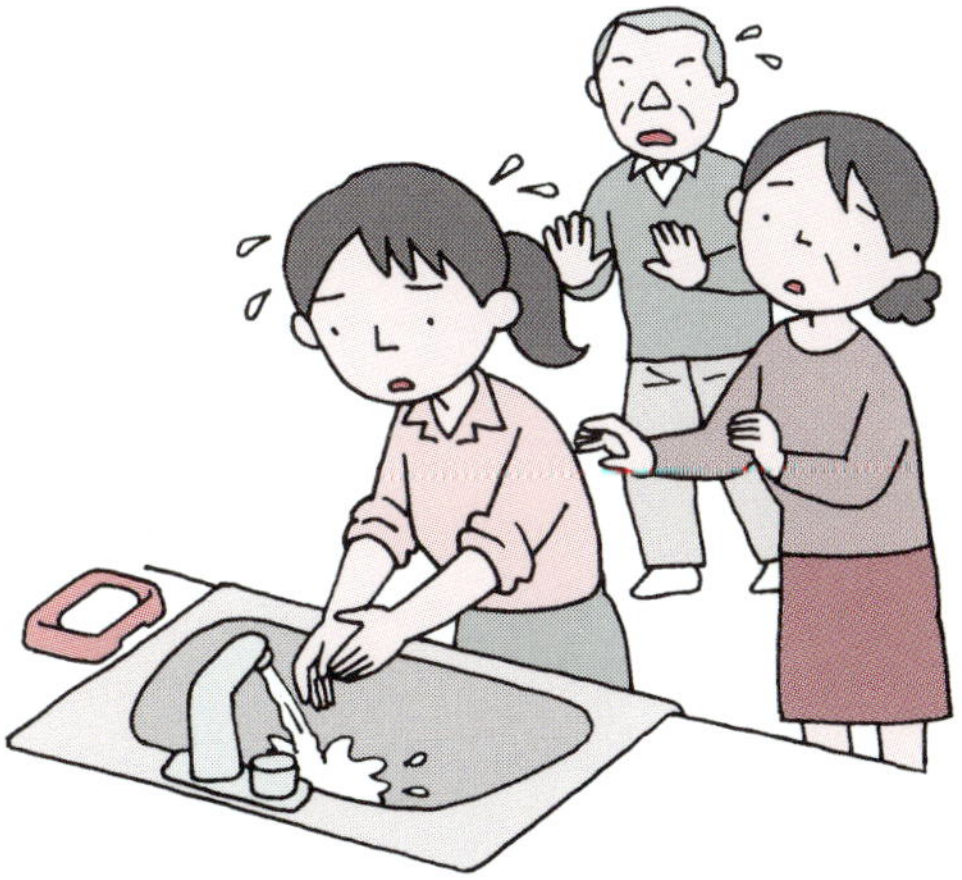

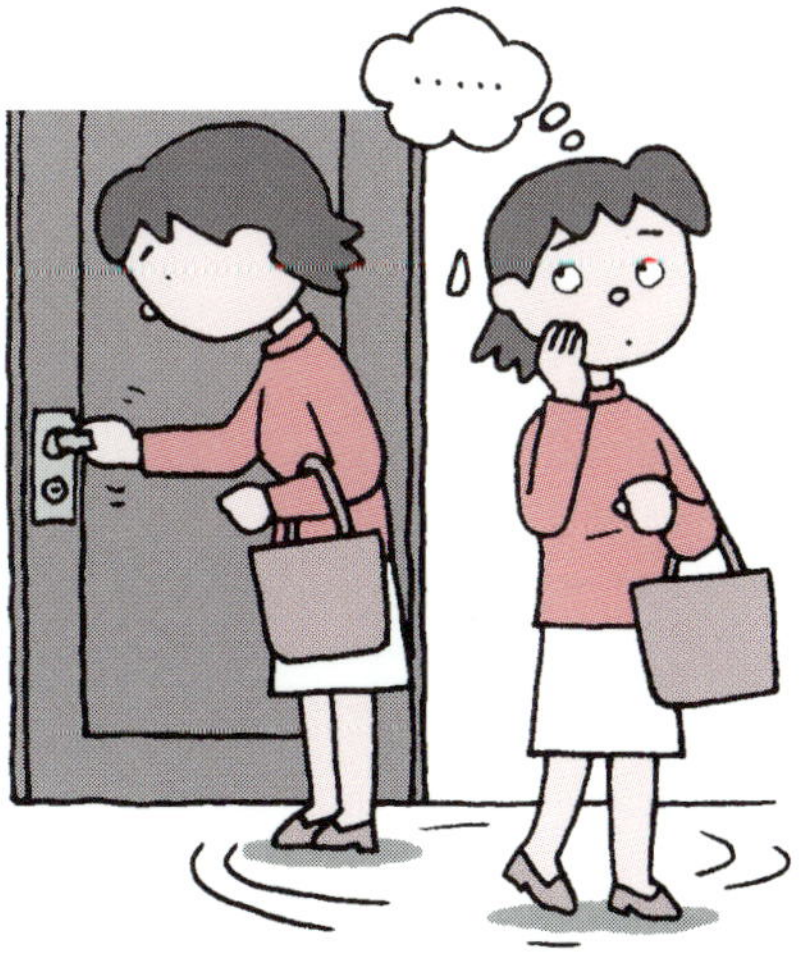

強迫症状

強迫観念と強迫行為にとらわれる

自分でもばかばかしいと思うような考えが頭から離れず、突き動かされるように何度も同じことをくり返す強迫症状。やめたいと思っていてもやめられない、苦しい状態です。

心配とはなにが違うのか

日常生活のなかで、心配ごとが頭を離れないことはよくあるものです。しかし、強迫症状として現れる「頭を離れない考え」は、ふつうの心配とは少し違います。

大事な会議を前にして、ミスがあるのではと心配になり、書類をチェック。

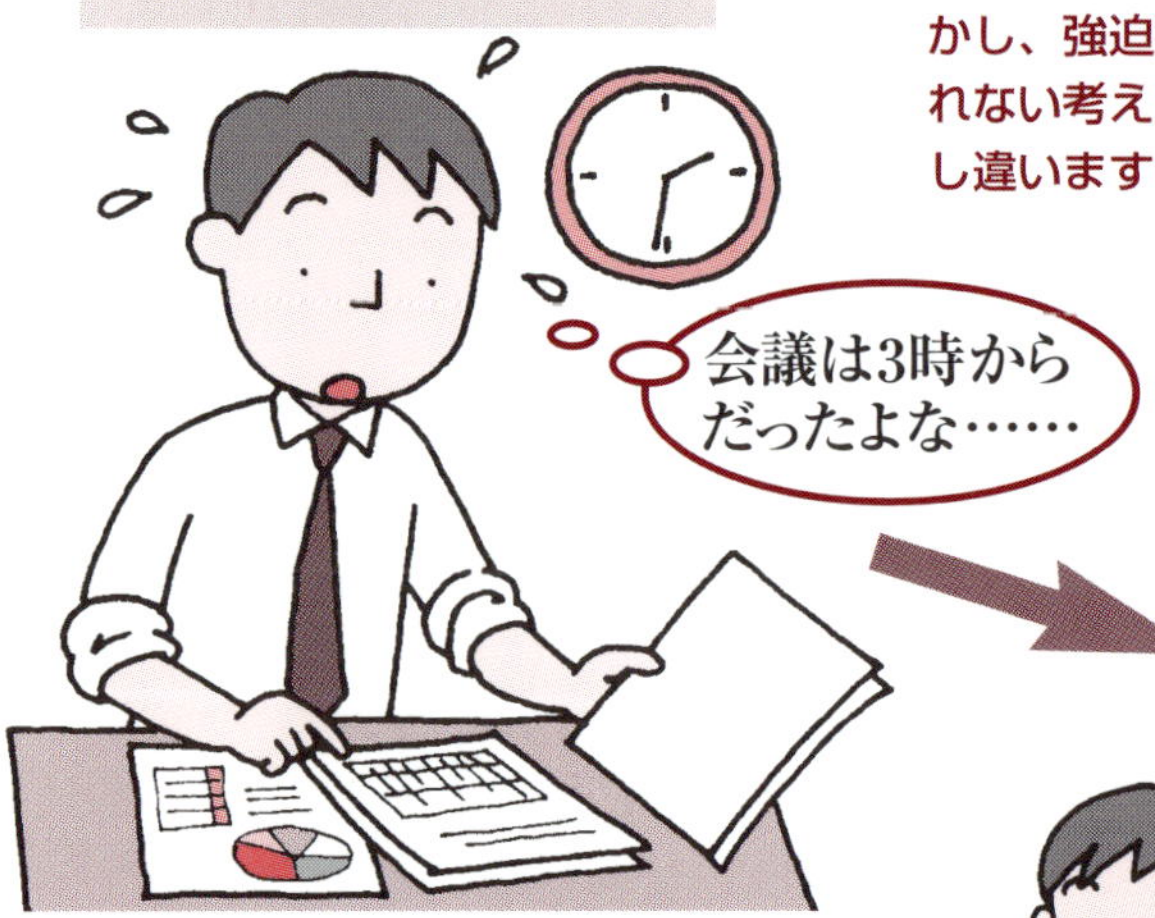
会議は3時からだったよな……

だれでも大事な会議の前は不安なもの

心配

心配な点をすべて解消できなくても、心配な状態と折り合いをつけて、やるべきことはやれます。

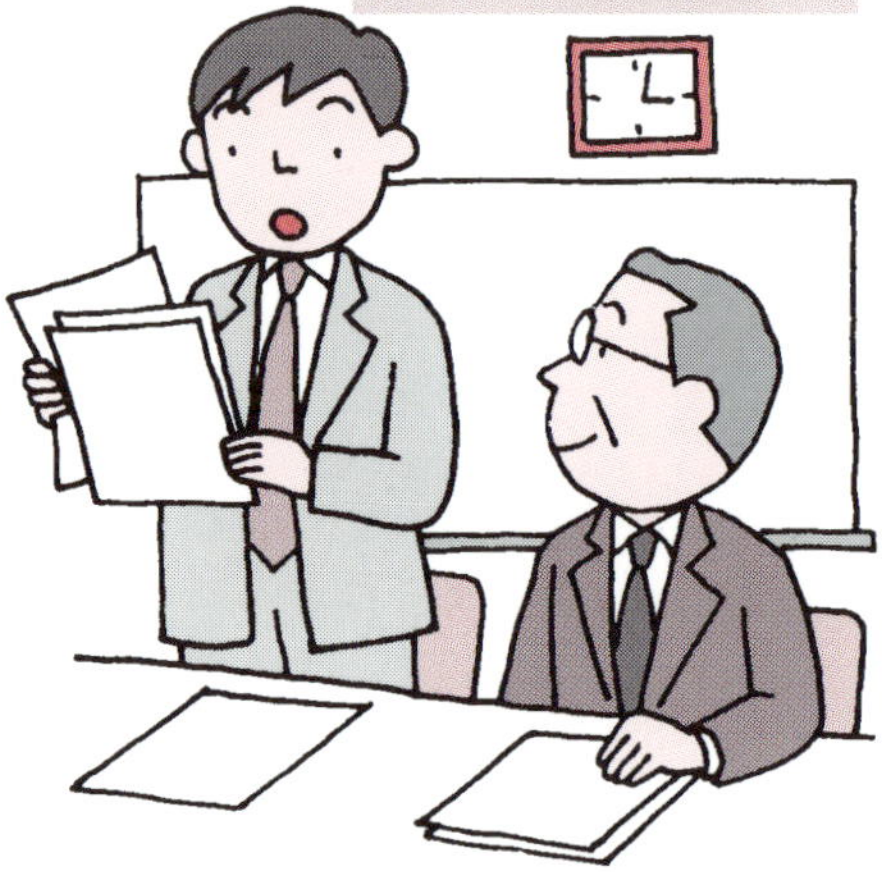

準備が不十分に思えても、会議に出席して集中できる

強迫症状

「間違っているのではないか」という不安にとらわれ、とりつかれたように書類の確認作業を続けてしまいます。

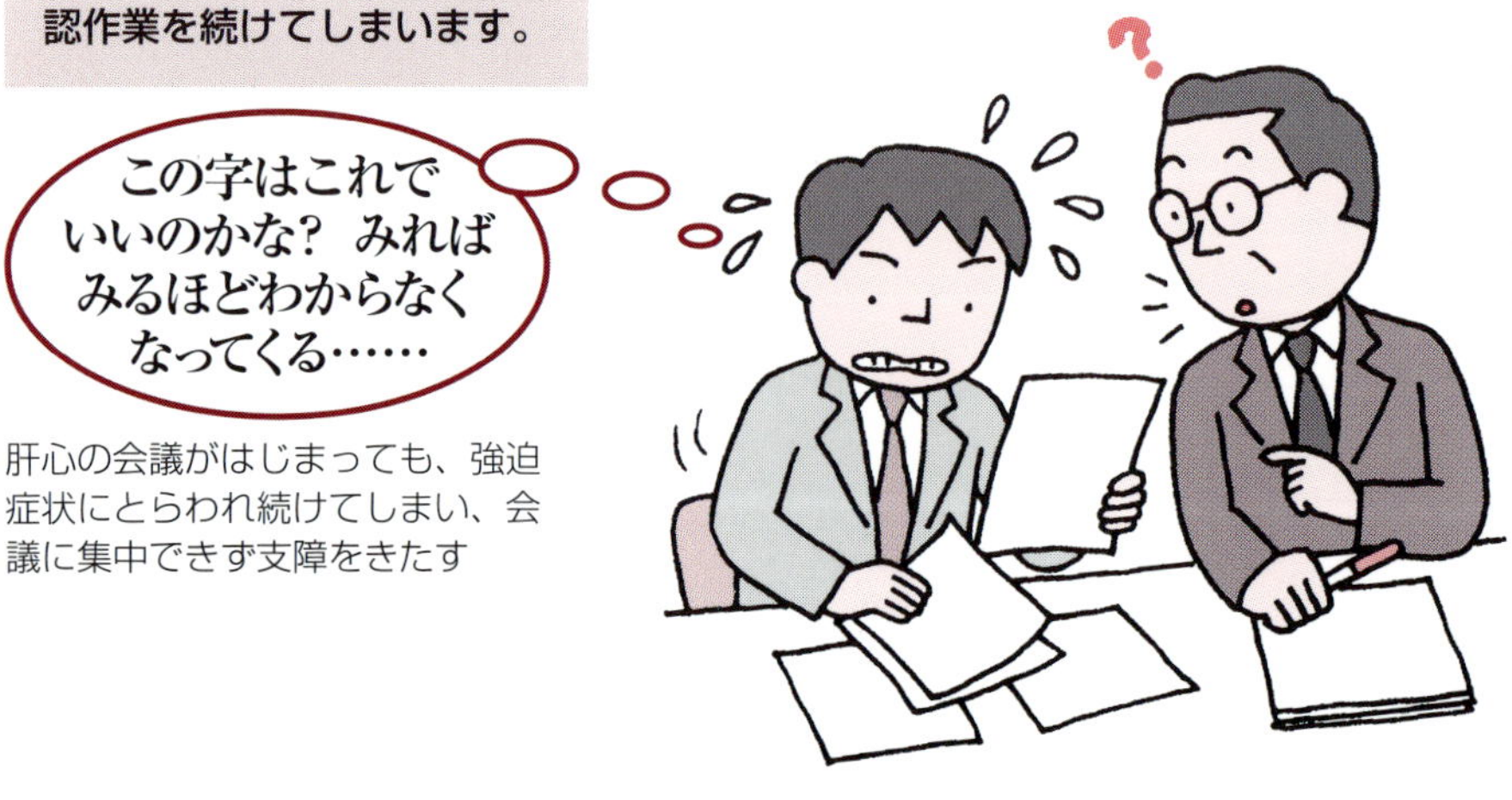
この字はこれでいいのかな？ みればみるほどわからなくなってくる……

肝心の会議がはじまっても、強迫症状にとらわれ続けてしまい、会議に集中できず支障をきたす

行動と考えの悪循環が「強迫症状」

強迫観念が強迫行為を生み、強迫行為によって、ますます不合理な考えへのこだわりが強くなっていくという悪循環をくり返します。

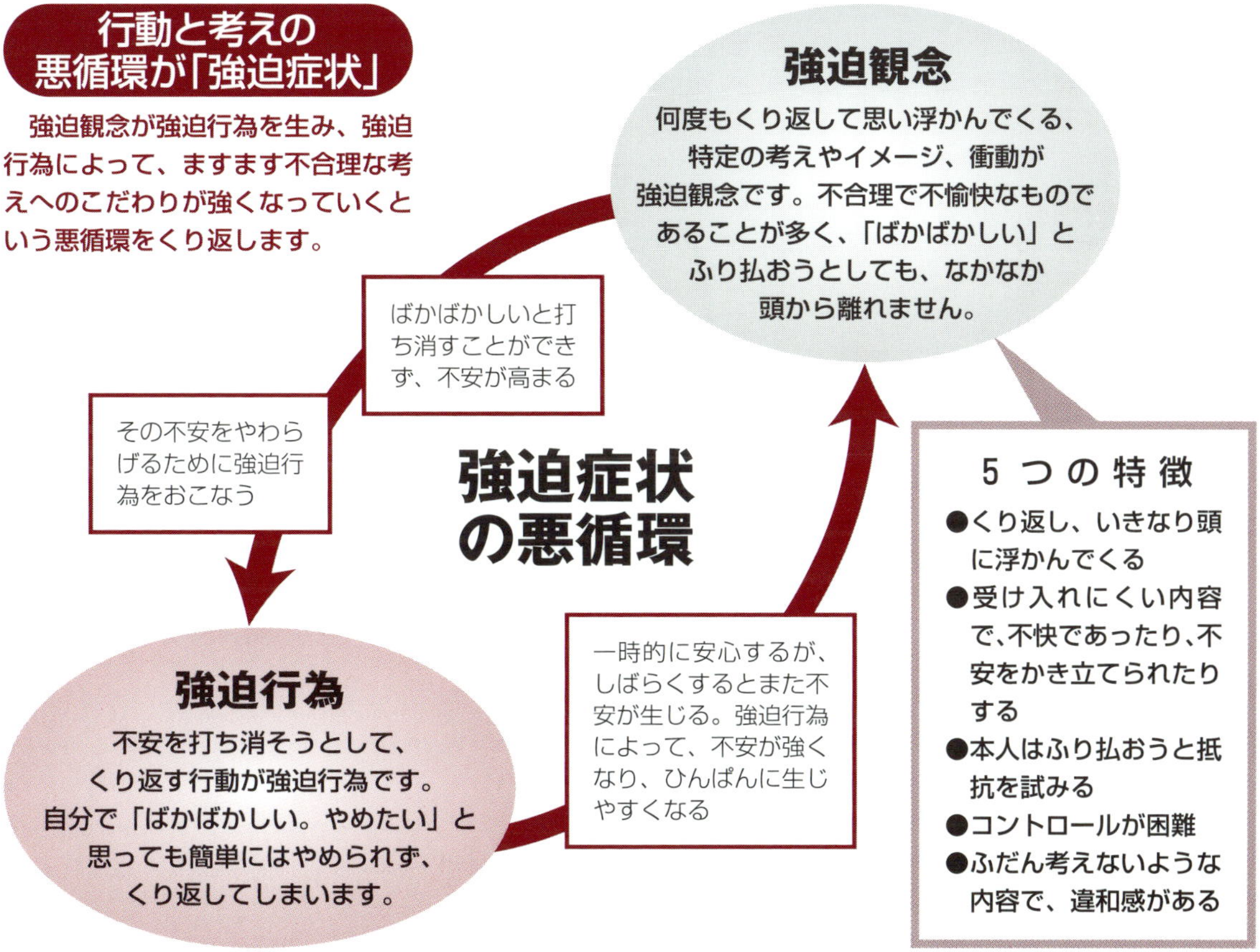

強迫観念
何度もくり返して思い浮かんでくる、特定の考えやイメージ、衝動が強迫観念です。不合理で不愉快なものであることが多く、「ばかばかしい」とふり払おうとしても、なかなか頭から離れません。
ばかばかしいと打ち消すことができず、不安が高まる
その不安をやわらげるために強迫行為をおこなう
強迫症状の悪循環
強迫行為
不安を打ち消そうとして、くり返す行動が強迫行為です。自分で「ばかばかしい。やめたい」と思っても簡単にはやめられず、くり返してしまいます。
一時的に安心するが、しばらくするとまた不安が生じる。強迫行為によって、不安が強くなり、ひんぱんに生じやすくなる
5つの特徴
●くり返し、いきなり頭に浮かんでくる
●受け入れにくい内容で、不快であったり、不安をかき立てられたりする
●本人はふり払おうと抵抗を試みる
●コントロールが困難
●ふだん考えないような内容で、違和感がある

日常生活に支障が出るほど度をこす

心配のあまり、やや過剰な行動をとってしまうのは、めずらしいことではありません。たとえば、外出前に鍵やガスの元栓を何回かチェックする、トイレのあとに念入りに手を洗う人はたくさんいます。しかし、たいていはそうひどくはなく、ふつうに生活できます。

これが度をこして日常生活にも支障が出てくるようなら、ただの心配ではなく、強迫観念、強迫行為ととらえる必要が出てきます。

本人は「ばかばかしい」「やめたい」と思っている

本人にとっては深刻な心配でも、他人にはたいした問題に思えないことはよくあるものです。

強迫症状の場合、本人にも、「おかしな考えだ」「ばかばかしいことをしている」という自覚があります。しかし、やめようと思ってもやめられず、むしろエスカレートしてしまうことが多いのです。

タイプ①

不潔

手洗い、入浴などの洗浄行為がいつまでも終わらない

どこもかしこもバイキンだらけ、自分の手や体にべったり汚れがはりついているという不潔に関する強迫観念は、長時間洗浄し続ける強迫行為につながります。

ケース例

制止をふりきって手を洗い続けるAさん

20歳の女性。大学生です。外から帰ってきたら、かならず1時間以上かけてシャワーを浴びて、念入りにからだを洗い、着替えないと気がすみません。トイレのあとや他人の持ち物にさわったあとは30分近く手を洗い続けます。洗剤や消毒液を使って洗うため、手の皮はむけて赤くなり、ひどく荒れています。

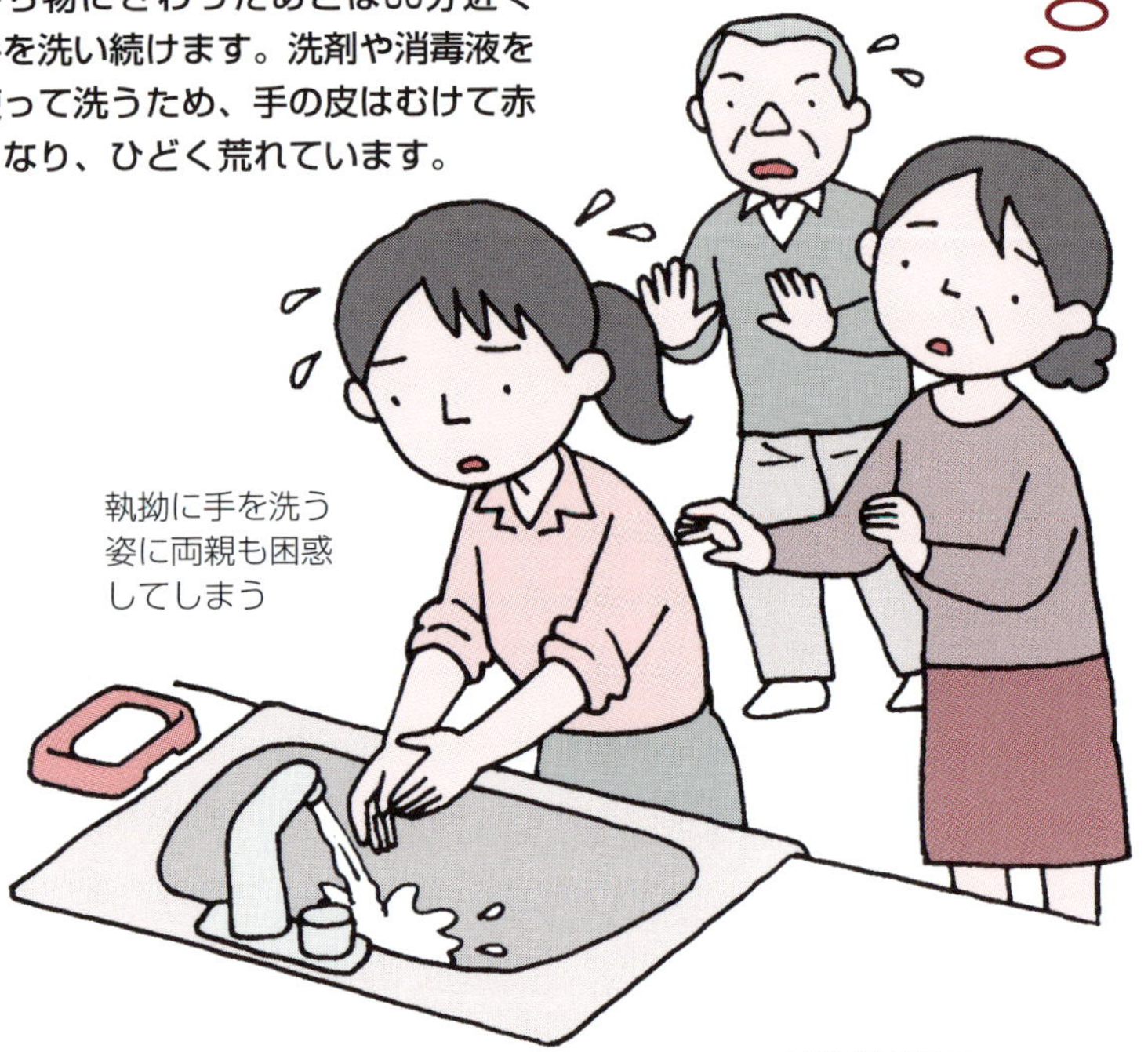

家族の気持ち
なんて神経質なのかしら。「うちはそんなに汚い」とでも思っているの？
執拗に手を洗う姿に両親も困惑してしまう
「やめなさい」と制止されてもやめられない
手荒れがひどく、皮がむけてしまう

たいして汚れてもいないのに不潔だと考える

恐怖を覚える対象はゴミや汚物など、実際に衛生的とはいえないものだけではありません。ドアノブ、手すり、机、コップなど、ふいたり洗ったりしてあるものも不潔に思えます。

ドアノブにさわるとバイキンがつくような気がして、ティッシュごしにつかむ人もいる

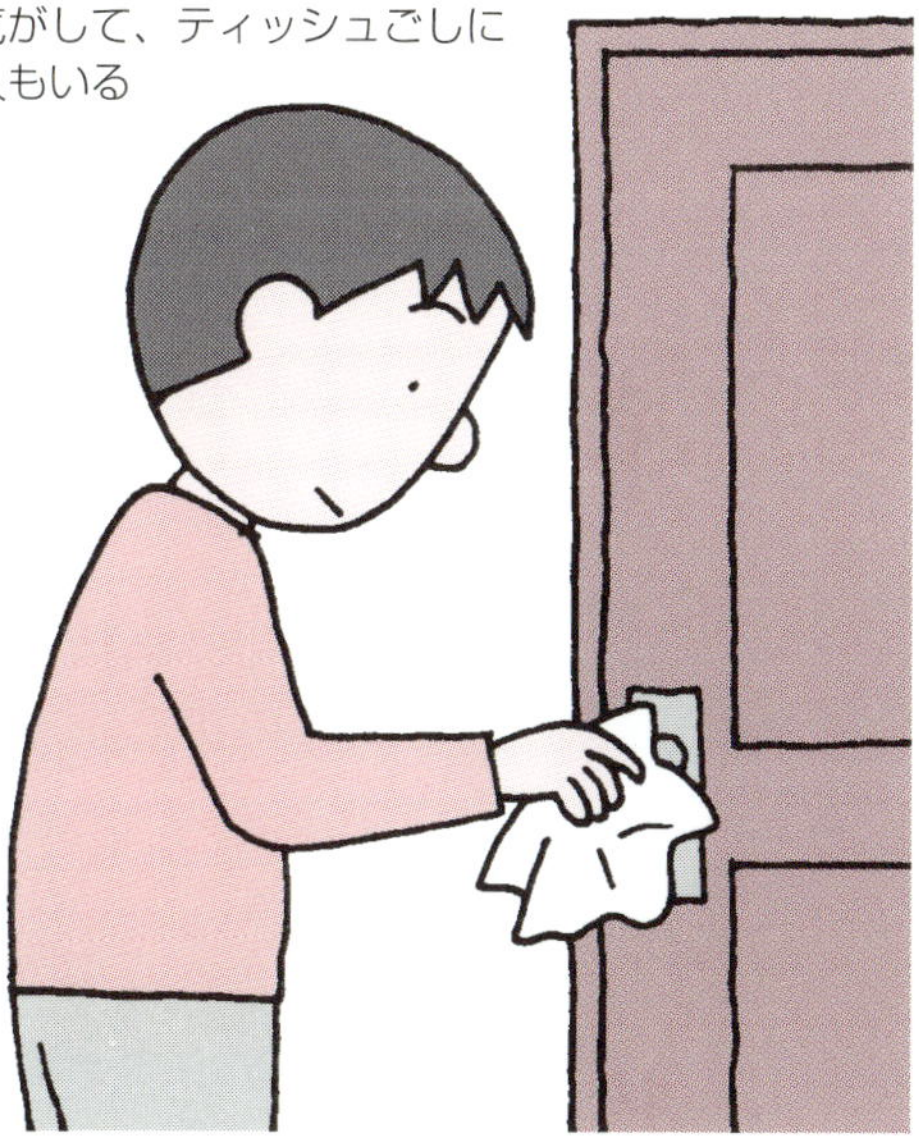

汚れているという感覚が消えない

過剰な洗浄行為の背景には、汚染への強い恐怖心があります。

どんなに洗っても、汚れているという感覚が消えないため、何時間も手を洗い続けたり、特定のものに素手でさわりにくくなったりします。

洗浄などに時間をとられ、やるべきことができなくなり、生活に大きな問題が生じてきます。

強迫観念

自分が汚れたと思ってしまう

多くのものが不潔に感じられ、汚染源になるように感じます。なにかにさわったあとには、自分が汚れたように思えてなりません。

公衆トイレや駅の階段の手すりなどにさわると、バイキンがついて病気になるのでは、と心配でしかたない

他人を汚してしまうのではないかと、洗浄や掃除をし続けたり、自分の排泄物や分泌物をおそれたりすることもある

健康へのリスクを過大に感じすぎて、支障をきたす人も

健康を害されるのではないかと過剰に心配して、不潔恐怖に陥る人もいます。

たとえば、手洗いせっけんや歯みがき粉が残っていないか気になり、時間をかけて手や口をゆすいだり、シャンプーやリンスが危険と感じて、念入りに流します。液もれが心配で電池をさわれない人や、アスベストや放射能を過度に怖がる人もいます。

そのほかの例

- トイレのあと長時間、温水便座でお尻を洗い、トイレットペーパーで何十回もふく
- スーパーで買ってきたものをいちいちふかないと気がすまない

タイプ②

確認

鍵をかけたか不安で何十回も確かめる

戸締まりをして家を出たのに、「鍵がかかっていないのでは」という不安でいっぱいになり、何回も確認する――これは強迫性障害の典型的な現れ方のひとつです。

ケース例

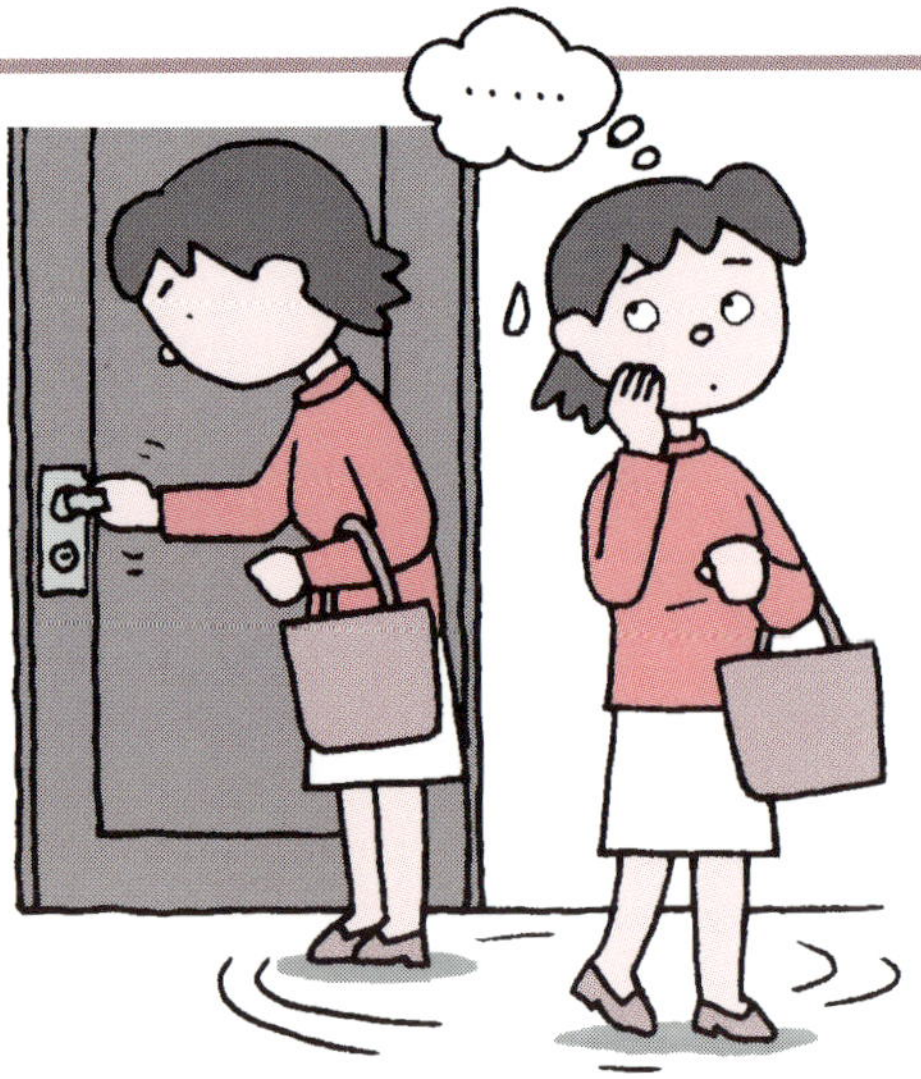

施錠の確認をえんえんとくり返すため、なかなか家を出られない

外出時に鍵がかかっているか何十回も確かめてしまうBさん

30歳の主婦。ある日、駅に向かう途中で家の玄関の施錠をしてきたか急に不安になり、確認しに戻りました。そのときはちゃんと閉まっていましたが、このごろは出かけようとするたびに不安でたまりません。何十回も確認しないではいられない状態が続いています。

そのほかの例

- 水道の蛇口や、明かりが消えているかを何度も確認する
- ものを落とさなかったか、忘れ物がないか、何回もチェックする

何十回も鍵がかかっているかどうか確認したあと、ようやく出発

何回確認してても確信がもてない

出先でふと家の鍵をかけてきたか心配になるのは、多くの人が経験することですが、たいていは「いつもかけてくるのだから、だいじょうぶだろう」と考え直せます。

しかし、「だいじょうぶ」と思えず、「泥棒に入られるかもしれない」などと不安が高まっていくと、確認せずにはいられなくなります。

一回～数回の確認で気がすめば問題になりませんが、何回確認しても「だいじょうぶ」という確信が得られないと、際限なく確認する強迫行為になってしまいます。外出前に確認に追われ、とうとう出かけられなくなってしまうこともあります。

家族の気持ち

心配しすぎなんだよ。それとも いっしょに出かけるのがイヤなのか？　いったいどうしたんだ？

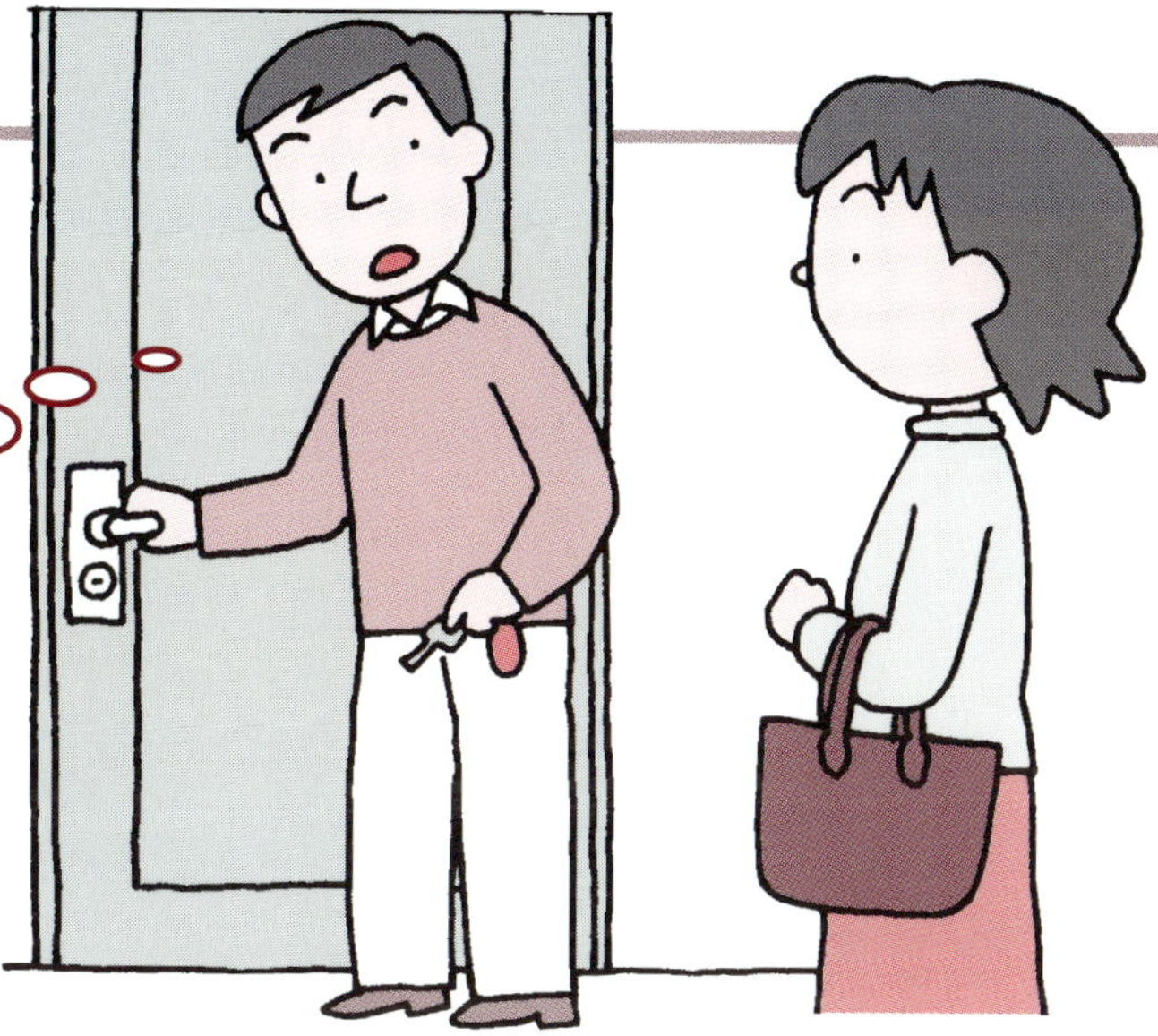

家族にかわりにやってもらうことで、やっとBさんの不安が小さくなることも

出発したものの、本当にきちんと施錠したか不安になり、また家へ戻る

↓

何度も鍵を開け閉めし、鍵がかかっているか、壊れていないか、入念に確認する

↓

自分で確認するだけでは心もとなく、家族に確認を求めたり、かわりに施錠することを要求したりして、まわりの人を巻き込む

何度確認しても不安は消えない。終わりのない確認に疲れ切って、外出できなくなってしまう

みえていても得心がいかない

ドアの鍵をかけたかどうか、コンロの火を消したかどうか、何度も確認するのですが、「だいじょうぶ」という実感をなかなかもてません。

強迫観念

火は消えても、疑問が残る

火がついているわけはないと思いながら、「じつはついているのかも」という思いが頭から離れず、確信が得られません。

目ではみえている

火が消えており、元栓もしまっていることは、きちんとみえている。

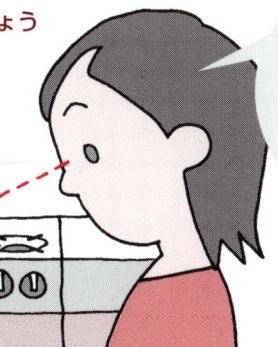

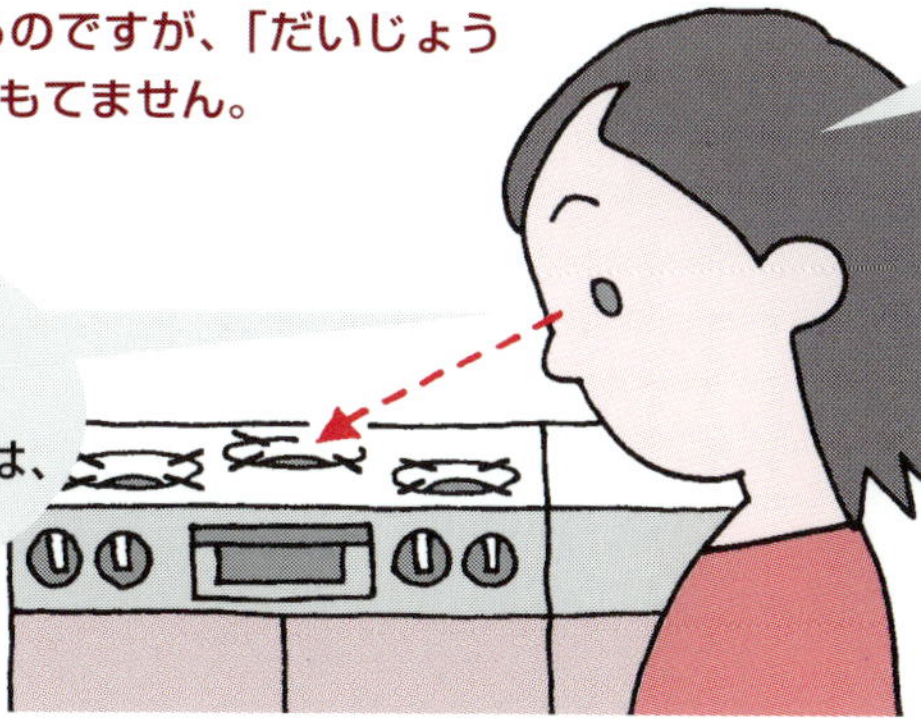

火事になるのではないかと思うと不安でたまらない

タイプ③

加害

すれ違った人を傷つけたのではないかと心配する

だれかをケガさせたのではないか、衝動的になにか悪いことをしてしまうのではないかという思いが、頭から離れなくなる症状です。

ケース例

人ごみを歩くときに何回も後ろをふり返るCさん

26歳の会社員。以前、歩道で自転車にぶつかり、ケガをしました。その後、今度は自分がだれかにぶつかりケガをさせたのではないかというおそれが、Cさんを襲うようになりました。人通りの多いところや、子どもやお年寄りとすれ違う際にはとくに恐怖が強くなり、ふり返ってばかりでなかなか前に進めません。何度確認しても恐怖は消えず、毎日が苦しいCさんです。

後ろを何度も確認するため、なかなか目的地につけない

↓

人ごみをさけたり、外出をいやがるようになることもある

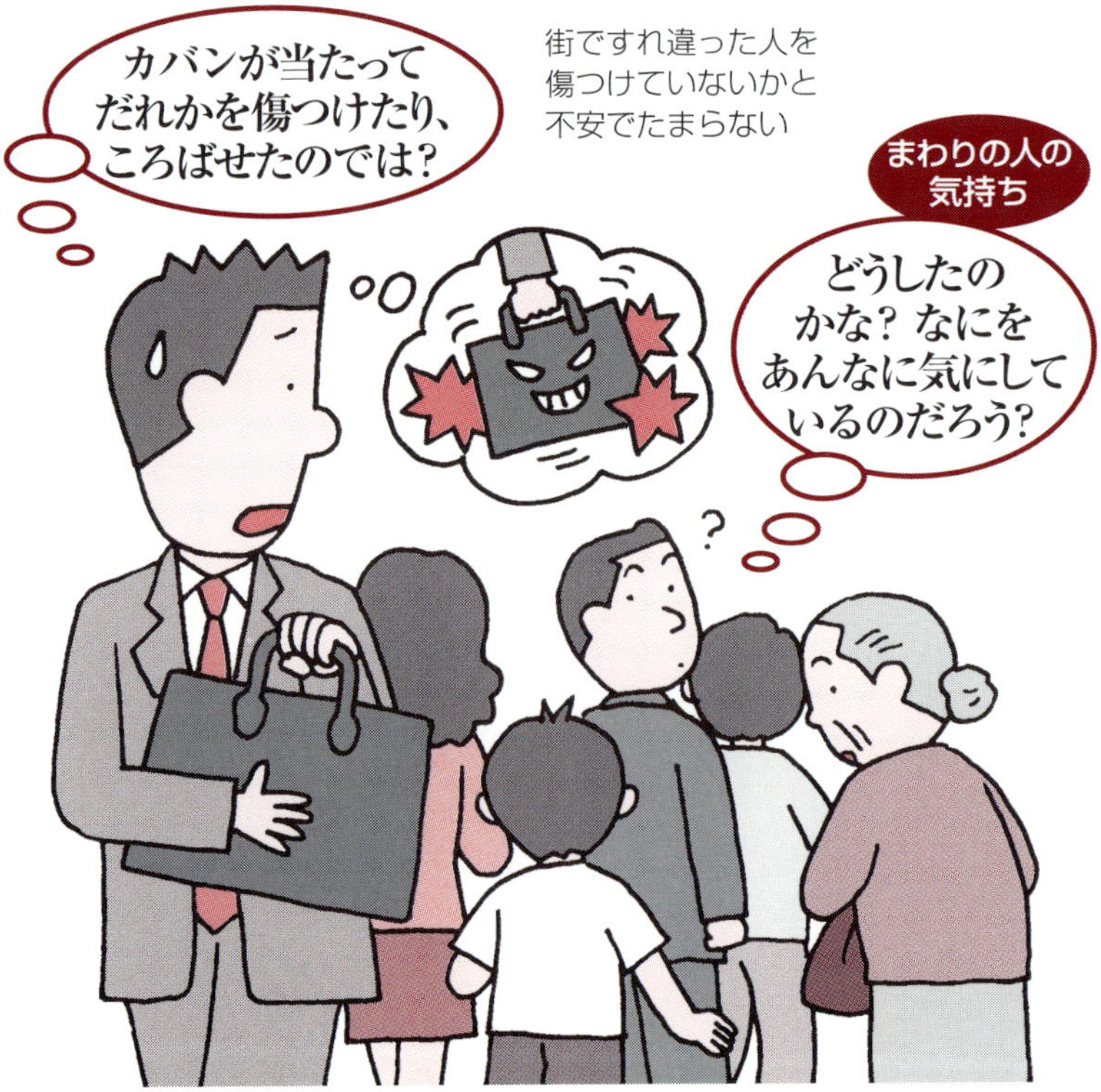
カバンが当たってだれかを傷つけたり、ころばせたのでは？
まわりの人の気持ち
どうしたのかな？ なにをあんなに気にしているのだろう？

街ですれ違った人を傷つけていないかと不安でたまらない

会計のときに代金を少なく払ってしまった姿が思い浮かぶ

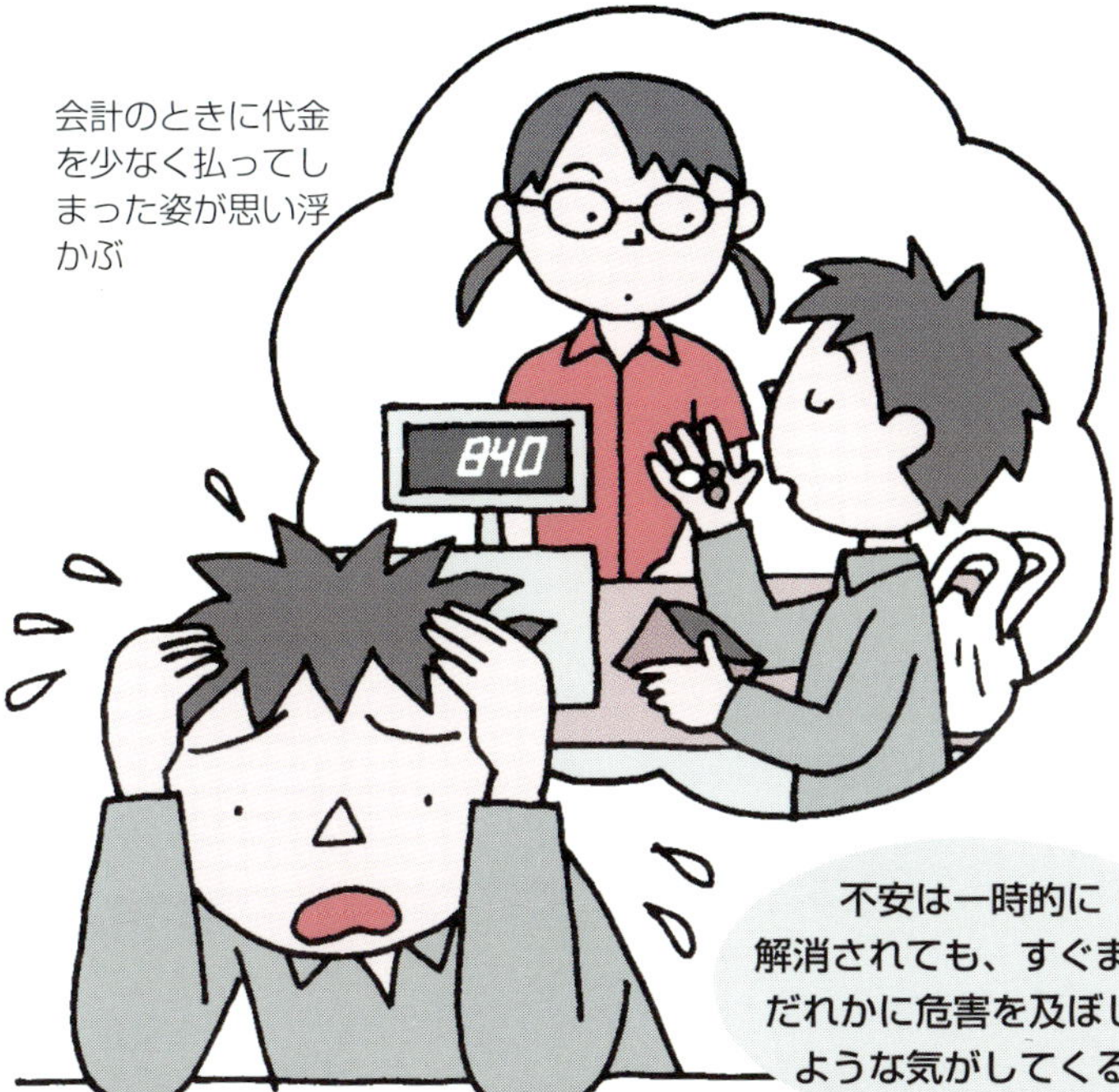

背景にあるのは確信のなさ

「自分はだれにも危害を加えていない」ということを自分に言い聞かせるために、何度も確認行為をします。けれど何度確認しても、なかなか確信が得られません。

何度もふり返り、「だれも倒れていない」「騒ぎは起きていない」と確認する。

不安は一時的に解消されても、すぐまた、だれかに危害を及ぼしたような気がしてくる。

おそれているだけで実際にはやらない

加害恐怖に苦しむ人は、実際にはなにもしていないので、何度確認しても危害を加えた事実は見出せません。しかし恐怖は消えず、「自分が気づかなかっただけではないか」と、かえって不安が高まっていくこともあります。こうして、際限のない確認行為がはじまってしまうのです。

強迫観念

実際には犯していない罪の意識に苦しむ

自分がとんでもないことをしでかすのではないか、気づかないうちにしたのではないかという強いおそれを加害恐怖といいます。実際には犯していない罪の意識に苦しんでいるのです。

代金を全額支払わないでごまかしたのでは

自分の不注意でだれかがケガするのでは

刃物で自分や他人を傷つけそうでこわい

やろうと思ってもいないのに、衝動的に人をつきとばしたり、人につばを吐きかけそう

そのほかの例

- 自動車を運転していて、なにかをひいたのではないかと気になり、何回もバックミラーで確認したり、気になる現場に戻る
- 陶器やガラス製品を扱っている売り場に行くと、品物を落としてしまいそうでこわくなるため、売り場に近寄れない

タイプ④

正確さ・対称性

ものごとの正確さや対称性に極度にこだわる

ものごとの正確さや対称性にこだわる人はめずらしくありません。しかし、強迫性障害の場合、こだわりが高じて強くとらわれてしまい、本来の目的が果たせなくなります。

ケース例

文章の正しい理解にこだわるDさん

17歳の高校生。Dさんは言葉の意味や文章の内容を正しく理解することにこだわりがあり、少しでも納得がいかないところがあると文章を読み進められなくなります。勉強をしていても、読書をしていても、一度気になると納得できるまで前へ進めないので、とても時間がかかってしまいます。

そのほかの例

- 納得がいくまで字を書きなおす
- 本や文具など、物の置き方にこだわる

言葉の意味や文の内容を、正確に理解できているかどうか、気になって仕方がない

↓

教科書を読むのにも時間がかかり、学校生活に影響がでる

家族の気持ち

さっきからずっと同じページをみているけど、どうしたのかしら？

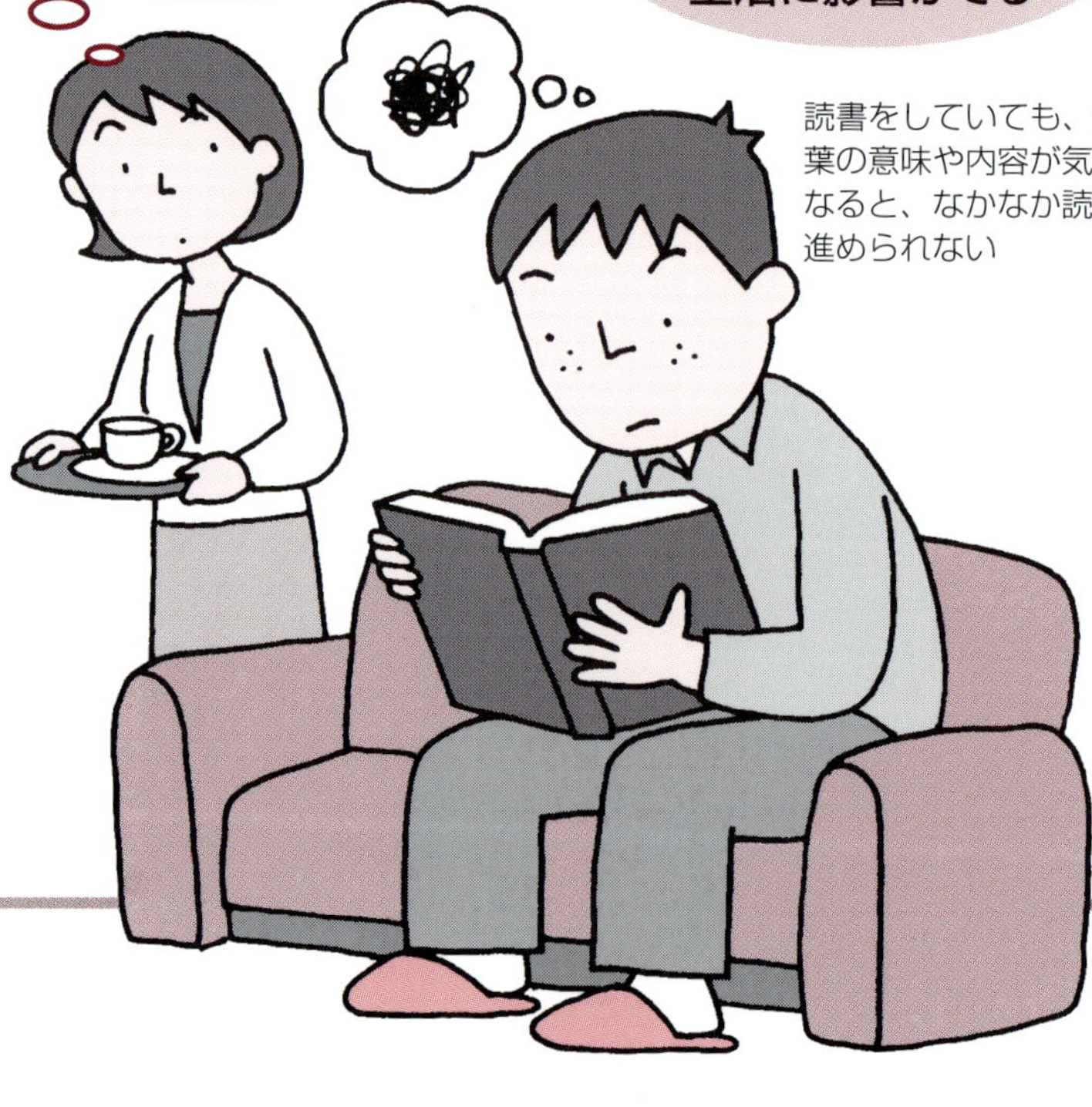

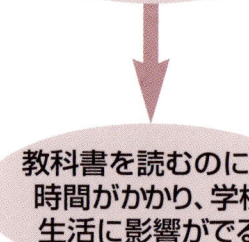

読書をしていても、言葉の意味や内容が気になると、なかなか読み進められない

タイプ⑤

身体・病気

体調や病気にひどくこだわってしまう

自分の体調や病気は、だれもが気になるもの。しかし、強迫性障害では、検査で何度「異常なし」と出ても不安でたまりません。安心を求めて、検査をくり返してしまいます。

ケース例

健康なのに何度も検査を受けるEさん

25歳の会社員。Eさんは体調や病気にこだわりがちです。「首が曲がっているのでは？」と気になり、何度も鏡で確認したり、病気を心配して、頻繁に医療機関で検査を受けています。結果が「心配ない」と出ても、しばらくするとまた不安になり、確認や検査をくり返すのです。

そのほかの例

- 特定の病気（ガンやエイズなど）にかかっていることを心配して、くり返し検査を受ける
- 食べた物を吐くイメージが頻繁に浮かんで、食事が苦手になる

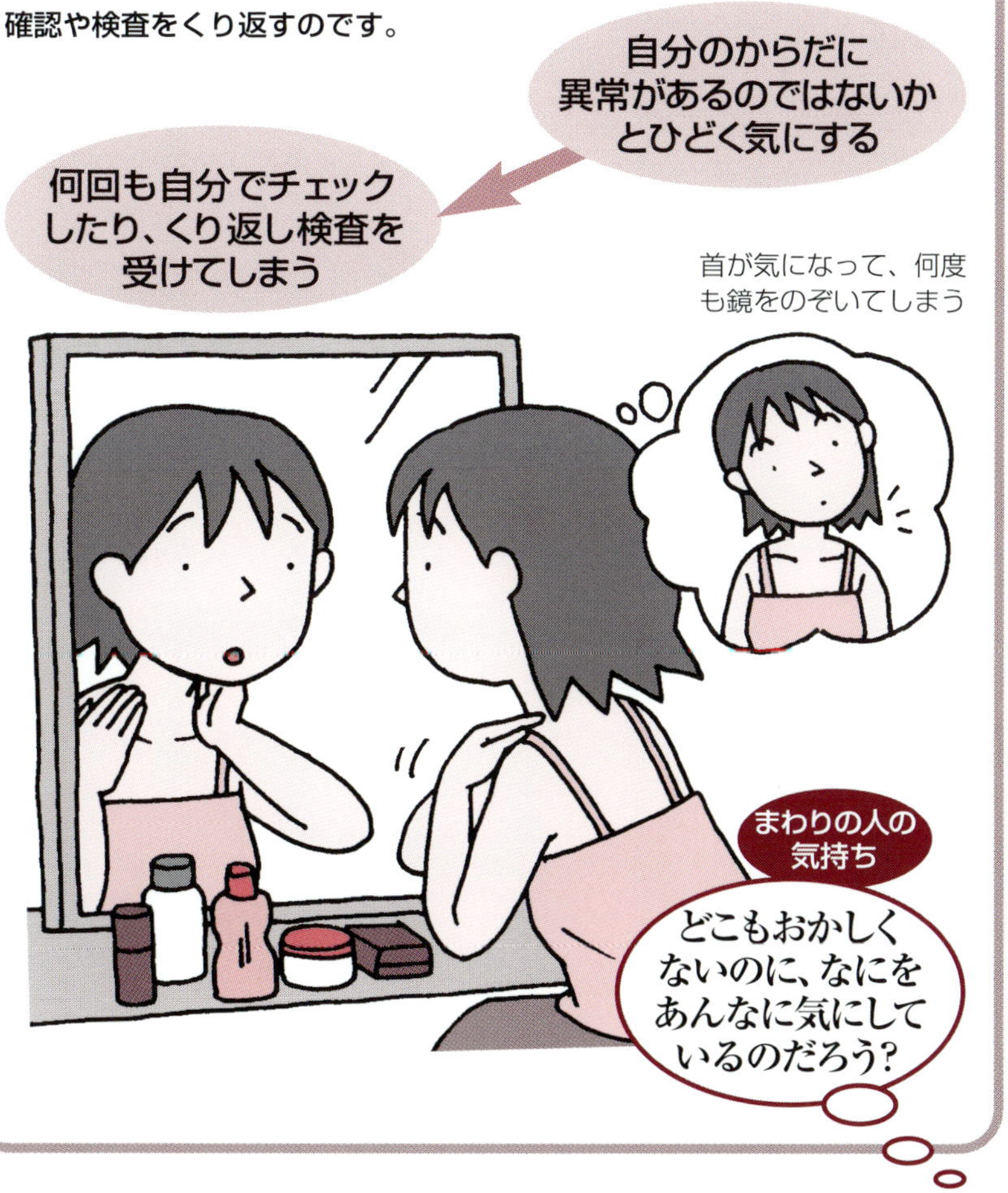
自分のからだに異常があるのではないかとひどく気にする
何回も自分でチェックしたり、くり返し検査を受けてしまう
まわりの人の気持ち
どこもおかしくないのに、なにをあんなに気にしているのだろう？

首が気になって、何度も鏡をのぞいてしまう

タイプ⑥

そのほか

人によってさまざまなこだわり方がある

「手を洗い続ける」「確認をし続ける」という典型的な症状のほかにも、いろいろなタイプがあります。「ただのクセ」ととらえていると、悪化していくおそれがあります。

さまざまなかたちをとる強迫性障害

強迫性障害の現れ方は人によっていろいろです。クセというには度をこしている印象が強いようなら、注意が必要です。

不必要なものでも、
いつか必要になるかもしれない
と思うと心配でたまらず、
なかなか捨てられない
（ため込み）

特定の数字や特定の場所（お墓など）をこわがる人もいる

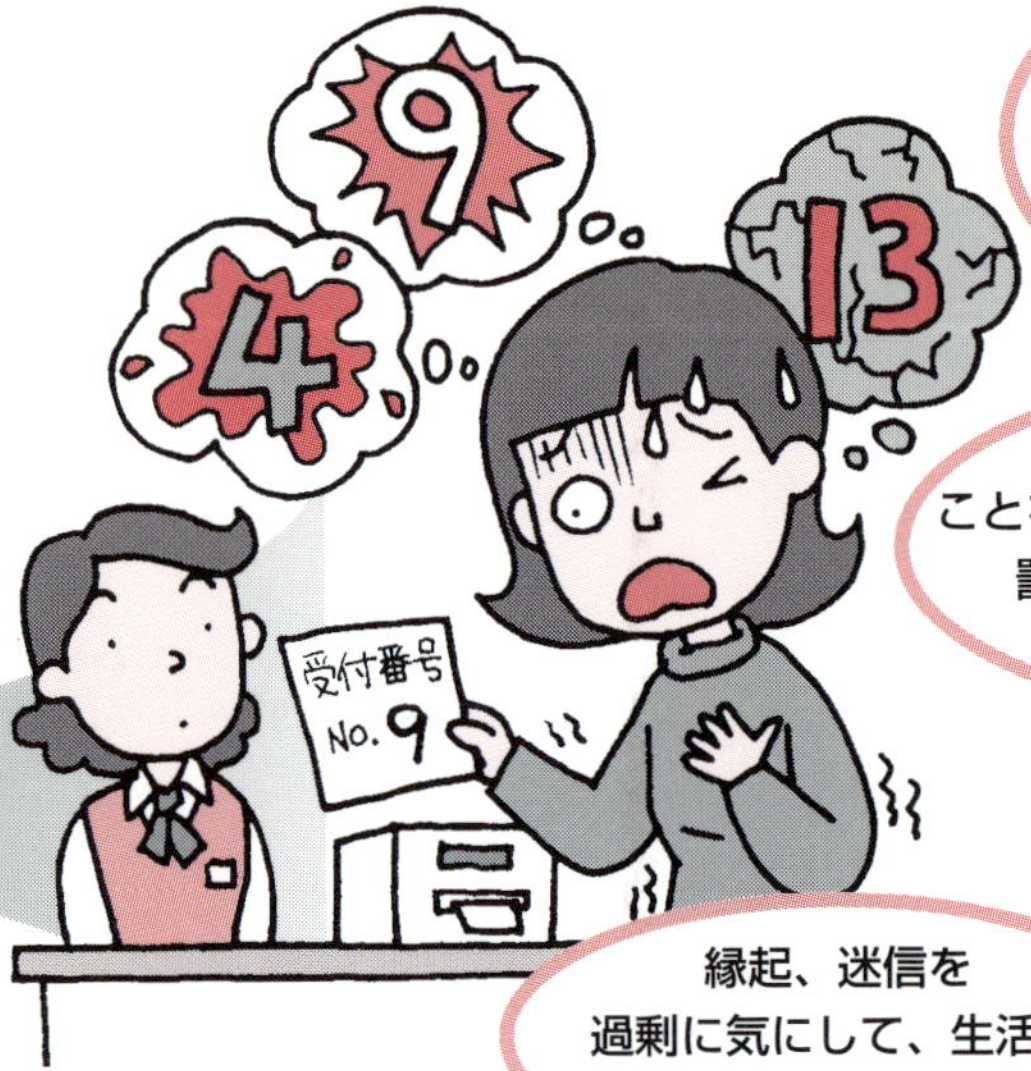

食事や服を
着るときなどに、
決まった手順ややり方に
とらわれて、動作が遅くなる
（強迫性緩慢）

神を冒瀆《ぼうとく》するような
ことを考えたりおこなったりして、
罰を受けるのではないかと
心配し続ける（宗教）

縁起、迷信を
過剰に気にして、生活に
支障をきたす（縁起）

「タイルの継ぎ目を踏むとよくないことがある」などという思い込みが強すぎると、歩くのもひと苦労

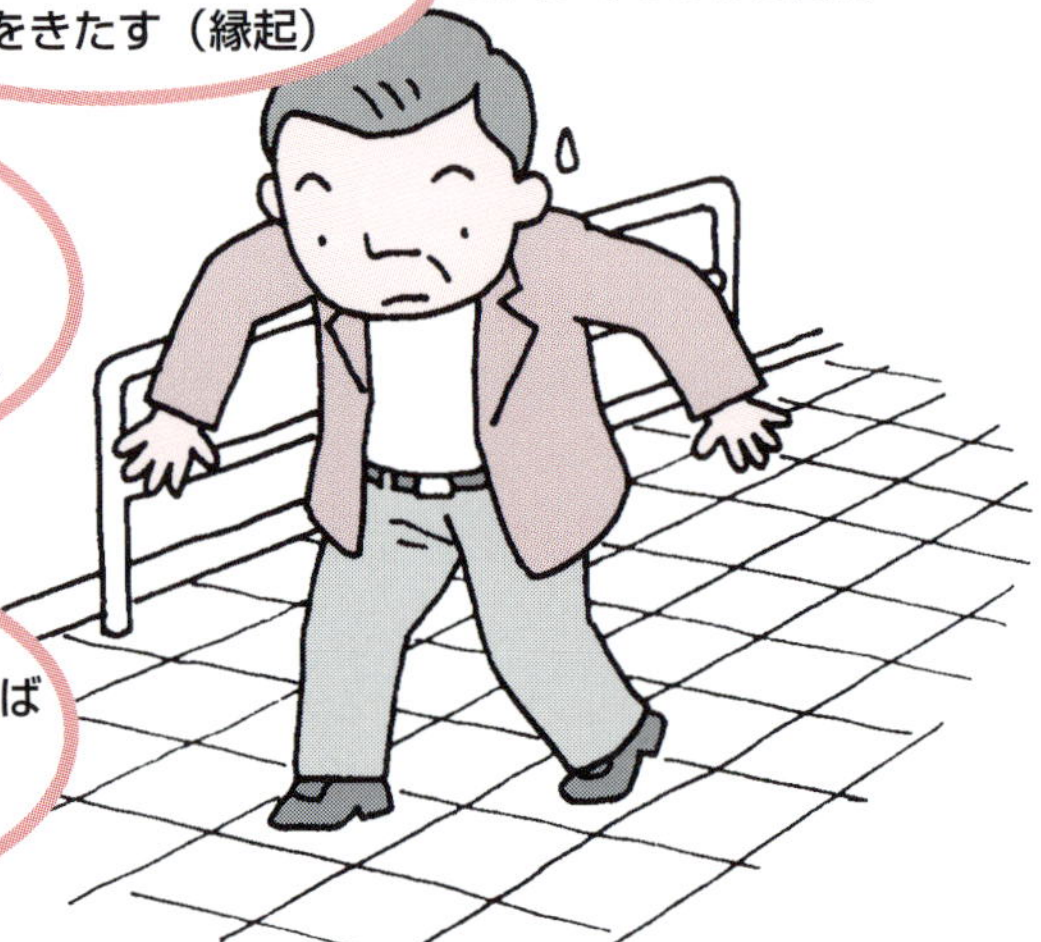

小児性愛や
倒錯した性行動など、
自分にとって受け入れがたい
性的なイメージがうかんできて、
とらわれてしまう（性）

なんでも
徹底的に質問しなければ
気がすまない
（質問癖）

対象はさまざまだが心理的には共通する

どのような思い込みをもっているか、どんな行動をくり返してしまうのか、こだわりの対象はそれぞれ違いますが、こだわりが強まっていく流れは共通しています。

自分でも必要のないものだとわかっているが、捨てることができず部屋にたまってしまう

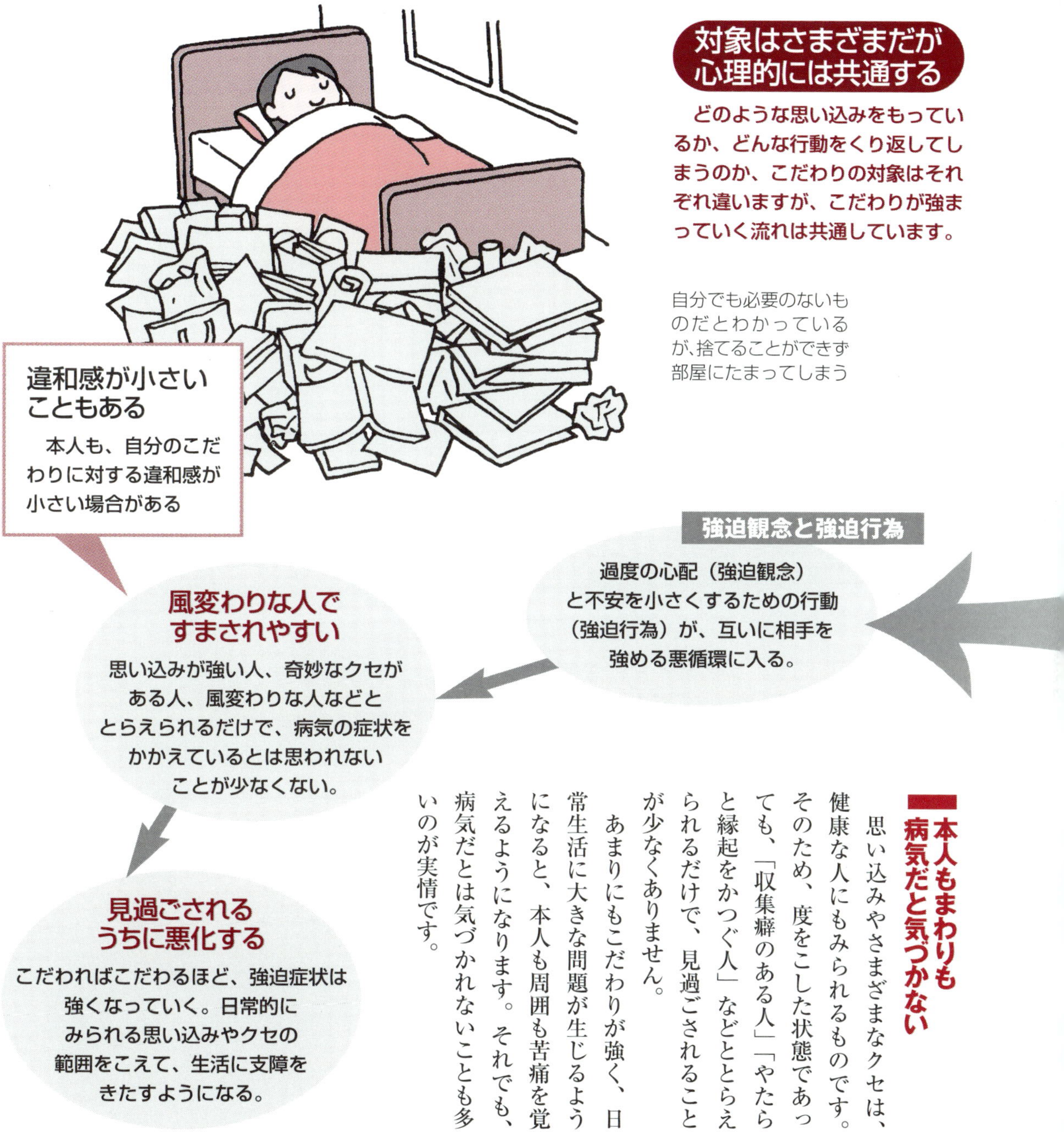
違和感が小さいこともある
本人も、自分のこだわりに対する違和感が小さい場合がある
強迫観念と強迫行為
過度の心配（強迫観念）と不安を小さくするための行動（強迫行為）が、互いに相手を強める悪循環に入る。
風変わりな人ですまされやすい
思い込みが強い人、奇妙なクセがある人、風変わりな人などととらえられるだけで、病気の症状をかかえているとは思われないことが少なくない。
見過ごされるうちに悪化する
こだわればこだわるほど、強迫症状は強くなっていく。日常的にみられる思い込みやクセの範囲をこえて、生活に支障をきたすようになる。

本人もまわりも病気だと気づかない

思い込みやさまざまなクセは、健康な人にもみられるものです。そのため、度をこした状態であっても、「収集癖のある人」「やたらと縁起をかつぐ人」などととらえられるだけで、見過ごされることが少なくありません。

あまりにもこだわりが強く、日常生活に大きな問題が生じるようになると、本人も周囲も苦痛を覚えるようになります。それでも、病気だとは気づかれないことも多いのが実情です。

巻き込み

家族が巻き込まれることも多い

強迫観念で苦しむ人は、自分で強迫行為をするだけでなく、家族を巻き込んで不安をやわらげようとすることがあります。そして、家族の協力がいっそう症状を悪くしがちです。

家族に強迫行為を強要する

本人がおこなっている強迫行為と同じことを家族にも強要します。ただ同じ行為を要求するだけでなく、同じ手順、やり方でおこなうように求める場合もあります。

本人 帰宅したらすぐにシャワーを浴びて着がえなければ部屋に入らない。

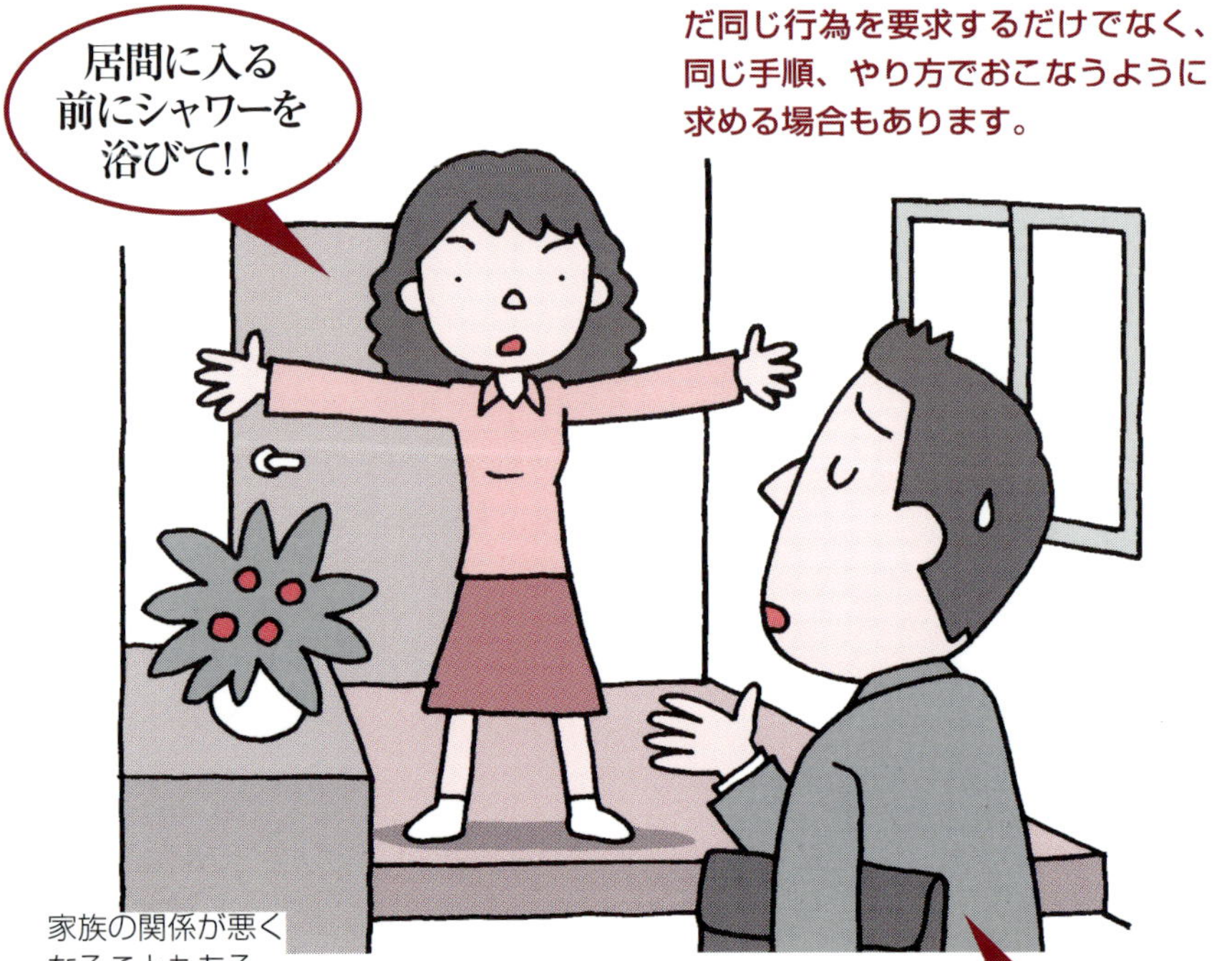

居間に入る前にシャワーを浴びて!!
疲れているんだから、カバンくらい置かせてよ……

家族の関係が悪くなることもある

家族 本人と同じように、帰宅したらすぐにシャワーを浴びるように強要される。

家族が協力しすぎるとエスカレートする

強迫症状にとらわれている人は、家族に「だいじょうぶ?」「これでいい?」などとくり返したずねたり、家族にも自分と同じようにしてもらいたがる傾向があります。

その際、拒絶するだけでは本人の不安を高めてしまいますが、協力しすぎるのも問題です。本人のためと思って協力すると、症状を悪化させてしまうこともあるからです。

家族に保証を求める

何度確認をしても自分の行動に確信がもてず、自分以外の人に保証してもらい、安心を得ようとします。

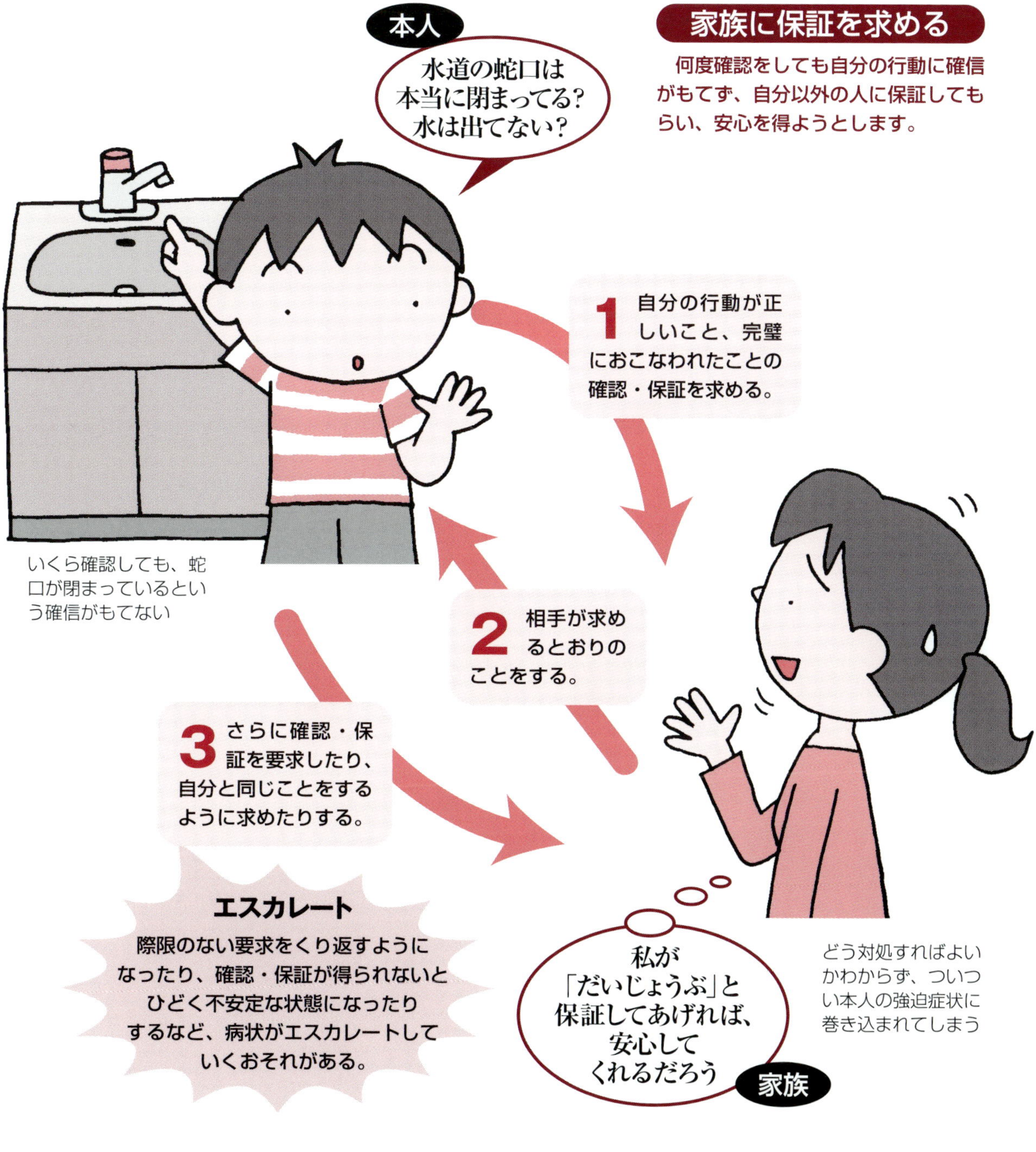
本人
水道の蛇口は
本当に閉まってる？
水は出てない？
1 自分の行動が正しいこと、完璧におこなわれたことの確認・保証を求める。
いくら確認しても、蛇口が閉まっているという確信がもてない
2 相手が求めるとおりのことをする。
3 さらに確認・保証を要求したり、自分と同じことをするように求めたりする。
エスカレート
際限のない要求をくり返すようになったり、確認・保証が得られないとひどく不安定な状態になったりするなど、病状がエスカレートしていくおそれがある。
私が
「だいじょうぶ」と
保証してあげれば、
安心して
くれるだろう
家族
どう対処すればよいかわからず、ついつい本人の強迫症状に巻き込まれてしまう

制止

無理にやめさせようとするとあつれきが生じる

いつまでも終わらない強迫行為を身近にみている家族が、「早くやめさせたい」という気持ちになるのは当然です。しかし、無理にやめさせようとしても、なかなかうまくいきません。

強迫行為　**強迫観念**

本人、家族双方にマイナスに働く

自分でもやめたいと思っているのに、やめられないのが強迫症状です。無理にやめさせようとしても、本人にとっても家族にとってもよい結果を生みません。

×　やめるように強要する　やめられないことを強くしかる

○　病気の症状だと理解する

不可解に思える言動は病気の症状であることを理解したうえで、接していく。

→くわしくは５章

気をつけたい言葉

「いいかげんにしなさい！」「なにが不満なの！」「いつまでやってるつもりだ！」などと批判的な言葉をかけてやめさせようとすると、本人の不安が高まってしまいます。不安が高まれば症状もひどくなり、かえってやめられなくなっていきます。

なんでも除菌する強迫行為を止めたくて、家族がつい強くしかってしまう

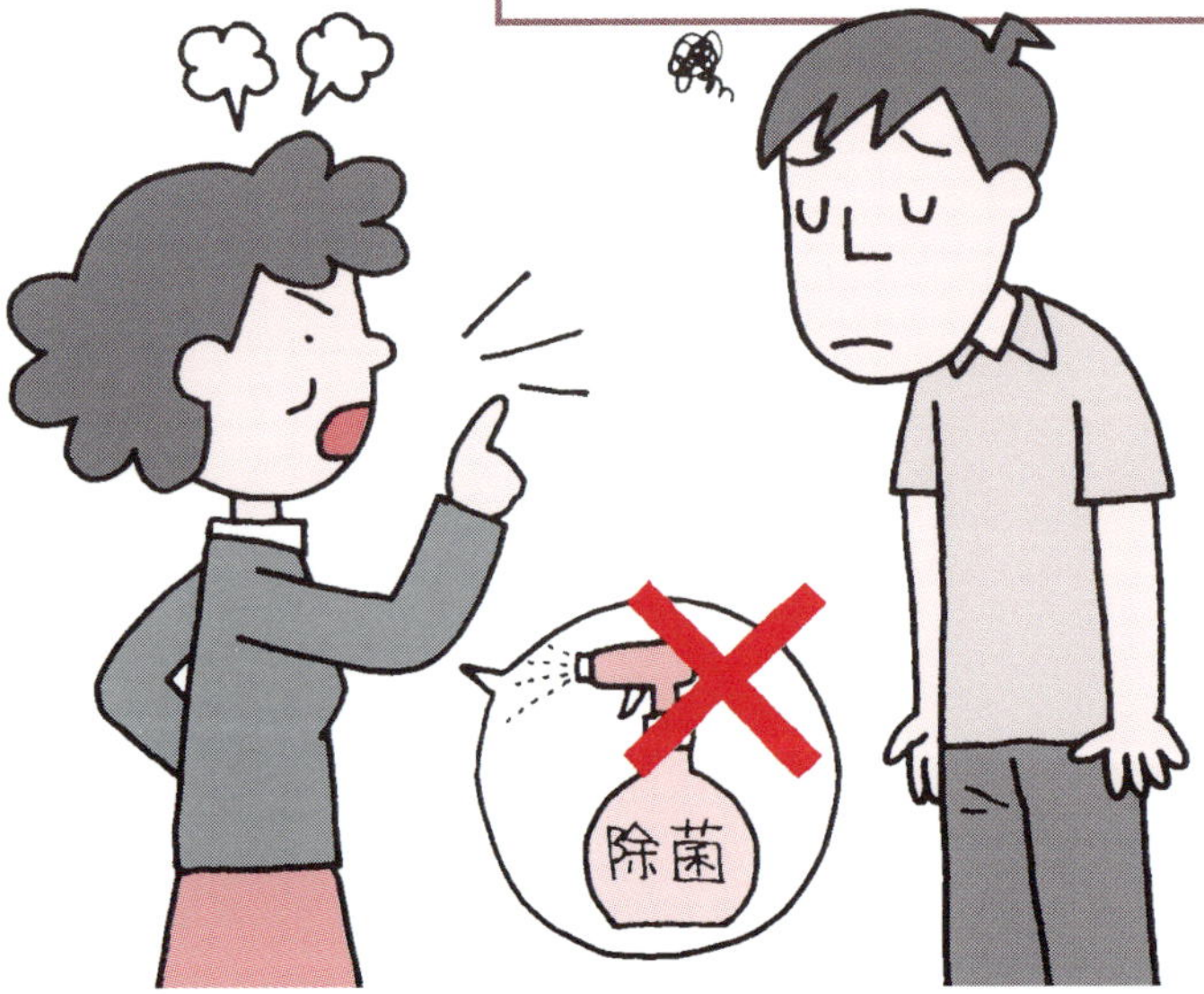

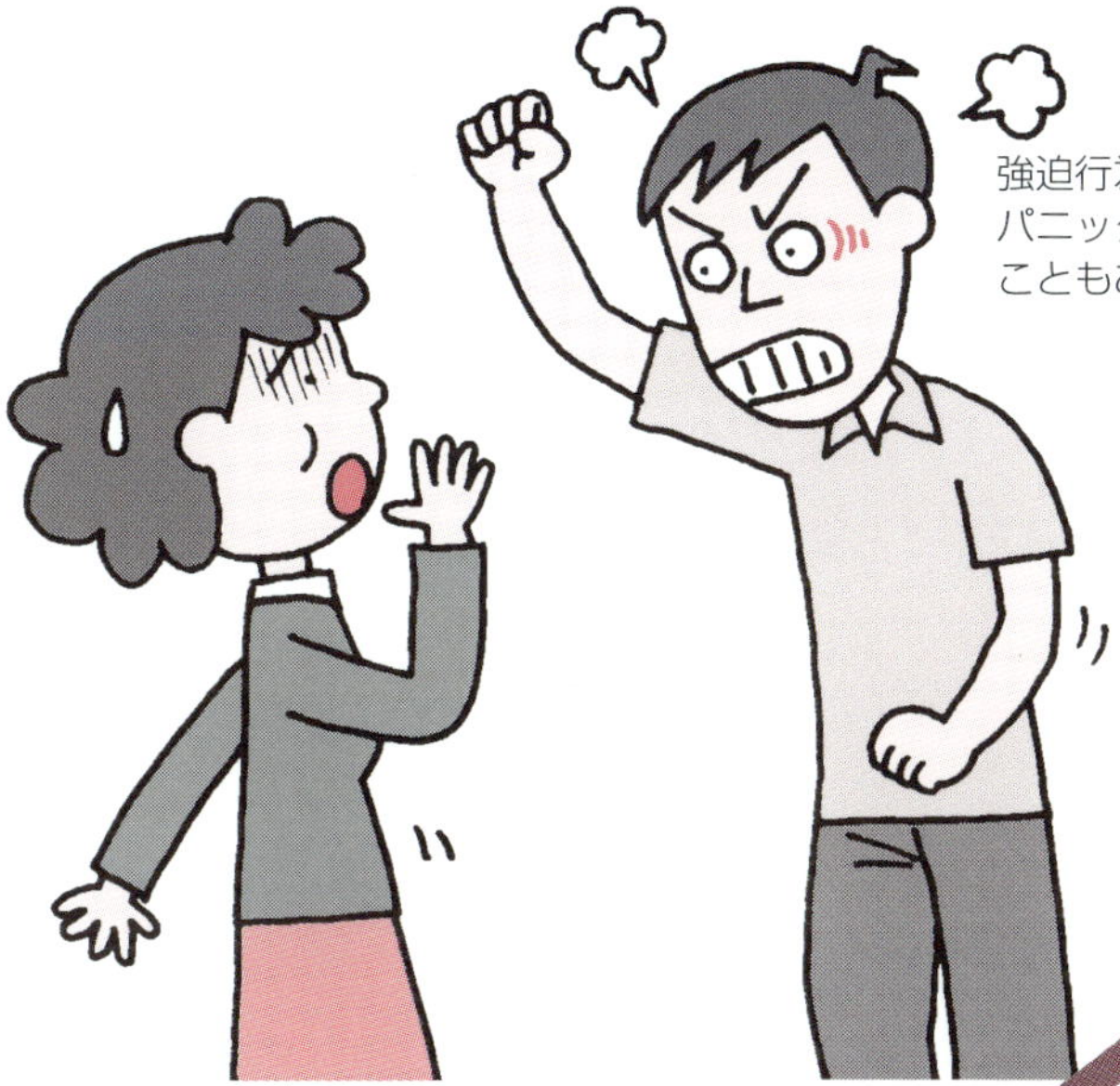

強迫行為をめぐって
パニック状態になる
こともある

パニック状態

無理に行為をやめたことで
不安が解消されず、
不安と恐怖で
パニック状態に陥る。

乱暴なふるまい

強迫行為が
中断されたことにいらだち、
乱暴なふるまいにおよんで
しまうこともある。

強迫観念や強迫行為への
こだわりが増し、症状の
悪化につながる。

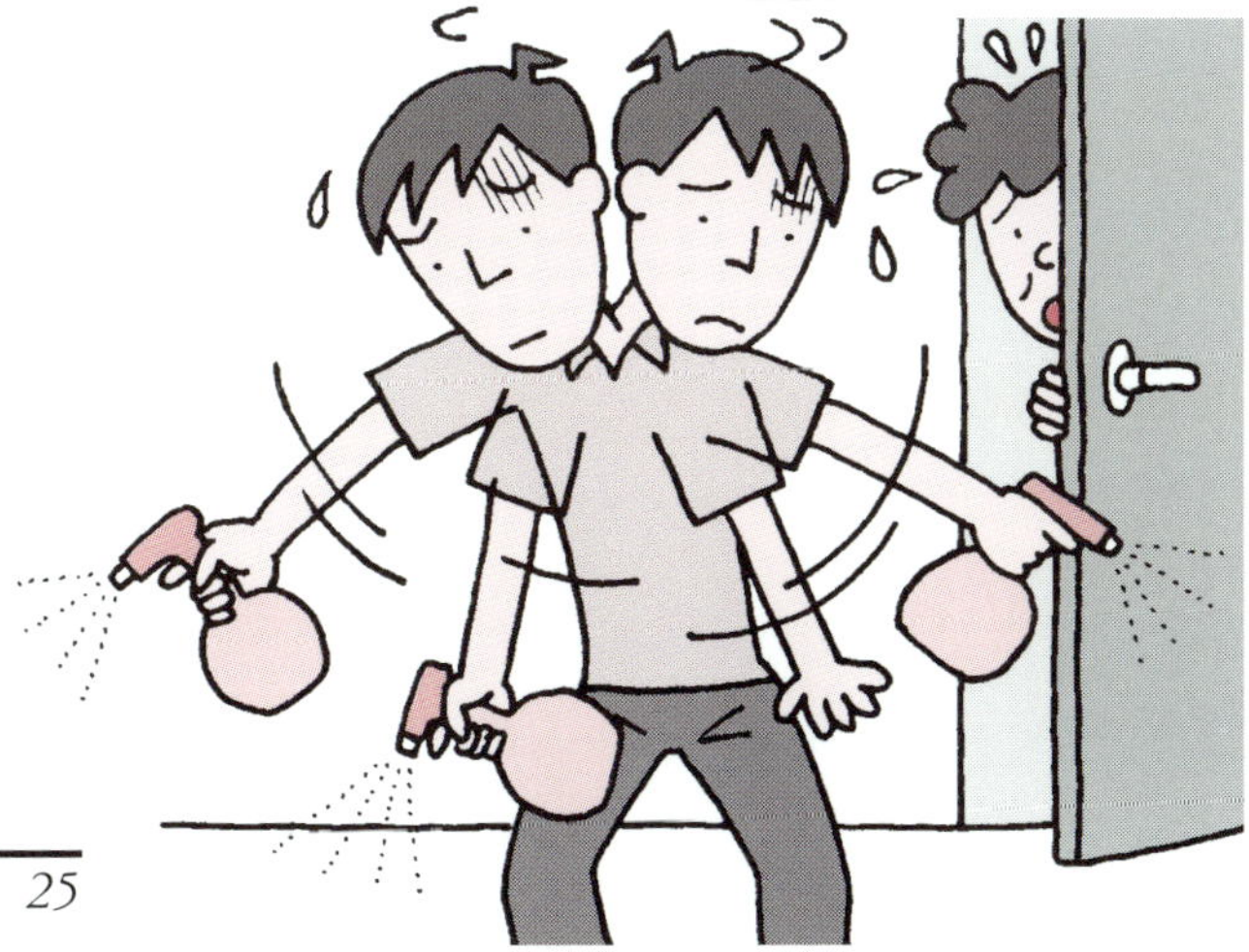

いっそうひどくなる除菌行為に、
家族の困惑も深まるばかり

家族だけで問題をかかえこまないようにする

強迫症状は、本人だけでなく身近な家族にとっても苦しいものですが、無理にやめさせようとすると、かえって問題がこじれてしまうおそれがあります。

強迫性障害は、適切な治療を受ければ改善が期待できます。家族だけで問題を解決しようとせず、病院などで相談してみるようにしましょう。

看過

性格と思って見過ごすと重症化しがち

まわりの人はもちろん本人でさえ、「性格の問題だからしかたがない」と思い込んでいることが少なくありません。しかし強迫症状を放っておくのは危険です。

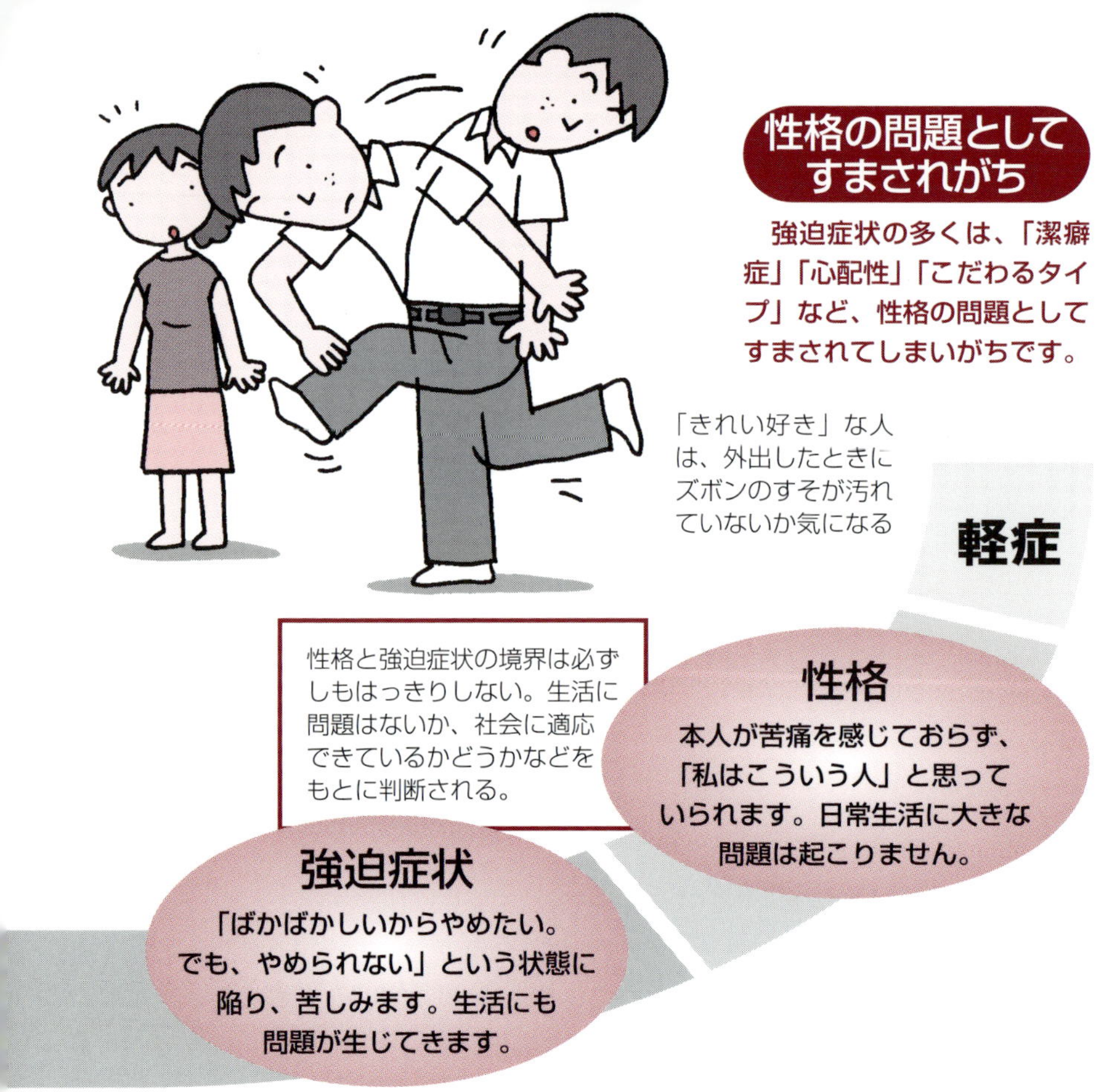
性格の問題としてすまされがち
強迫症状の多くは、「潔癖症」「心配性」「こだわるタイプ」など、性格の問題としてすまされてしまいがちです。
「きれい好き」な人は、外出したときにズボンのすそが汚れていないか気になる
軽症
性格と強迫症状の境界は必ずしもはっきりしない。生活に問題はないか、社会に適応できているかどうかなどをもとに判断される。
性格
本人が苦痛を感じておらず、「私はこういう人」と思っていられます。日常生活に大きな問題は起こりません。
強迫症状
「ばかばかしいからやめたい。でも、やめられない」という状態に陥り、苦しみます。生活にも問題が生じてきます。

放っておくと症状はエスカレートする

強迫症状は、いきなり重症の状態ではじまるわけではありません。

たとえば汚れに対する恐怖がある場合、はじめは入念な手洗い程度だったのに、いつの間にか手の皮がむけるほどの過剰な手洗いをくり返すようになります。

だんだん症状が重くなり、やがて多くのものをさわれない状態になるのです。

なにをやっても不安や恐怖がなくならず、かえって高まってしまい、強迫行為へのこだわりがますます強まっていきます。

だからこそ「性格だから」と放置しておかず、治療を考えていくことが大切なのです。

重症になると生活への影響が大きい

本人が苦痛を感じながらもやめられず、症状がエスカレートすると、日常生活に悪影響が現れます。

人間関係にひびが入る

本人が身近な人を巻き込もうとしたり、身近な人が本人を批判したりするなど、人間関係の悪化をまねきやすい。

仕事・学業に支障をきたす

一日中、強迫症状に苦しめられている状態になり、仕事や学業にさく時間も気力も失いがち。

生活のリズムが乱れることも

強迫症状を止めることができないため、寝る時刻や起きる時刻が乱れることもある。

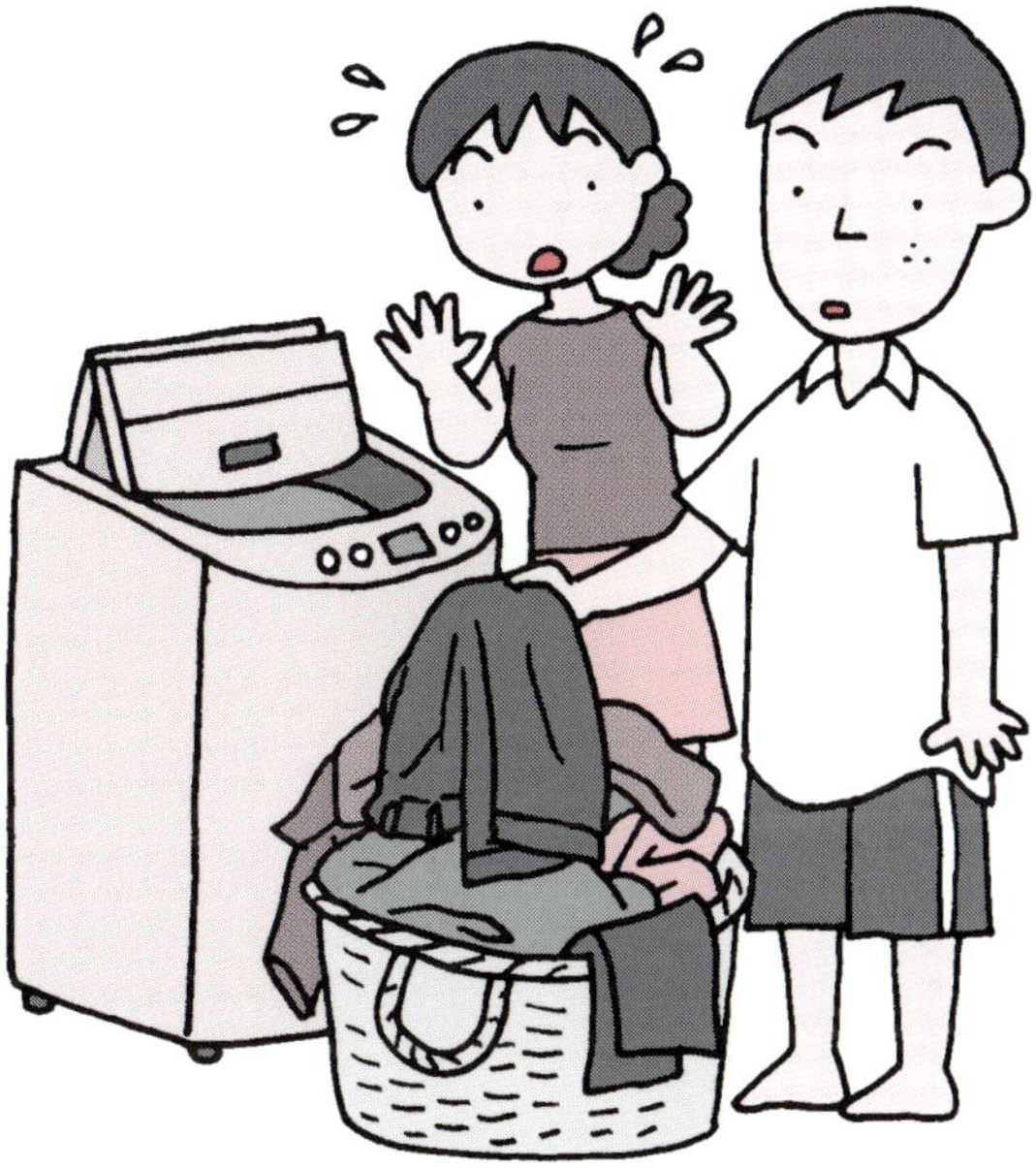

少し汚れたと感じるたびに着ているものをすべて洗濯する場合、「きれい好き」ではかたづけにくくなる

重症　←放っておくと重症化

重症

強迫症状がますますひどくなり、やらなければならないことができなくなっていきます。うつ病を併発したり、ひきこもってしまったりすることもあります。

多くの場面で不安・恐怖がやまず、ひたすら強迫的な行動をくり返すようになるため、社会生活を営むのがむずかしくなっていく。

重症化した有名な例

ハリウッド映画界でプロデューサーとして活躍したハワード・ヒューズは、強迫症状が悪化してしまい生活に支障をきたしたことでも知られています。

晩年はホテルの一室にこもり、髪や爪を伸ばしっぱなしにして、尿も瓶にためて保存していたとのことです。重症化を防げず、社会から隔絶した状態になってしまったのです。

関連する病気

かなりの割合の人がうつ病などを併発する

強迫性障害だけでなく、ほかの心の病気をあわせもつ人も多くいます。とくにうつ病と強迫性障害は、関連の深い病気であることがわかっています。

併発しやすい病気

強迫症状に苦しむ人は、ほかの心の病気にもなりやすい傾向があります。とくに併発しやすいのはうつ病と不安障害です。

うつ病

強迫性障害の人がうつ病を同時にわずらっている割合は約3割、一生の間にうつ病をわずらう人は約半数以上にのぼると報告されています。

うつ病のサイン

- 気分が晴れず、ゆううつで仕方ない
- いろいろなことへの興味、関心がわかない
- 意欲がおちて、なにごともおっくうになる
- 夜眠れなくなったり、食欲がおちる
- 思いつめてしまう

強迫症状に苦しめられる
↓
うつ病の発症

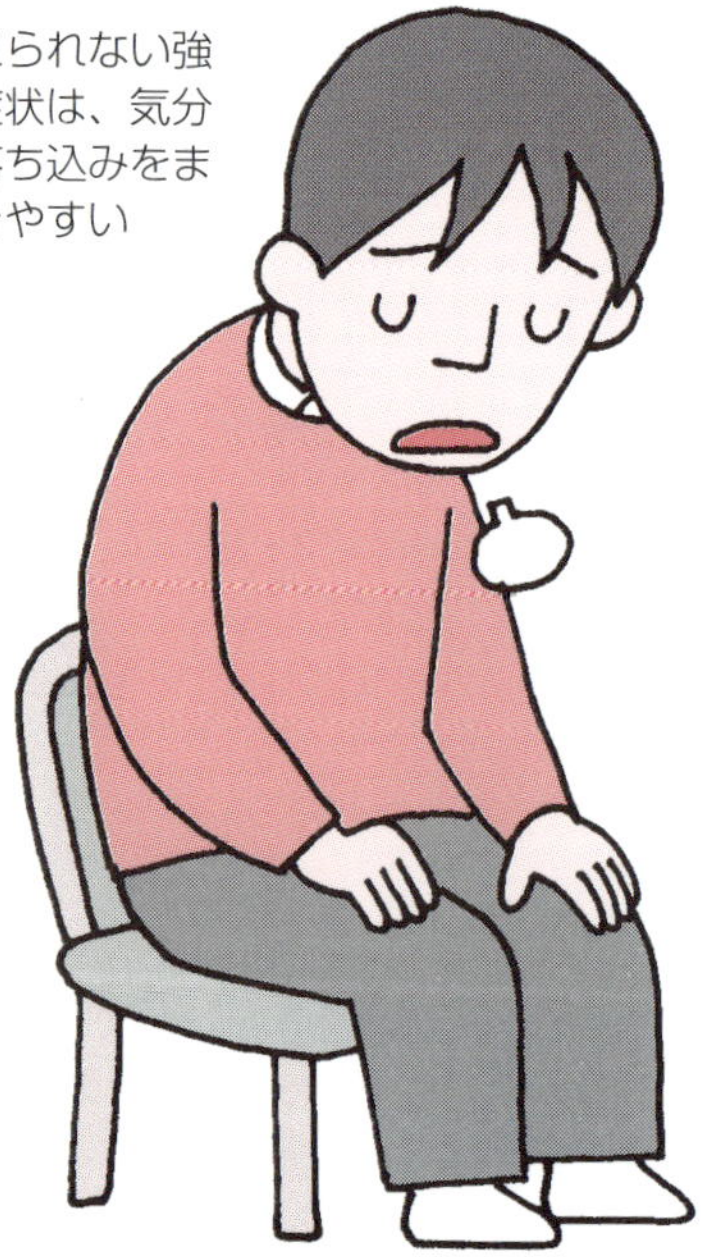

逃れられない強迫症状は、気分の落ち込みをまねきやすい

不安障害

●社交不安障害

人と接したり、人前でなにかをすることに強い緊張と不安を覚え、人との接触をさけがちになります。

●恐怖症

特定のものや場所、状況を過剰におそれる状態です。

●パニック障害

突然、激しい不安に襲われ、動悸、息苦しさ、発汗、ふるえ、めまいなどの身体症状もみられる症状（パニック発作）をくり返す病気です。

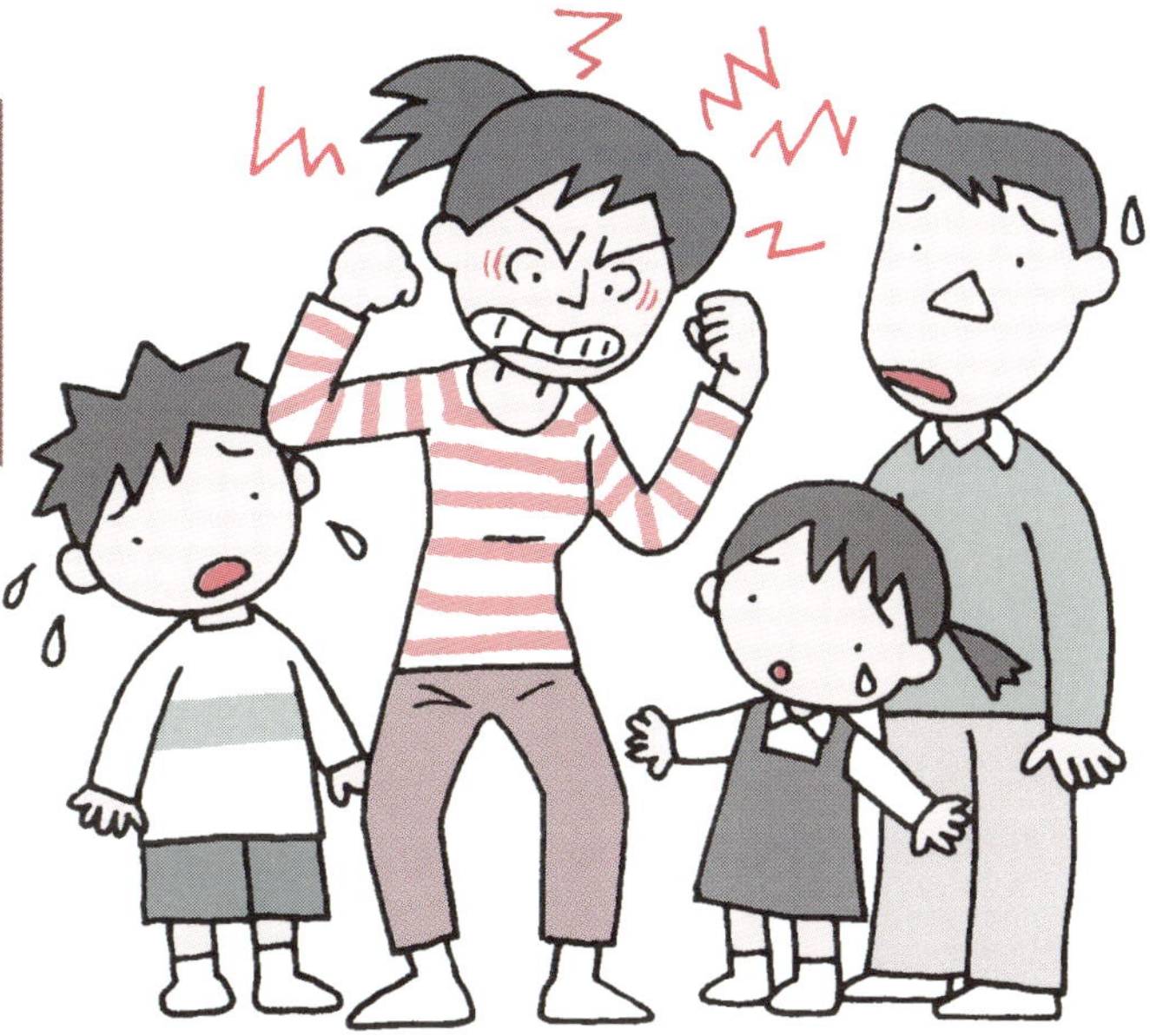
相手が自分の思うようにしてくれないと、感情を爆発させる

関連のある病気

症状が似ていて、ときに見分けがつきにくい病気もありますが、典型的な強迫性障害とは違います。

パーソナリティ障害

人にはそれぞれ、ものごとのとらえ方や考え方、行動パターンなどにクセがあります。これがパーソナリティです。その偏りが極端に大きいと、さまざまな問題が生じてしまい、パーソナリティ障害とよばれます。

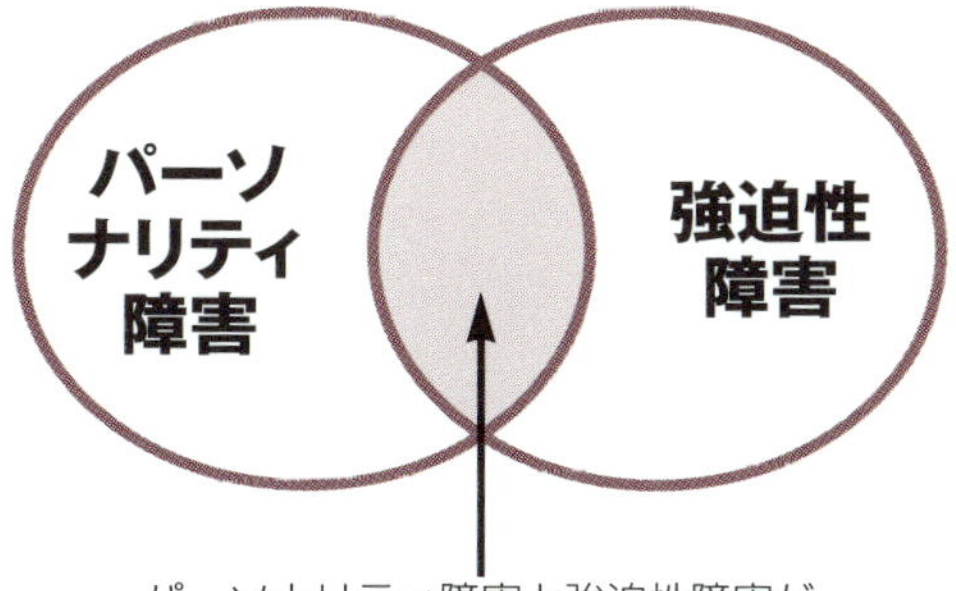

パーソナリティ障害と強迫性障害が同時にみられることは少なくない

統合失調症

統合失調症で強迫症状がみられることはまれではありません。しかし、明らかに強迫性障害と診断されている人がのちに統合失調症を発症する確率は、一般の人と大差ないという見解が有力です。

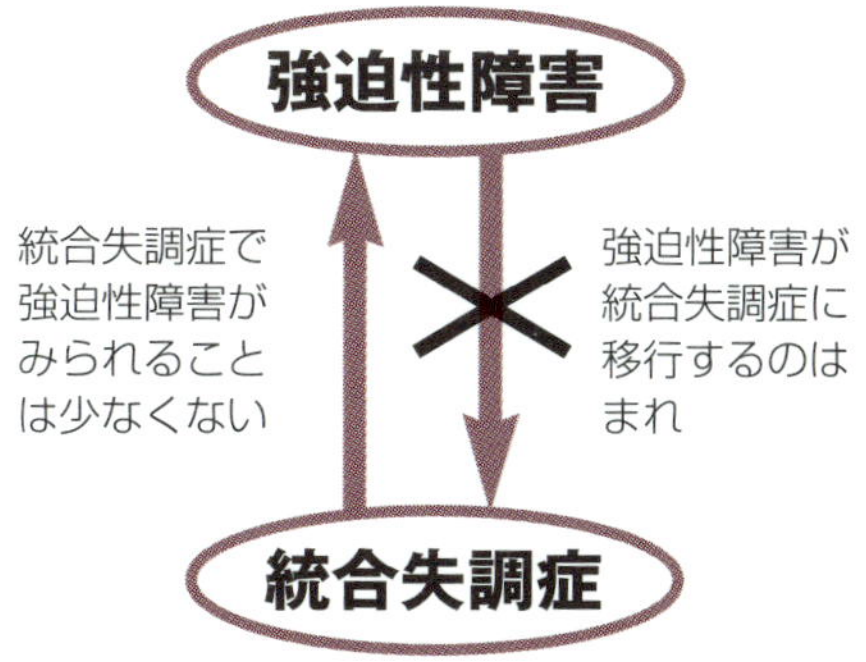

高い確率で併存症もみられる

強迫性障害とほかの心の病気が、かなりの割合で併存することがわかっています。

併存する病気としては、うつ病や（強迫性障害以外の）不安障害が代表的です。

実際、強迫性障害とともに何らかのほかの心の病気もあわせもっていると診断される人は三分の二にのぼるという報告もあります。

COLUMN

強迫スペクトラム障害という考え方がある

強迫スペクトラム障害

衝動コントロールの障害

- 買いもの依存
- 過剰なギャンブル
- セックス依存
- 自傷行為
- 抜毛症《ばつもうしよう》
- 窃盗癖《せつとうへき》　など

強迫性障害

典型的な強迫症状を示す状態

チック障害

- チック障害
- トゥレット障害

など

身体へのとらわれ

- 心気症
- 身体醜形障害《しんたいしゆうけいしようがい》
- 摂食障害　など

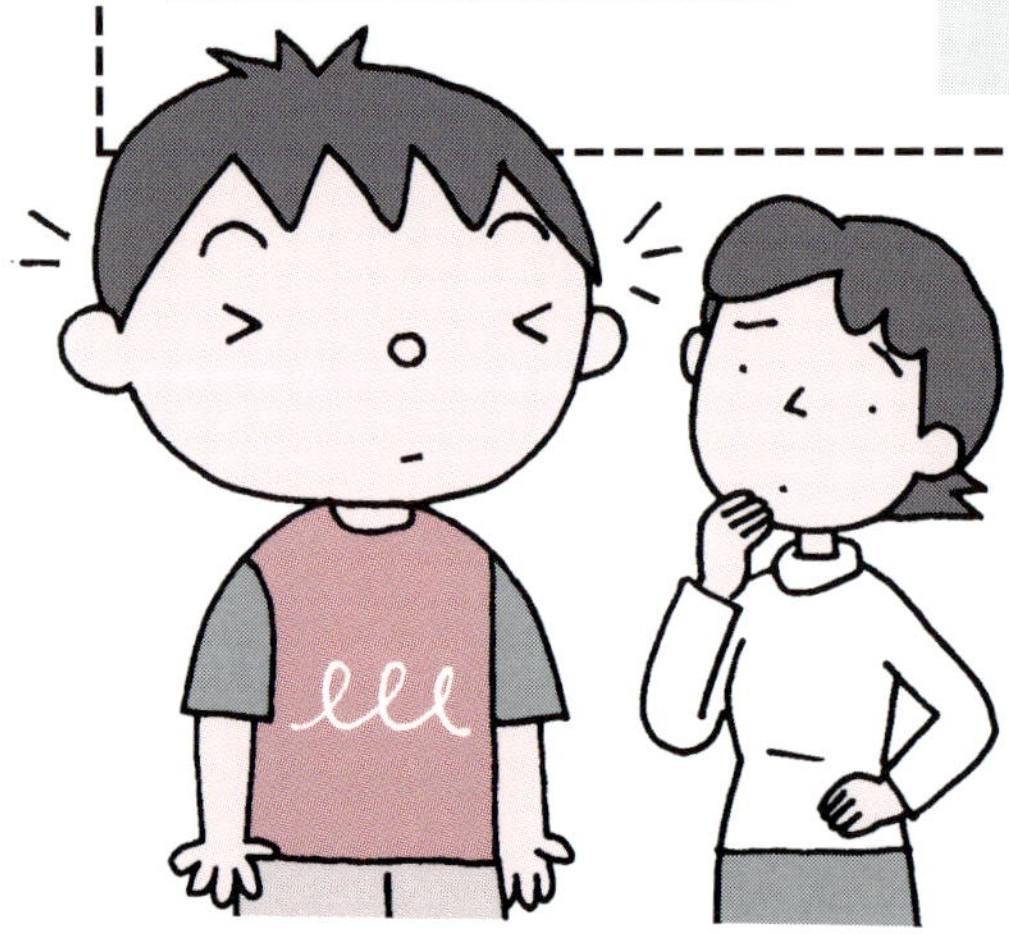

チック障害では、まばたきなどを無意識に、断続的にくり返す

強迫症状がみられる病気をまとめた考え方

強迫性障害のほかにも、考えや行動に強迫的な特徴がみられる病気があります。「自分は太っている」という思い込みから食べない、あるいは食べては吐く行動をくり返す摂食障害、身体の一部が醜いと気に病む身体醜形障害、チックやトゥレット障害などです。

そこで、強迫傾向を示す障害を、強迫症状の程度や特徴によって分類し、強迫スペクトラム障害としてまとめようという考えが提唱されています。

2

強迫性障害はこだわりの病

だれでも、ふと不安になることはあります。
しかし、たいていはしばらくすると忘れることができるもの。
強迫性障害になると、不安にとらわれ、不安をふり払う行為をせざるをえなくなり、
生活に支障をきたすようになります。
どうしてそうなってしまうのか、
研究が進むにつれて、くわしくわかってきました。

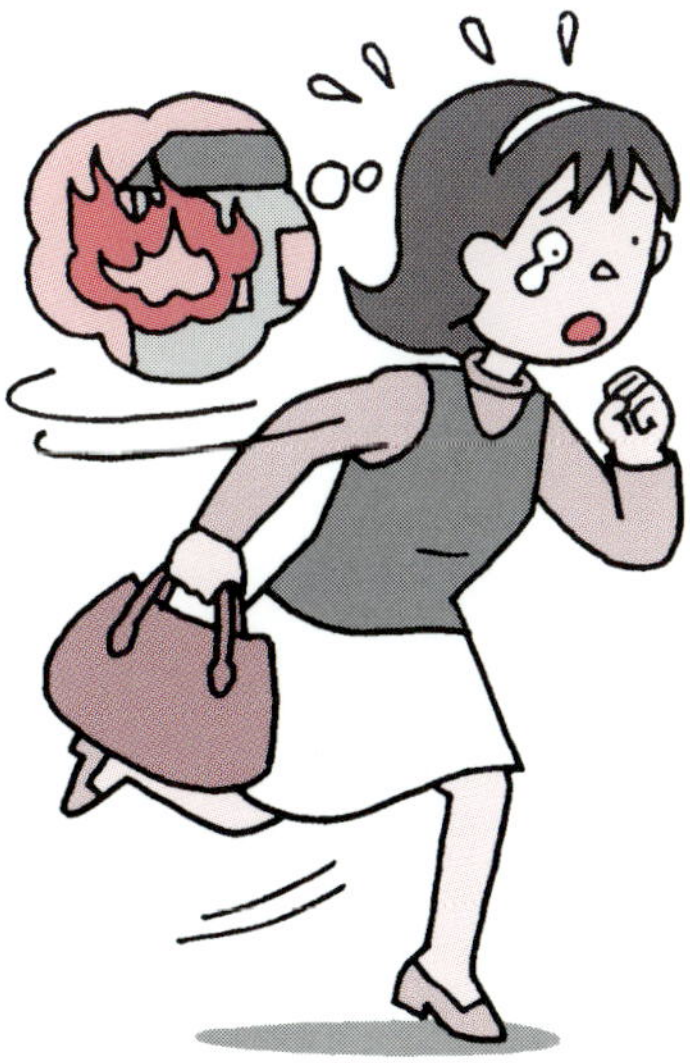

特徴

特定のことにこだわり、過剰になって止められない

ふと思い浮かんだ考えが、気になってたまらなくなる経験をもつ人は多いもの。そうした考えを捨て置けなくなり、こだわりが増していくことが、強迫性障害への入り口です。

だれでも不安にはなる

「〜したら、どうしよう」「〜してしまったかもしれない」などと思い、急に不安になることはだれにでもあります。

突然、頭に浮かぶ「侵入思考」

自分の置かれた状況や行動にかかわることなどについて、突然、頭に浮かんでくる考えを「侵入思考」という。

適切な評価

ふと浮かんだ考えに不安を覚えても、「まあだいじょうぶだろう」「気にし過ぎることはないだろう」と適切に評価できれば、大きな問題にはならない。

健康な人でも……

●暖房、ストーブ、電気を消し忘れて火事になるのではないかと心配したことがある

男性62%

女性79%

●ドアの鍵をかけ忘れ、泥棒が家の中に忍び込んだのではないかと心配したことがある

男性65%

女性77%

●トイレの便座や水洗レバーに触れて、伝染病に感染するのではと心配したことがある

男性40%

女性60%

●運転中に、歩行者や動物をひいてしまったのではないかと心配したことがある

男性51%

女性46%

Clark,D.A.*Cognitive-Behavioral Therapy for OCD*（The Guilford Press）より

何らかの侵入思考を体験したことがある人は、8〜9割に達するといわれる

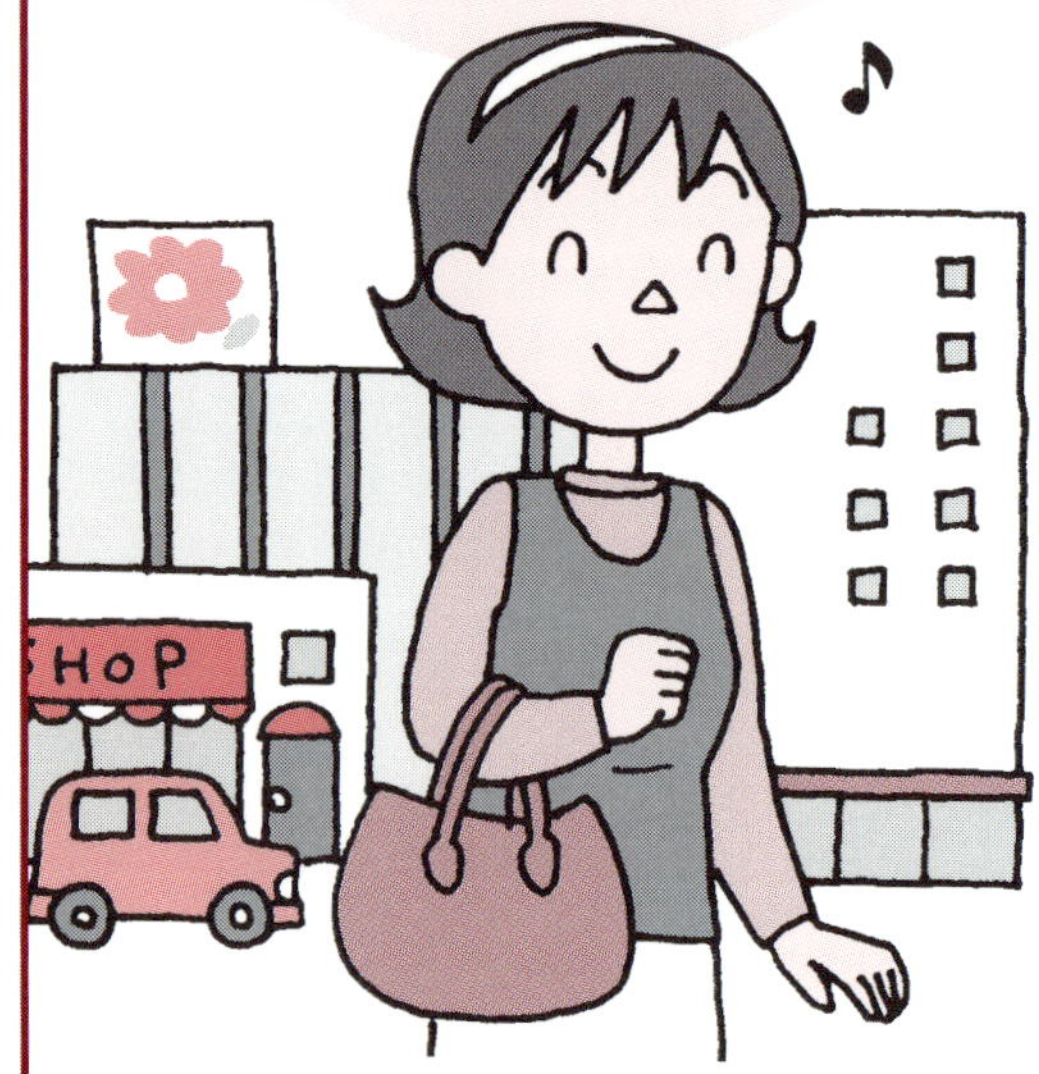

「火の始末や戸締まりはちゃんとしたはず」と考えられる人は、心配が尾を引かずに買い物を楽しめる

不安がどんどん強くなるのが強迫性障害

侵入思考を過大評価すると、強迫観念へと変わっていきます。強迫観念は強迫行為を生み、さらに強迫行為が強迫観念を強めるという悪循環のはじまりです。

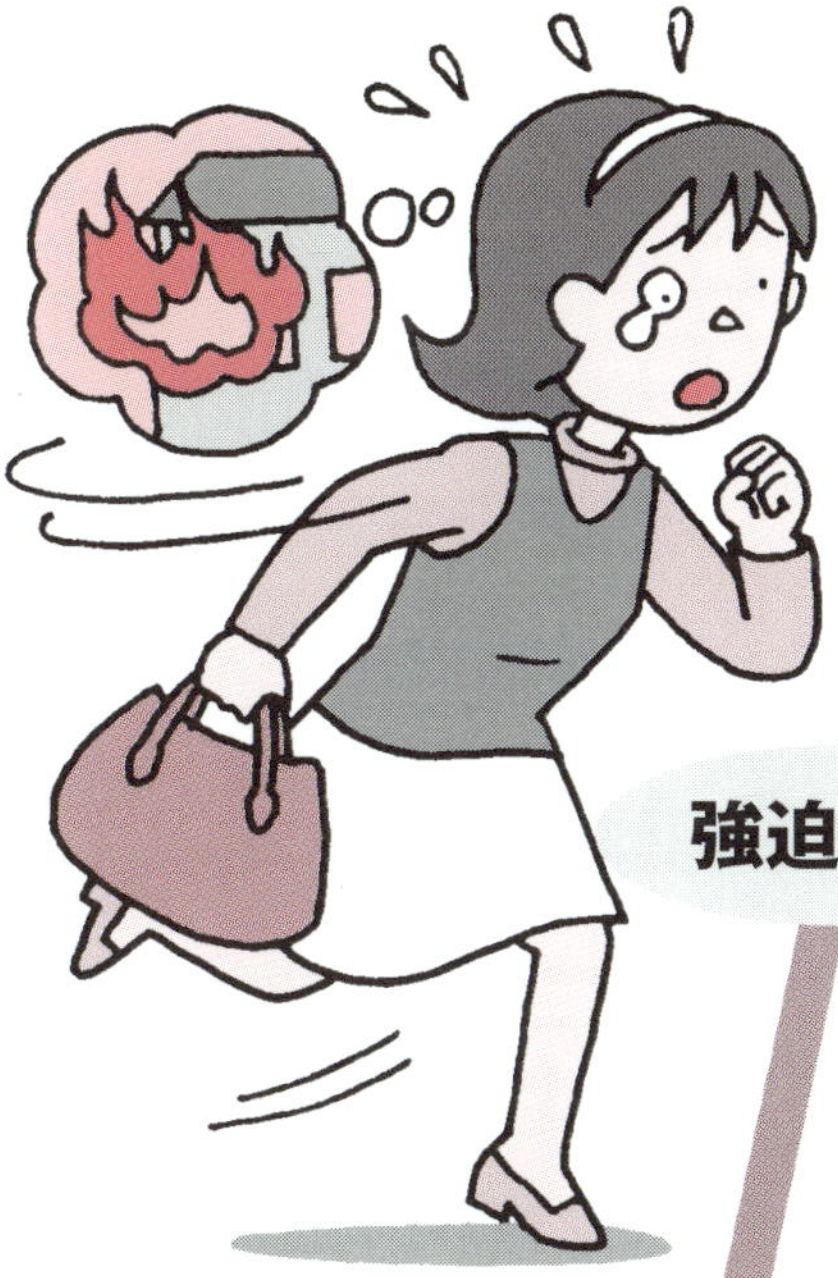

「うちが火事になっているかも」と不安になる人は、家に引き返して確認しないではいられない

不安

誤った評価

侵入思考を重大視し、「考えすぎ」とかたづけられない。最悪の事態が連想され、不安が強まる。

不安

侵入思考が強迫観念になる

考え方へのこだわり

「ばかばかしい」と思う一方で、どうしても思い浮かんだ考えにとらわれてしまい、頭から離れなくなる。

強迫性障害

強迫行為

不安

行動へのこだわり

不安を解消するための行動をとり、一時的に不安は小さくなる。しかし、しばらくすると同じ不安が頭をもたげてくるため、同じ行動をくり返す。

徐々にエスカレートする

強迫観念

不安

いっそう強まってしまう

考え方と行動へのこだわりに苦しむ

強迫性障害は、こだわりの病気です。自分でも「考えすぎ」「やりすぎ」という自覚があるにもかかわらず、考え方を変えたり、行動をやめることができなくなります。

まわりの人は、「わかっているならやめればいい」と思うかもしれません。本人も、やめられればどんなによいかと思っています。けれど、どうしてもやめられず、苦しい状況に陥っているのです。

特徴

「自己完結型」と「巻き込み型」がある

強迫性障害は、本人に苦痛を与えるだけでなく、周囲の人との関係も変えてしまいます。「巻き込み型」の患者さんの家族には、とくに大きな負担がかかりがちです。

大きく二つのタイプに分けられる

強迫性障害は、自分ひとりで強迫症状をくり返す「自己完結型」と、まわりの人を加担させようとする「巻き込み型」の二つのタイプに大別できます。

周囲の負担がとりわけ大きいのは、「巻き込み型」です。患者さんの求めに応じて、家族などまわりの人が行動しても、本人の不安は一時的にしか解消されず、長い目でみると症状が悪化してしまいます。本人のエスカレートしていく要求にふりまわされ、周囲は疲れ切ってしまうのです。

疲弊した家族とのやりとりで、患者さんの状態がますます不安定になることも少なくありません。

不安の解消法はさまざま

強迫観念がもたらす不安に対処するための方法は、人によってさまざまで、いくつかのタイプがあります。

強迫儀式
やり方の決まった、長時間におよぶ手洗いなど、型にはまった行動をとる。

保証の希求
ほかの人に「心配はない」という保証を求める。

回避
強迫観念が出てくるような状況や刺激をさける。

中和化
不快感を減らし、悪いことが起こらないようにするための、意図的な行動をとる。

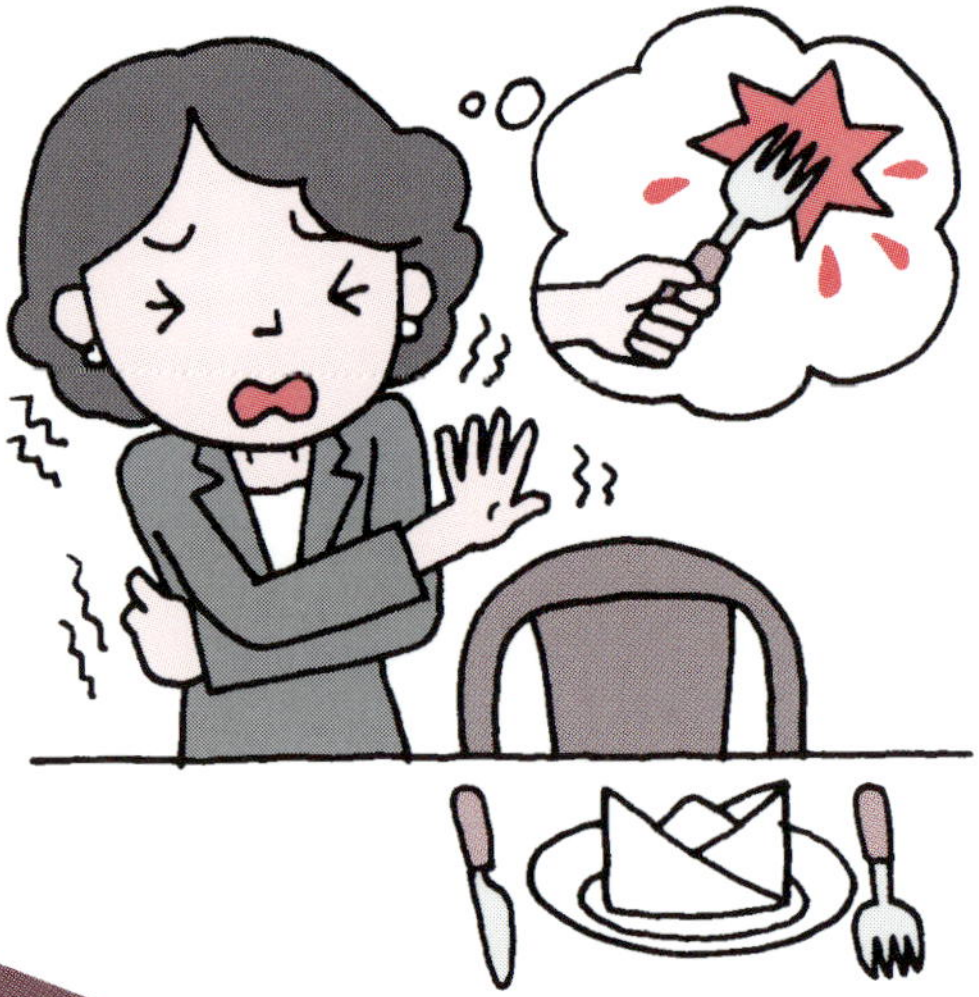

ナイフやフォークを使うと、人を傷つけるイメージがわくため使えない。こうした回避行動も症状を強くする

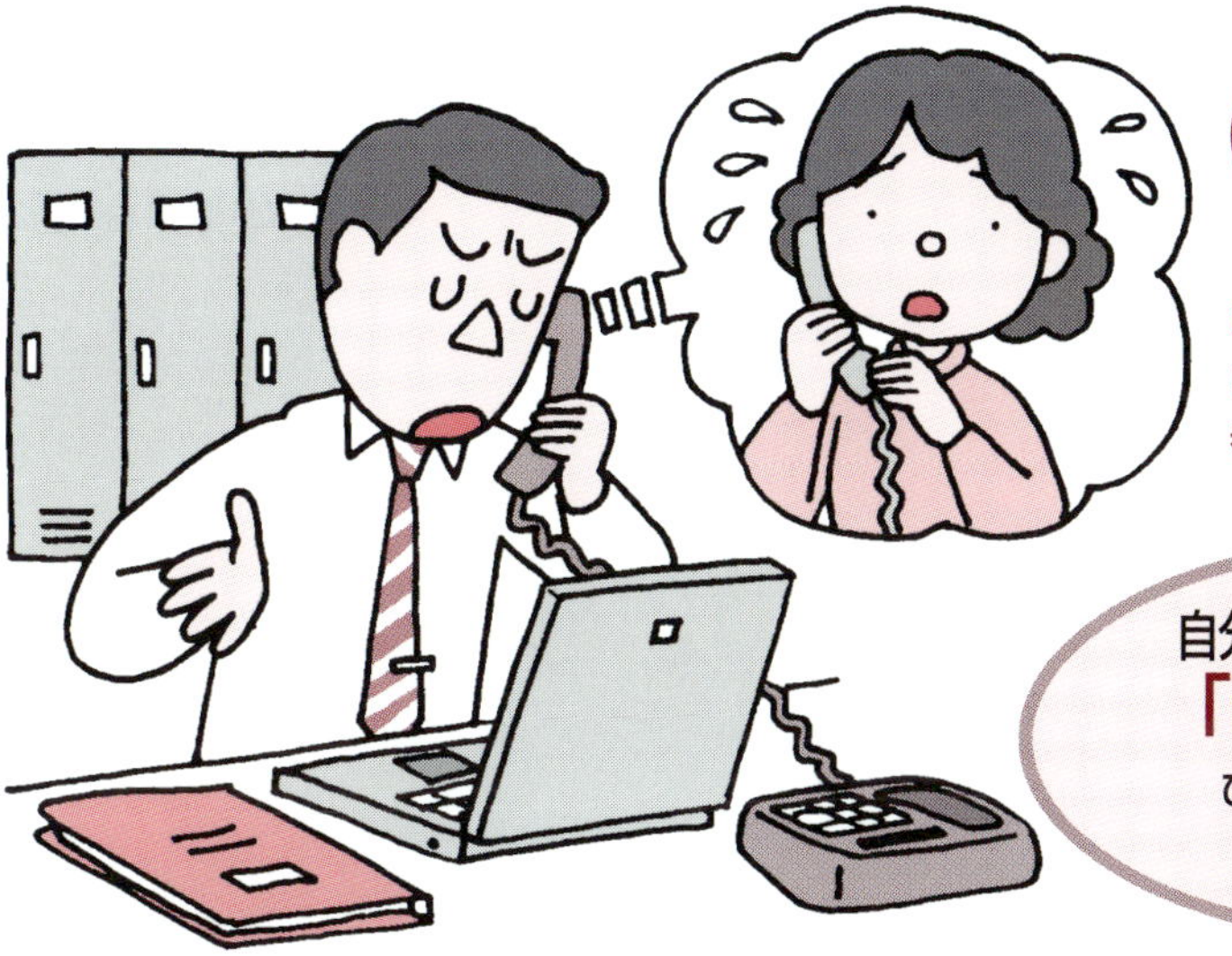

たとえ夫が仕事中でも、不安に耐えきれずに何度も電話をかけて、保証を求める

消せない不安の矛先は2つに分かれる

なにをしても、強迫性障害の患者さんがかかえる不安はなかなか消せません。増大していく不安を自分でかかえこむか、それとも他者にぶつけるか、2つの道に分かれます。

自分でなんとか対処しようとする

自分で不安をかかえこむ
「自己完結型」
ひとりで強迫行為をくり返すタイプ

自分だけでは不安に耐えきれない

かかえきれない不安を他者にぶつける
「巻き込み型」
不安解消を手伝ってくれる人を求めるタイプ

周囲の人をさらにふりまわす

相手への要求がエスカレートして、さらなる症状の悪化につながる。相手が疲れ切ってしまい、人間関係が悪くなることが多い。

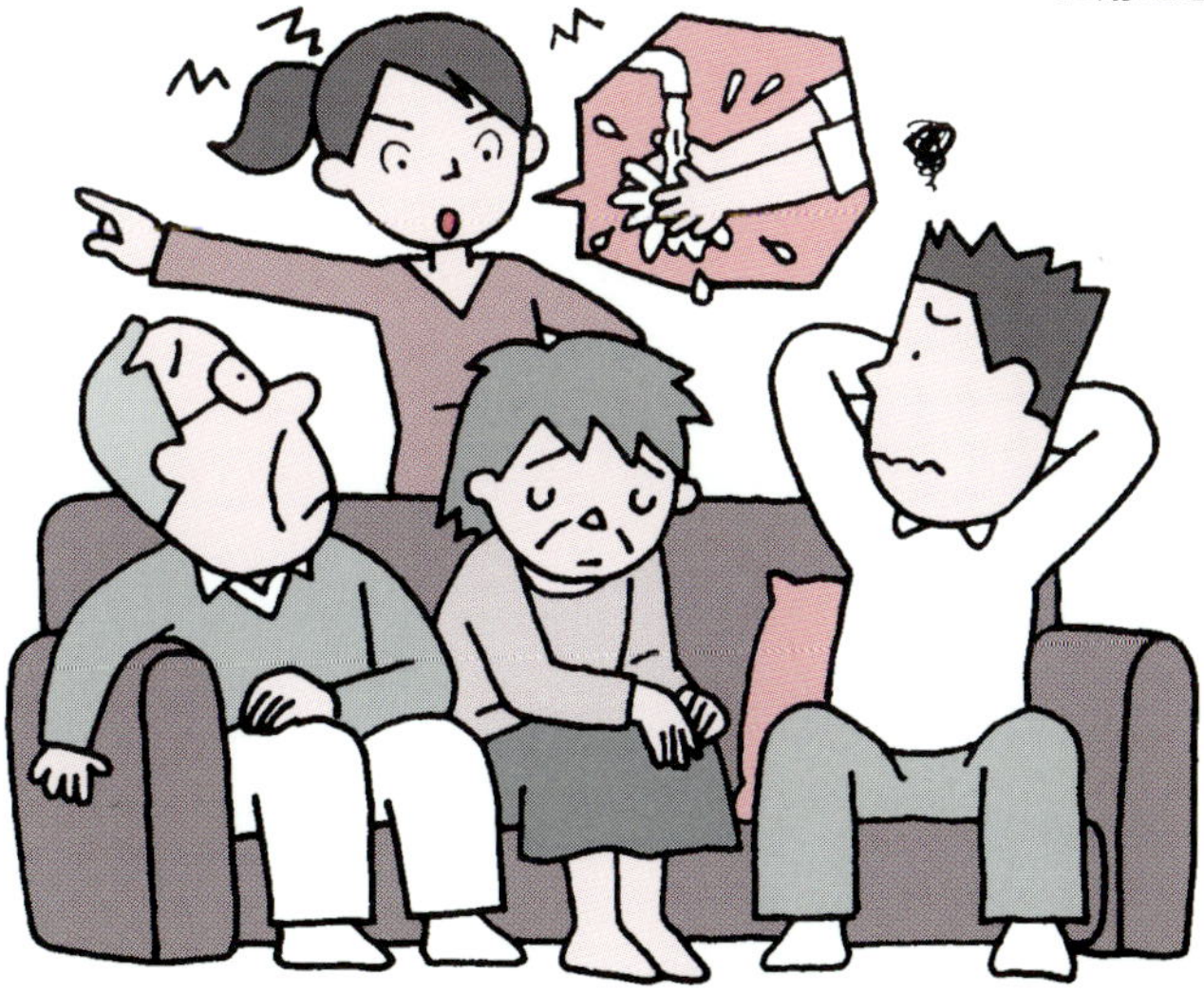

家族全員に手を洗うよう、強要する娘。両親も弟も疲れはて、無力感や反発心をいだく

原因

脳の機能障害という背景が検討されている

長い間、強迫性障害は心理・社会的な要因で起こる病気（不安障害、神経症）と考えられてきましたが、最近は、背景に脳の機能障害があることがわかってきました。

少しずつ原因がわかってきた

かつては強迫神経症といわれ、治療のむずかしい病気とされていた強迫性障害ですが、最近は、病気が起こる原因の解明が進み、治療できる病気になってきています。

ニューロサイエンスからの理解

脳内の神経ネットワークの障害が、強迫症状をもたらすと理解されている。神経伝達物質（セロトニンなど）のバランスの乱れが、ネットワーク障害の一因となる。最新の画像検査を用いた研究でも脳の機能異常が確かめられている。

認知行動理論からの理解

ものごとのとらえ方や考え方のクセが、症状を引き起こしやすくするといわれている。だれにでも起こりうる侵入思考（32ページ参照）を過大評価すると、強迫観念が生じる。そして、不安を解消するために行動をくり返し、強迫性障害になっていく。

そのほかの要因

病前性格の特徴、対人関係の問題、生活上のストレス（ライフイベント）の影響など、従来、唱えられてきた心理・社会的要因も関係していると考えられる。

総合的な理解

単一の見方をするのではなく、「脳の機能障害」「認知行動面の特徴」「そのほかの心理・社会的要因」をあわせてトータルに病気をみるのが、現在の理解（生物・心理・社会モデル）。

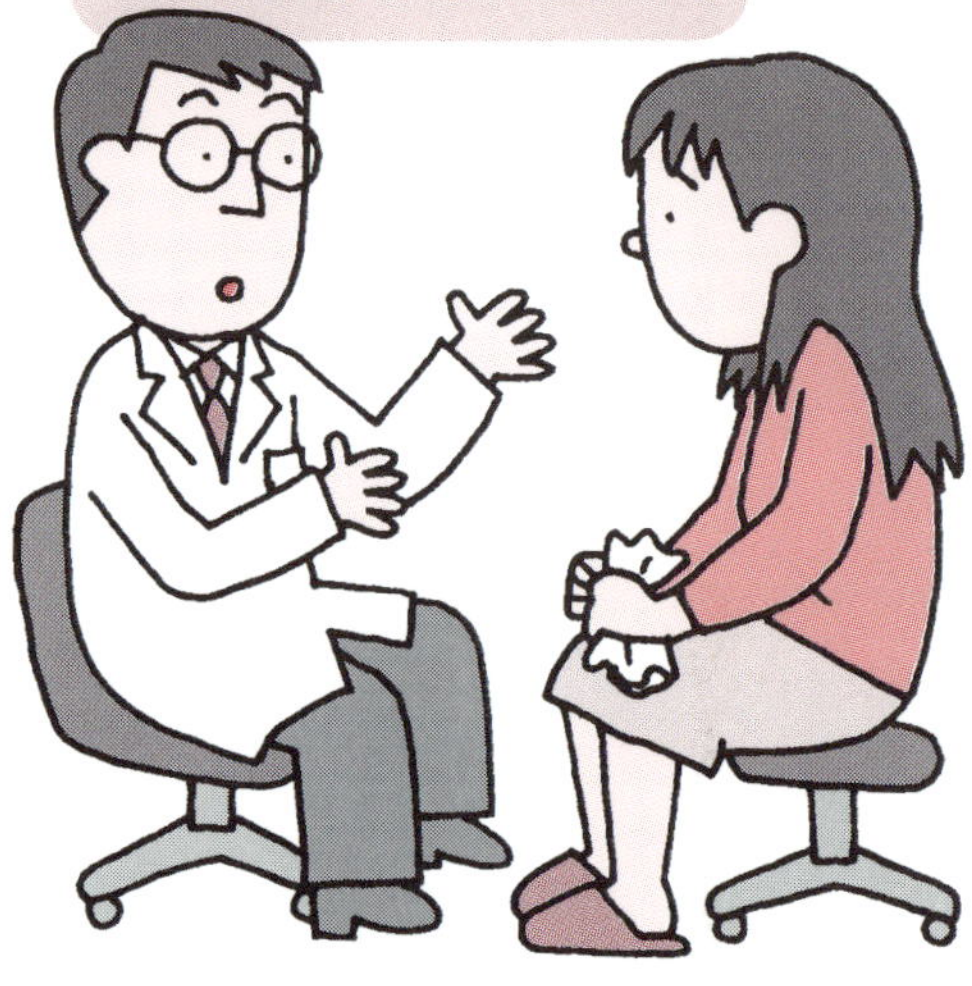

考え方や行動のクセを、自分ひとりで自覚して修正するのはむずかしい

強迫性障害と関連があると考えられている脳の部位

強迫性障害と関連が深い脳の部位には、「眼窩前頭皮質」「前部帯状回」「尾状核」「淡蒼球」「視床」などがあります。

図に示してある脳の部位を結ぶネットワークに問題があると推定されている

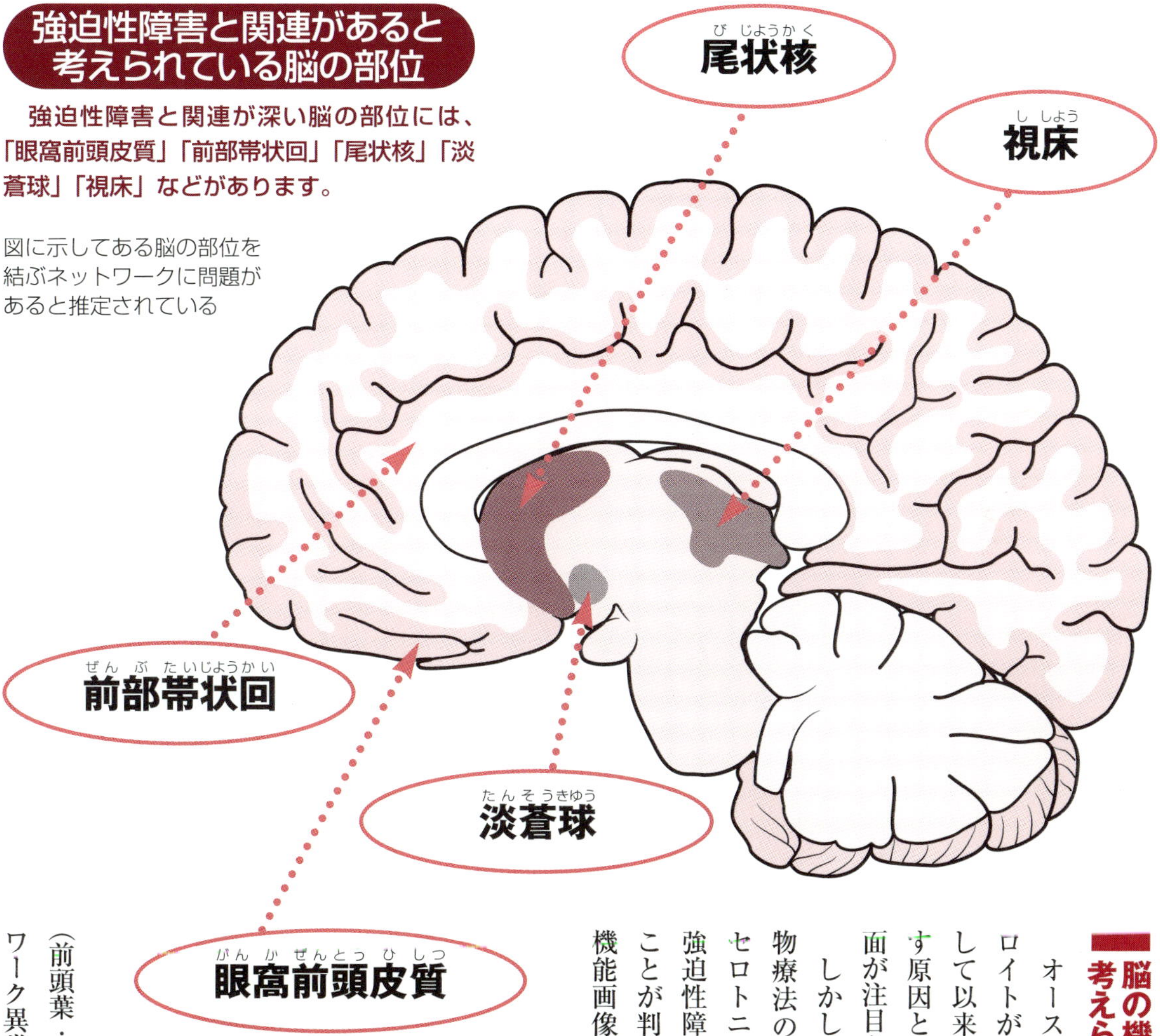

尾状核《びじょうかく》
視床《ししょう》
前部帯状回《ぜんぶたいじょうかい》
淡蒼球《たんそうきゅう》
眼窩前頭皮質《がんかぜんとうひしつ》

脳の機能障害があると考えられている

オーストリアの精神医学者、フロイトが強迫神経症の概念を確立して以来、強迫性障害を引き起こす原因として、心理・社会的な側面が注目されてきました。

しかし一九八〇年代に入って薬物療法の効果がわかってくると、セロトニンという神経伝達物質が強迫性障害の病態と関わりが深いことが判明しました。また、脳の機能画像を用いた研究の結果などから、上の図に示した脳の部位に機能的な異常がみられる可能性が指摘されています。

これらの結果から、強迫性障害が発症する背景には、図に示されている脳の部位を結ぶ神経ネットワークに問題があると推定されています（前頭葉・皮質下回路の神経ネットワーク異常仮説）。

発症しやすい性格はあるのか

強迫性障害を発症する人は、性格に一定の傾向があるといわれています。ここで示す六つの特徴は、強迫性障害の認知行動的研究を通して提案・検証されているものです。

発症した人には共通の特徴がある

症状はそれぞれ違っても、患者さんの多くに性格的な特徴の共通点がみられます。これらの特徴は、社会生活のなかで有用なものとして働くこともありますが、行き過ぎてしまうと病気につながります。

強迫性障害を認知行動理論の立場から研究しているグループ（OCCWG※）は6つの特徴を提唱しています。

※Obsessive Compulsive Cognitions Working Group

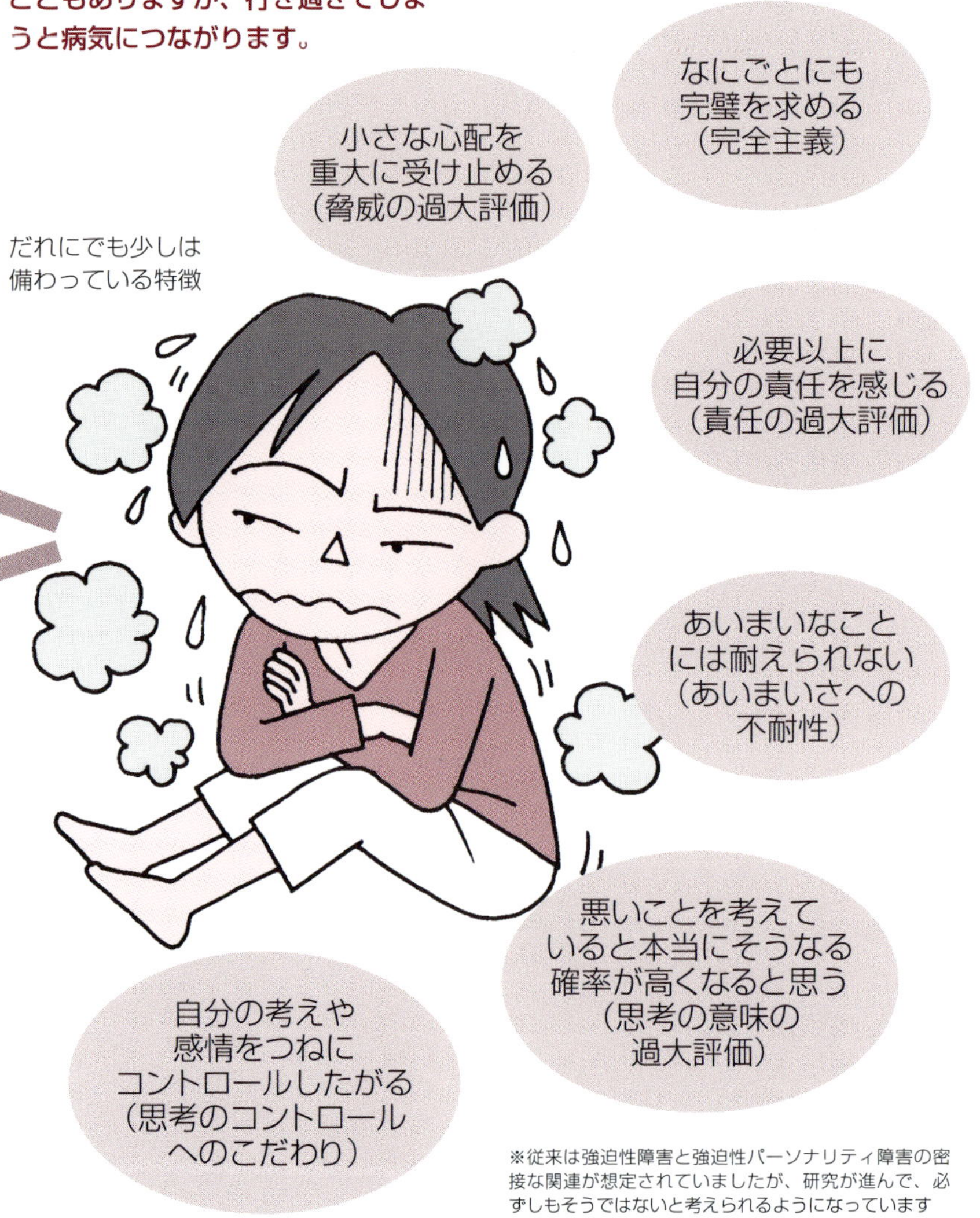
だれにでも少しは備わっている特徴
小さな心配を重大に受け止める（脅威の過大評価）
なにごとにも完璧を求める（完全主義）
必要以上に自分の責任を感じる（責任の過大評価）
あいまいなことには耐えられない（あいまいさへの不耐性）
悪いことを考えていると本当にそうなる確率が高くなると思う（思考の意味の過大評価）
自分の考えや感情をつねにコントロールしたがる（思考のコントロールへのこだわり）

※従来は強迫性障害と強迫性パーソナリティ障害の密接な関連が想定されていましたが、研究が進んで、必ずしもそうではないと考えられるようになっています

「性格だから」で片付けないようにする

強迫性障害に悩む人には、性格に一定の特徴がみられることがあります。けれど、性格だけが原因で発症するわけではありません し、特徴を生かして社会で活躍する人もたくさんいます。

強迫症状へのこだわりを、「性格だからしかたがない」と片付けるのはやめましょう。どうしたら苦痛を減らしていけるか、手立てを考えていくことが重要です。

性格以外の影響も大きい

右ページの性格特徴がみられる人が、必ず強迫性障害を発症するわけではありません。性格だけが原因というわけではなく、環境的な要因など、性格以外の影響も大きいからです。

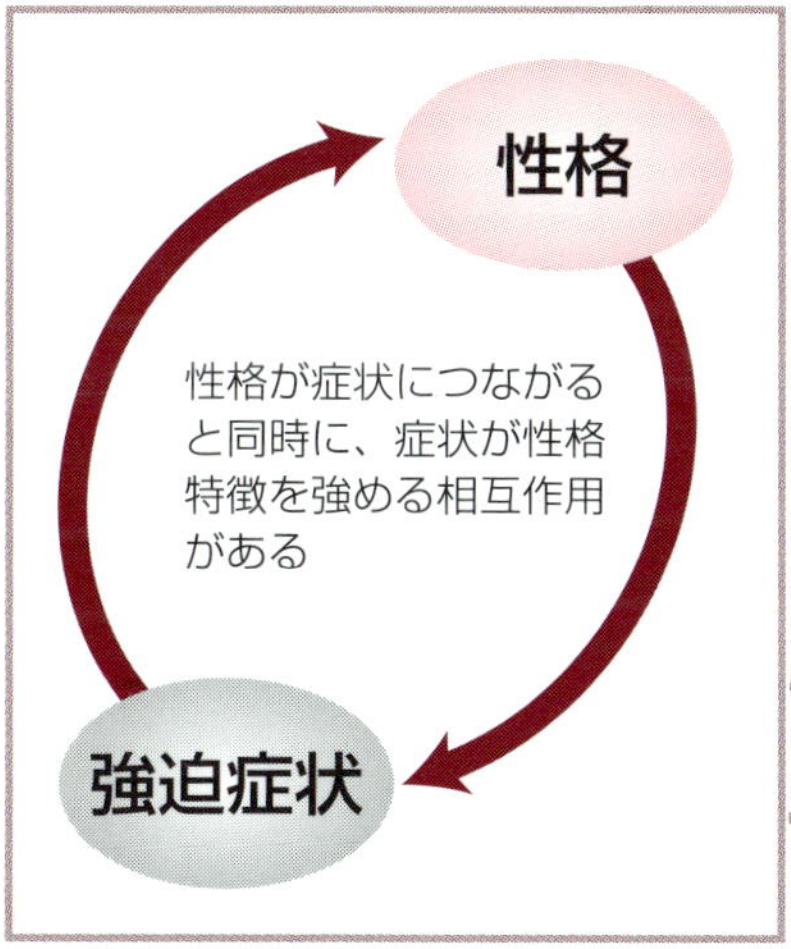
性格
性格が症状につながると同時に、症状が性格特徴を強める相互作用がある
強迫症状

発症する

何らかのきっかけを通して、性格特徴が強い不安を生み、強迫性障害の悪循環に陥ってしまう。

発症することもあれば、活躍の場を得て力を発揮できる場合もある

発症しない

確実性を求める姿勢や、ひとつのことにこだわり続ける信念は、社会のなかでは望ましいものと評価される場合もある。

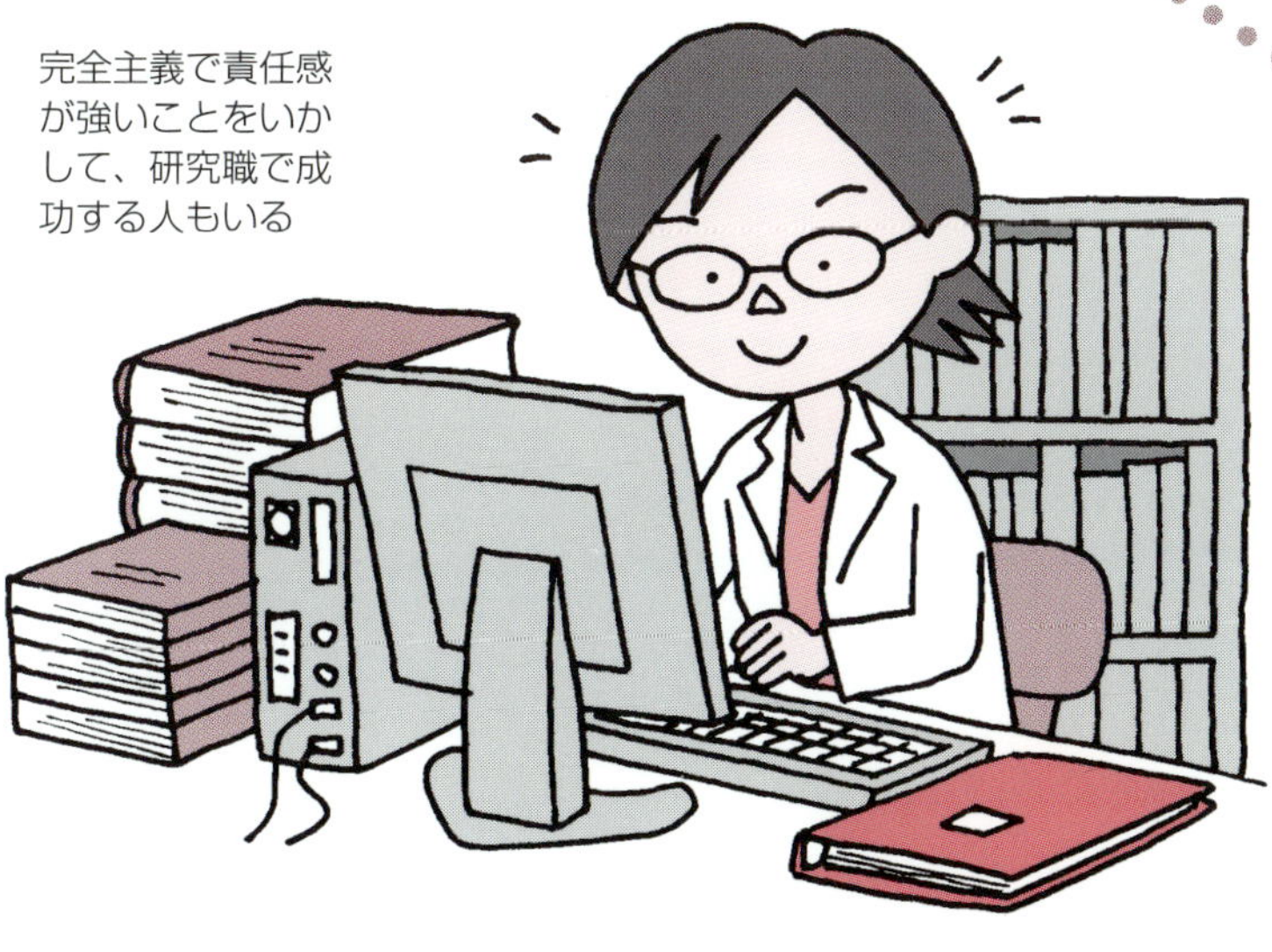

完全主義で責任感が強いことをいかして、研究職で成功する人もいる

発症のきっかけ

人生の転機がきっかけとなることがある

患者さんの約半数は、発症のきっかけがあるといわれています。一方で、はっきりしたきっかけがわからない場合も少なくありません。

さまざまなライフイベントが発症のきっかけになる

強いストレスがかかる人生の転機

人生の節目となるような大きな出来事がきっかけで、強迫症状がはじまったり、症状の悪化がみられたりすることがあります。

- 第二次性徴
- 受験
- 進学
- 就職
- 事件・事故

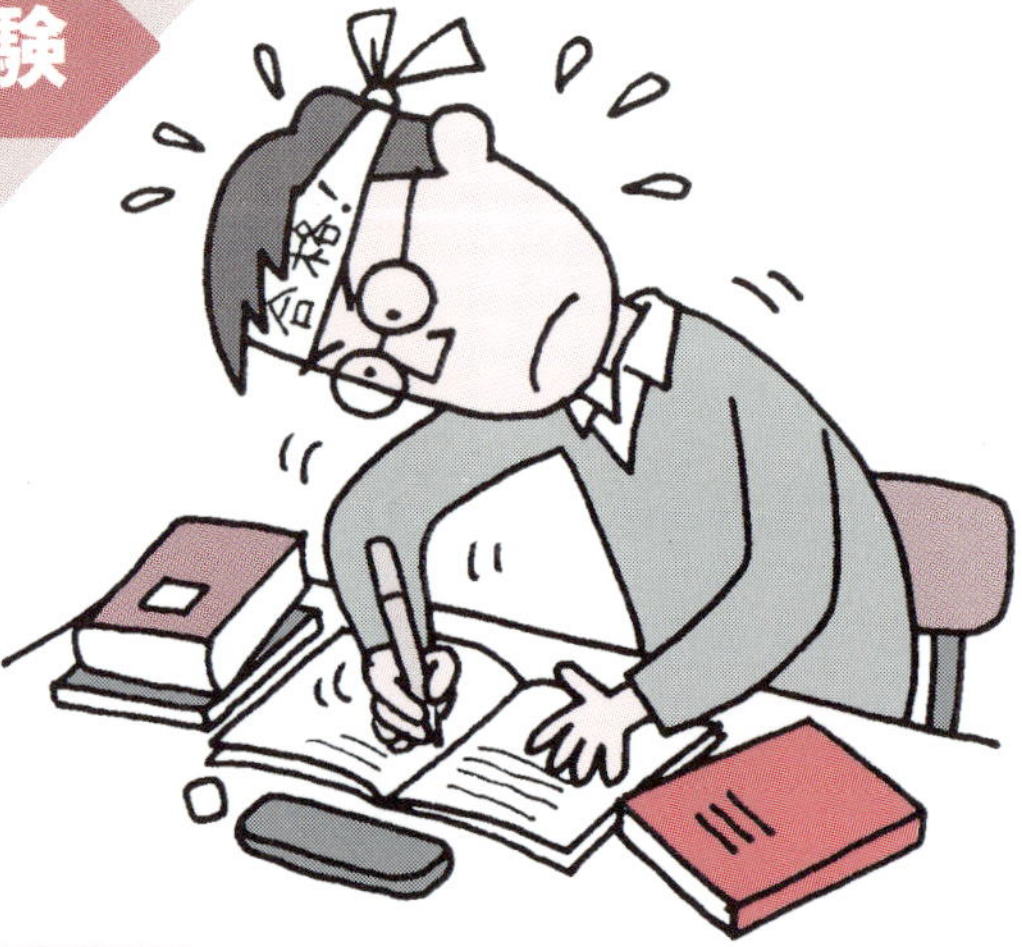

一所懸命勉強しているうちに、ストレスをかかえこむ

心身のストレス

ライフイベントに伴うストレスが発症のきっかけになることがある

＋

もともと備わっている要因

特定の性格特徴、強迫性障害の遺伝負因などの発症しやすい要因

↓

発症

さまざまな要因が関係している

強迫性障害は、発症のきっかけが認められる場合が少なからずあります。男性は、受験・進学・就職が、女性は、結婚・妊娠・出産・育児がきっかけになることが、比較的多いといわれています。

けれど、きっかけはあくまでもきっかけです。それだけが発症の原因というわけではありません。もともと備わっている要因や、心身のストレス、ときにはほかの病気などの影響も受けて、発症にいたると考えられています。

大きな転機がなくても発症する

なにがきっかけだったのか、はっきりしないまま、症状が現れる人もいます。また、いつ発症したかもよくわからないまま、じょじょに症状が悪化していくこともあります。

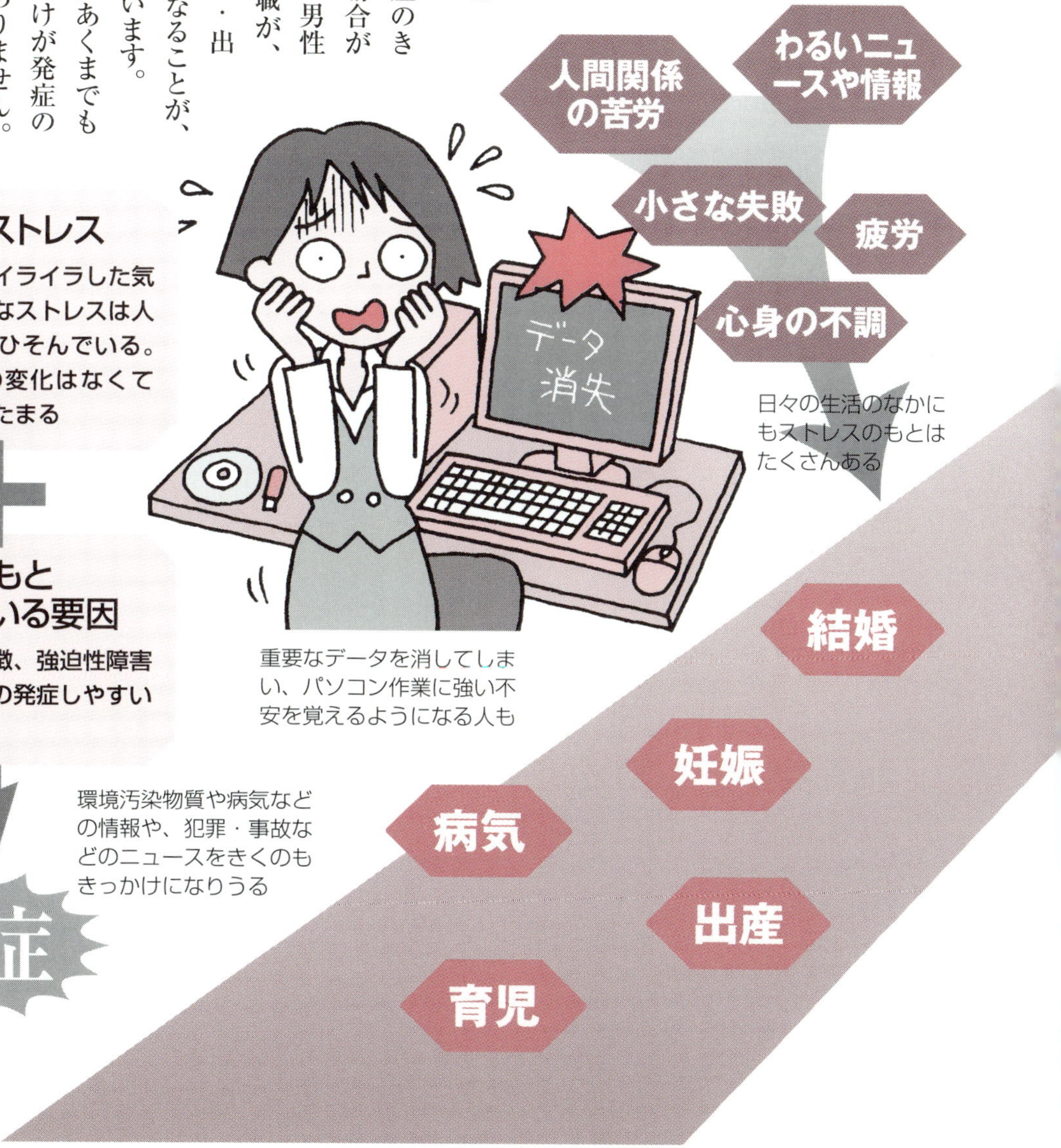
人間関係の苦労
わるいニュースや情報
小さな失敗
疲労
心身の不調
データ消失
結婚
妊娠
病気
出産
育児

日々の生活のなかにもストレスのもとはたくさんある

重要なデータを消してしまい、パソコン作業に強い不安を覚えるようになる人も

環境汚染物質や病気などの情報や、犯罪・事故などのニュースをきくのもきっかけになりうる

心身のストレス

疲れや挫折《ざせつ》、イライラした気持ちなど、小さなストレスは人生のどこにでもひそんでいる。目立った環境の変化はなくても、ストレスはたまる

＋

もともと備わっている要因

特定の性格特徴、強迫性障害の遺伝負因などの発症しやすい要因

↓

発症

予後

治療を受ければ症状は軽快する

治療をはじめれば、症状は改善していきます。逆に、放っておけば悪化しやすいものです。「なにか変だ」と思ったら、早めに専門家と相談しましょう。

様子をみている間に深刻化しやすい

強迫性障害は、比較的若い年齢ではじまることが多い病気です。しかし、すぐに治療が必要な状態とはなかなか気づかれないようです。様子をみている間に、悪化しがちです。

強迫性障害は比較的早く発症する

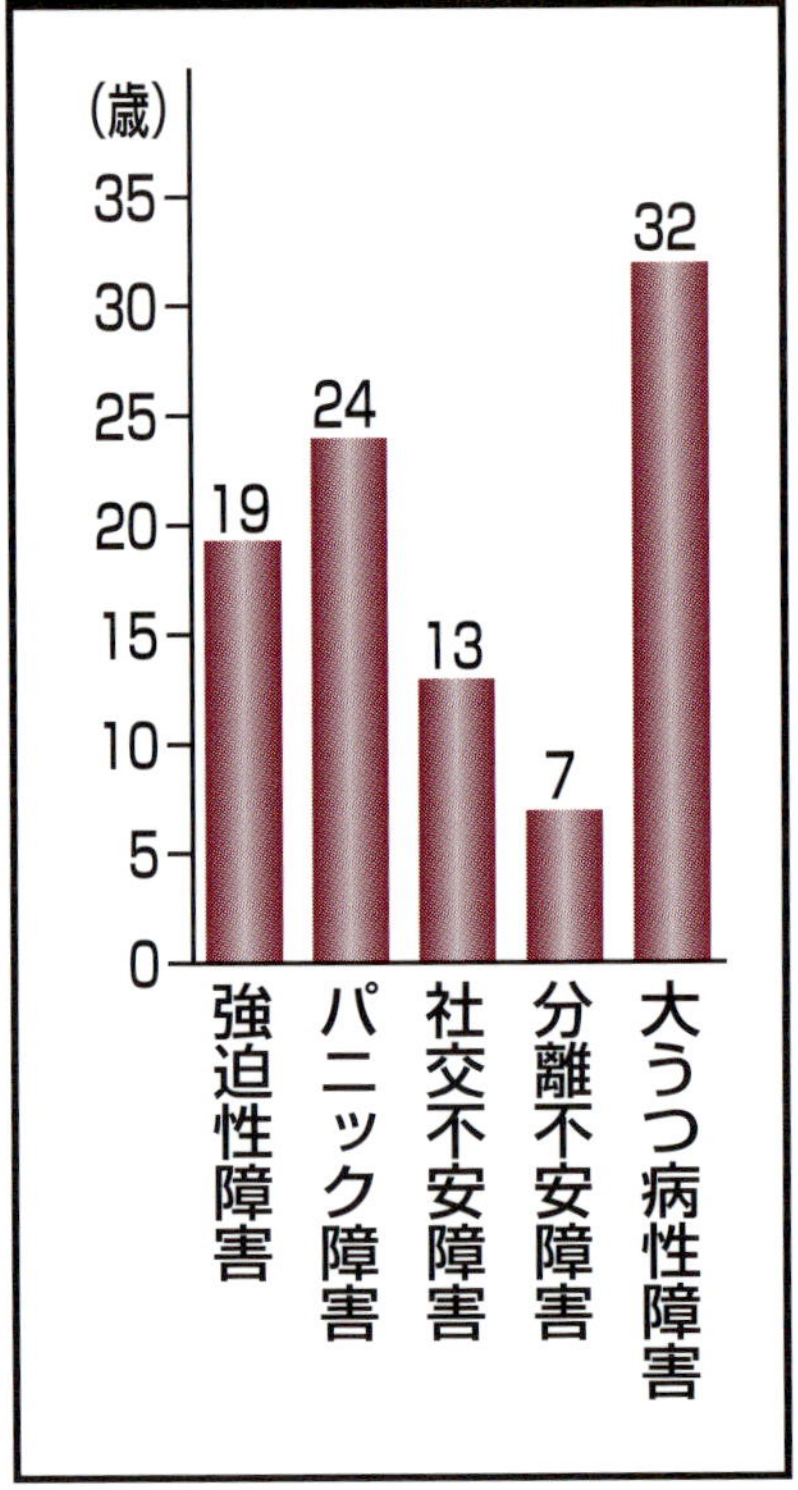

(歳)
35
30
25
20
15
10
5
0
19
24
13
7
32
強迫性障害
パニック障害
社交不安障害
分離不安障害
大うつ病性障害

患者の50%が何歳までに発症しているかを示したグラフ。強迫性障害の患者の半数は、19歳までに発症している

Kessler, R.C., Berglund, P., Demler, O., et al: Lifetime prevalence and age-of-onset distributions of DSM-Ⅳ disorders in the National Comorbidity Survey Replication. Arch Gen Psychiatry 62: 593-602, 2005より

発症

約４分の１は、14歳までに発症する。もっとも起こりやすいのは18～24歳。40代以降の発症もある。男性のほうが女性より、やや発症年齢が若いといわれている。

様子をみている期間

発症年齢と、はじめて医療機関を訪れた年齢には、およそ２～７年間のずれがある。本人や家族だけでは対処しきれなくなってから受診するケースが多い。

悩んで受診が遅れると、そのぶん悪化しがち

症状の悪化・ほかの病気の併発

様子をみている間に症状が強くなったり、うつ病を併発したりすることがある。放っておいて治る例もあるが、悪化の危険がある。

治療開始は早いほどよい

強迫性障害の治療は、発症後、できるだけ早くはじめることが大事です。治療の開始が早ければ、それだけ改善しやすいからです。

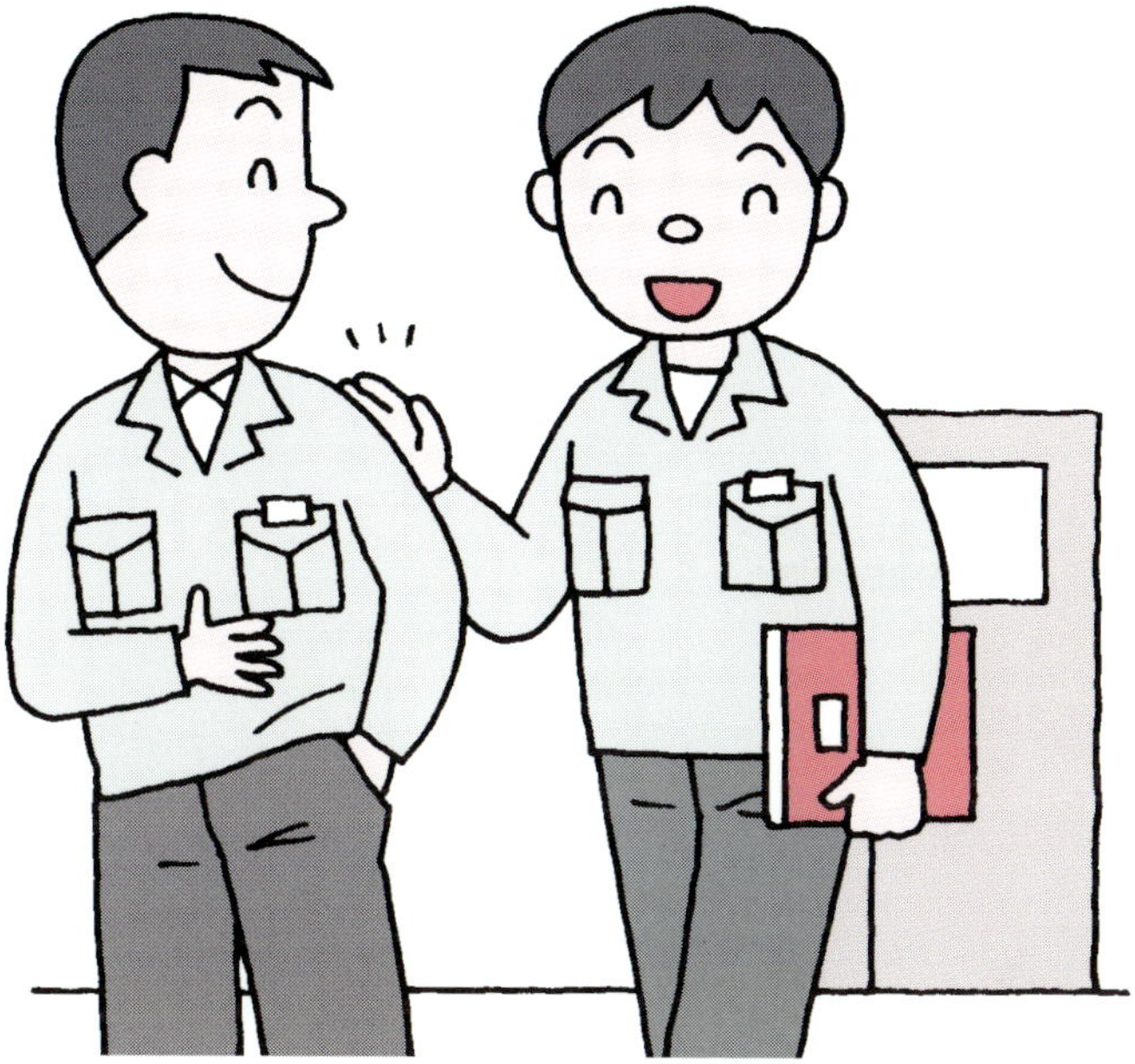

症状のために休職が必要だった人でも、治療によって職場復帰できることが多い

治療開始

医療機関で正しい診断を受ける。診断が下されれば、薬物療法などを中心にした治療をはじめることができる。

早めに相談すれば改善の期待が大きい

6～7割の人は症状が軽くなる

治療を続ければ、6～7割の患者さんは症状が軽くなる。もともと軽症の人ほど治りやすいが、症状が重くても改善できる。あきらめずに治療に取り組む。

強迫症状の改善率	
明らかに改善	約25%
ある程度改善	約50%
改善しない	約25%

上島国利編、太田有光・宍倉久里江著『強迫性障害は怖くない―正しい知識と治療―』(アークメディア)より

社会生活をふつうに営めるまでに改善する

強迫性障害は、放っておくと悪化していき、日常生活に大きな問題が生じてしまうことが多い病気です。しかし、適切な治療を受ければ、症状は軽くなる例が大半です。

ほとんど症状がない状態にまで戻ることもありますし、多少症状は残っていても、社会生活をきちんと営めるまでに改善していくことが期待できます。

COLUMN

放置すると重症化することが少なくない

重症患者の割合が高い

一生のうちに強迫性障害にかかる確率は、ほかの不安障害やうつ病ほど高くはありませんが、約二パーセントと、多くの人がこの病気で苦しんでいるとわかっています。また、発病すると重症になりやすい特徴があります。

最近一年間の病状をみると、強迫性障害の患者さんの五〇パーセントは重症で、軽症といえるのは一四パーセントにすぎないという報告があります。

生涯有病率の比較

強迫性障害	1.6%
パニック障害	4.7%
社交不安障害	12.1%
うつ病	16.6%

Kessler, R. C., Berglund, P., Demler, O., et al: Lifetime prevalence and age-of-onset distributions of DSM-Ⅳ disorders in the National Comorbidity Survey Replication. Arch Gen Psychiatry 62 :593-602, 2005より

最近1年間の重症者の割合

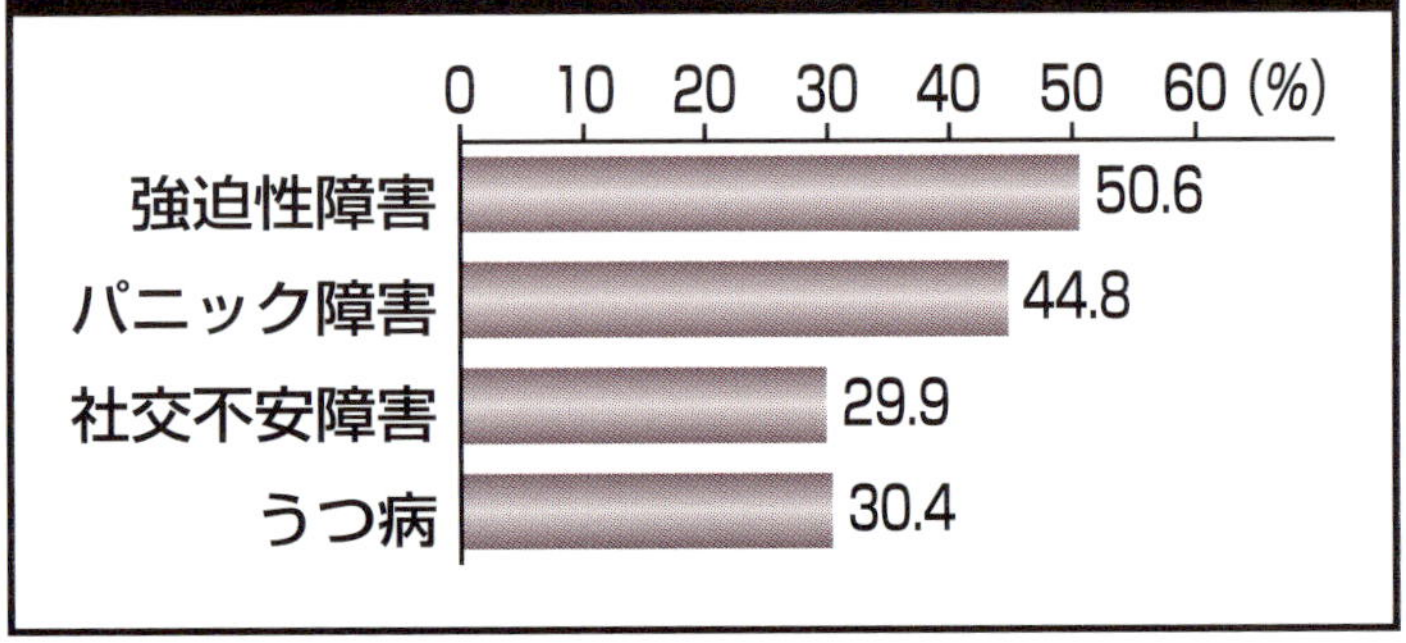

Kessler, R. C., Chiu, W.T., Demler, O., et al: Prevalence, severity, and comorbidity of 12-month DSM-Ⅳ disorders in the National Comorbidity Survey Replication. Arch Gen Psychiatry 62: 617-627, 2005より

早く治療を開始することが重要

重症化しやすい理由のひとつに、症状が現れてもなかなか治療をはじめないことがあげられます。

症状を改善するには早く治療を開始することが重要です。「こんなことで」とためらわず、早めに受診するようにしてください。

3

疲れ切ってしまう前に受診を

強迫性障害を放っておくと、患者さんだけでなく、
ときには周囲の人も症状に巻き込まれて、疲れ切ってしまいます。
そうなる前に、悩みがあるなら、受診を考えてみましょう。
適切な治療を受けることによって、強迫症状は軽快します。
受診から治療までの流れと、
治療でどのようなことがおこなわれるのかを解説します。

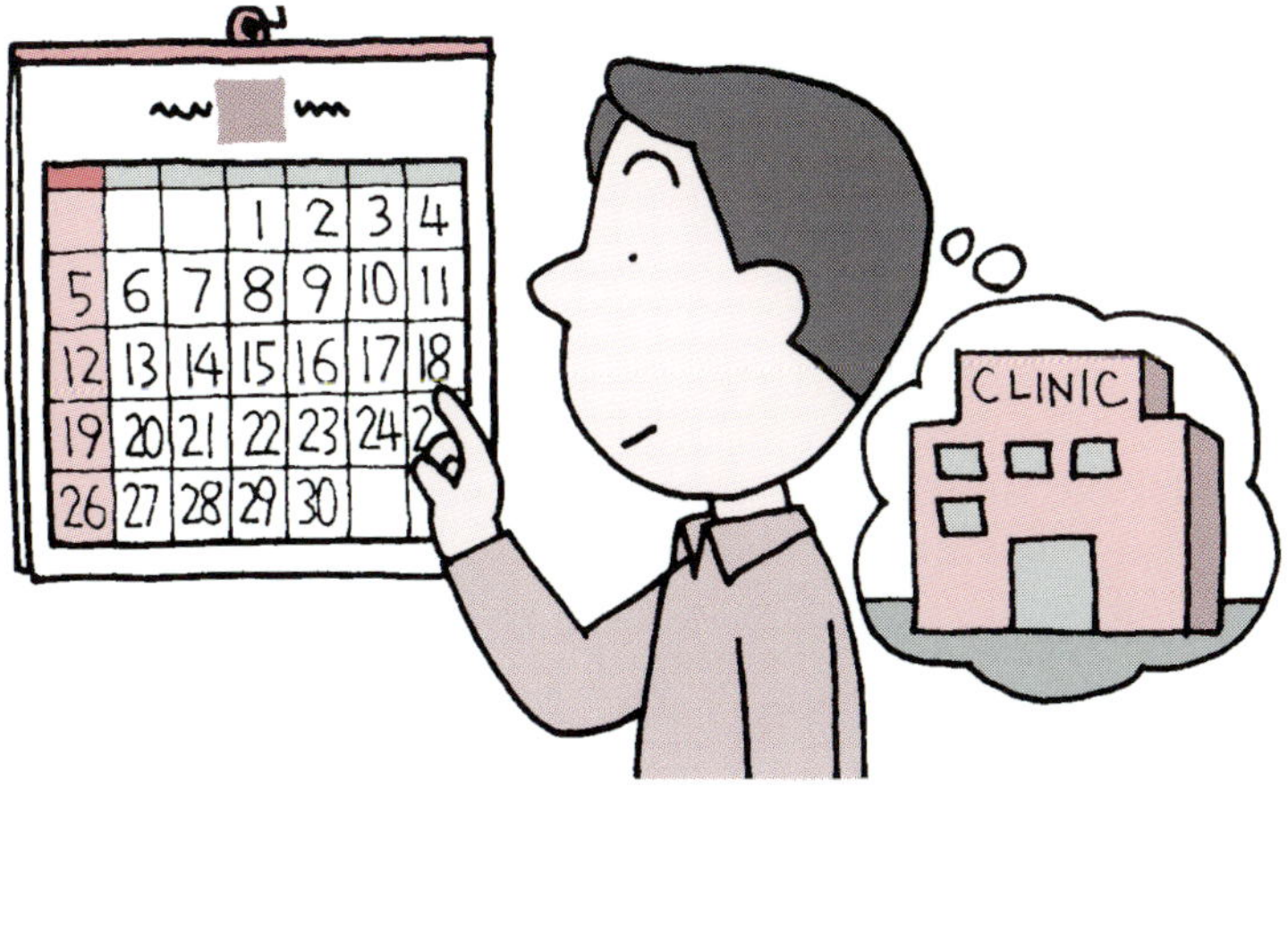

受診

精神科、精神神経科を受診する

強迫性障害は、心の病気を扱う精神科や精神神経科で治療するのがベストです。専門的な治療を受けることで、改善の期待は大きくなります。

適切な治療を受けるために大切なこと

近年、強迫性障害の治療は大きく進歩しています。しかし適切な治療を受けているのは患者さんの一部にすぎないという報告があります。たとえば過剰な洗浄による手荒れを皮膚科で治療しているだけで、強迫症状自体は放置されていることもあります。

適切な受診先を選ぶことは、適切な治療を受けるための第一歩になることを心しておきましょう。

適切な受診科

精神科
精神神経科

強迫性障害をはじめとする心の病気を専門にみている。薬物療法はもちろん、医療機関によっては認知行動療法もおこなっている。

適切な受診科

心療内科

心の問題が、体の症状の背景にあると考えられる病気を扱っている。強迫性障害の治療も受けられる。

不適切な受診科

神経内科

脳や脊髄、末梢神経などの神経系の病気をみる診療科で、原則的に心の病気は扱っていない。

専門の違いを知っておく

心の病気や神経系の病気を扱う診療科は複数あり、それぞれに専門とする内容が違います。

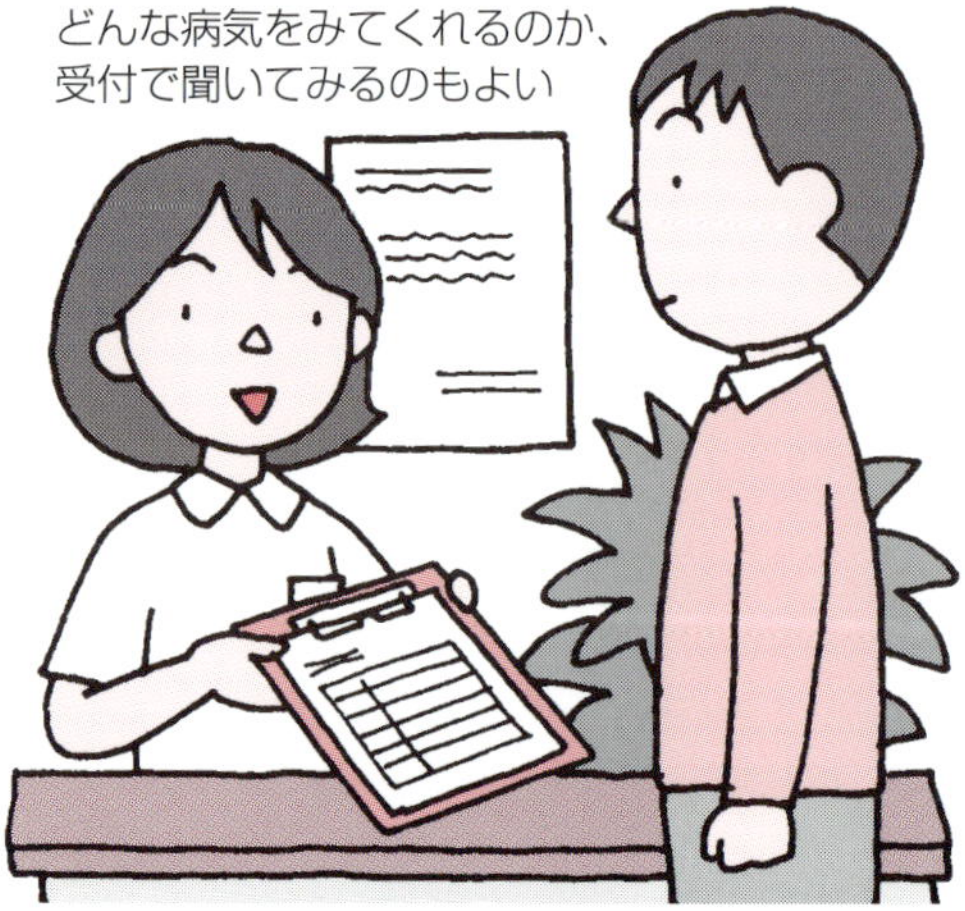

どんな病気をみてくれるのか、受付で聞いてみるのもよい

心理相談室

カウンセリングをおこなっている相談機関では、臨床心理士などの資格をもつカウンセラーが対応するのが一般的。カウンセラーは医師ではないので、診断や投薬はできない。

医師の指示のもとで認知行動療法を担当することもあるが、この療法の専門的な治療家はまだ多くない。

名称はさまざま。医療機関ではない

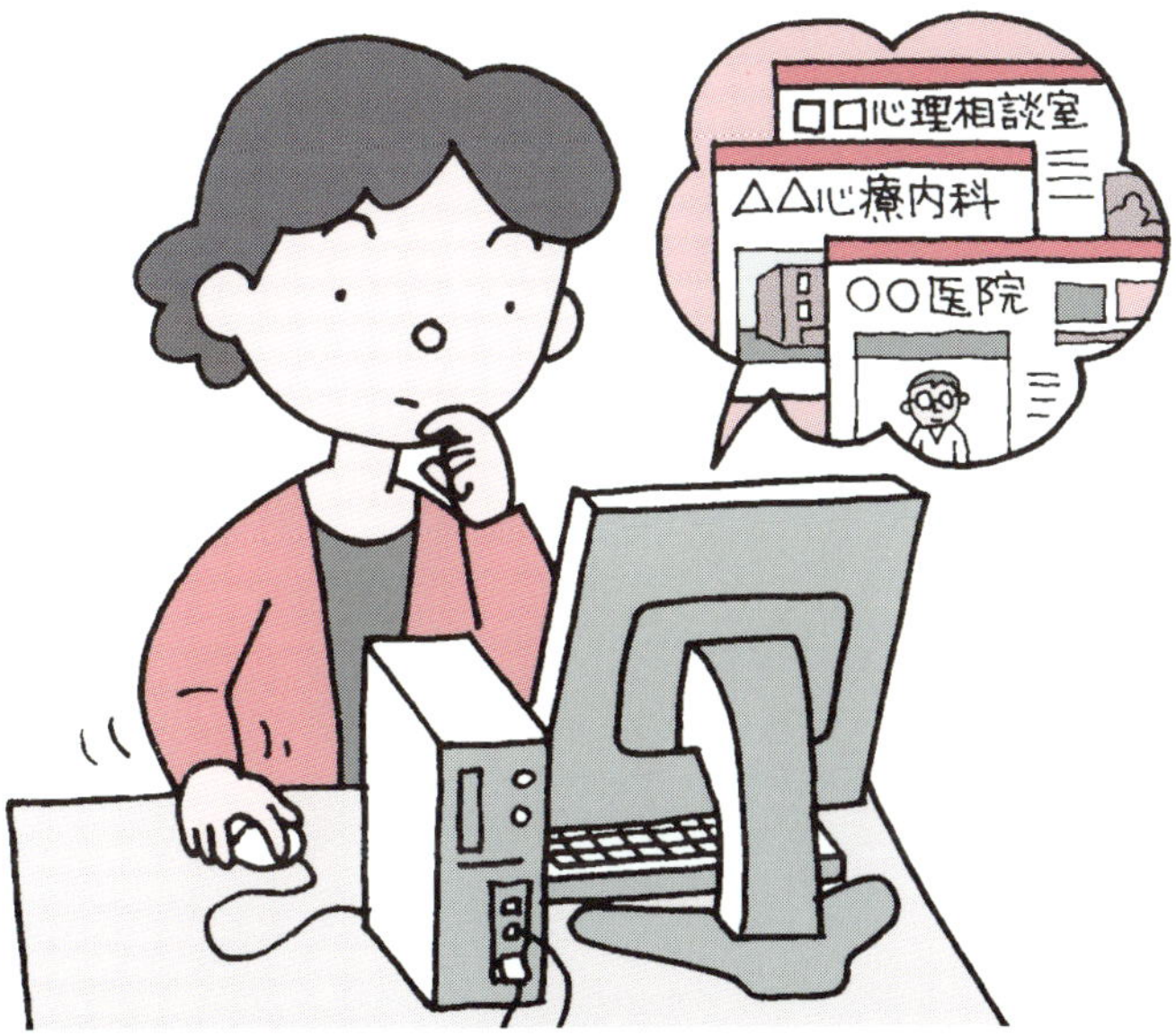

医療機関を、インターネットで
検索してみるのもひとつの方法

受診先を選ぶときのポイント

精神科と一口にいっても、医療機関のタイプはいろいろですし、治療の得意分野もさまざまです。強迫性障害の治療に習熟した治療者のいる医療機関を選ぶのがよいでしょう。

強迫性障害のことをよく知っている

強迫性障害の治療は、薬物療法と、精神療法の一種である認知行動療法の二本柱が効果的とされている。
薬を処方するだけではなく、精神療法にも力を入れているところがよい。

治療方針がしっかりしている

どのように治療していくか、治療方針をしっかり立て、わかりやすく説明してくれるところがよい。

信頼関係を育てられる

治療中は、定期的に医師との面談をくり返す。
患者の話をきちんと聞ける医師、患者が信頼感をもてる医師と出会えればベスト。

注意したいドクターショッピング

いざ受診してみると、どうも相性が悪いように思えたり、治療がなかなか進展しないように感じられることがあるかもしれません。そんなときには、受診先をかえることが功を奏する場合もあります。

しかし、自分が思い描くとおりの医師と治療を求め、次から次へ医療機関を渡り歩くドクターショッピングを続けていては、きちんとした治療につながりません。ある程度納得できたら、腰をすえて治療に取り組むことが大切です。

そのほかのポイント

- よい評判が多い
- 通院しやすい
- 病院・クリニックの雰囲気がよい
- 必要に応じてカウンセラーを紹介してくれる

診断

自覚症状と苦痛、生活の支障の程度をもとに診断

強迫的な症状があるならすべて強迫性障害というわけではありません。ふつうの状態、あるいはほかの疾患と区別するポイントがいくつかあります。

診断に時間がかかることもある

医療機関を受診したら、まず現在の状態を医師に伝えます。じっくり話をすることで、多くの場合、強迫性障害か、別の疾患なのか、だいたいの診断がつけられます。

ただし、不合理性の自覚がうすい場合などは、妄想との区別がむずかしく、診断がつきにくいこともあります。正確に診断するために、経過をみていくことが必要な場合もあります。

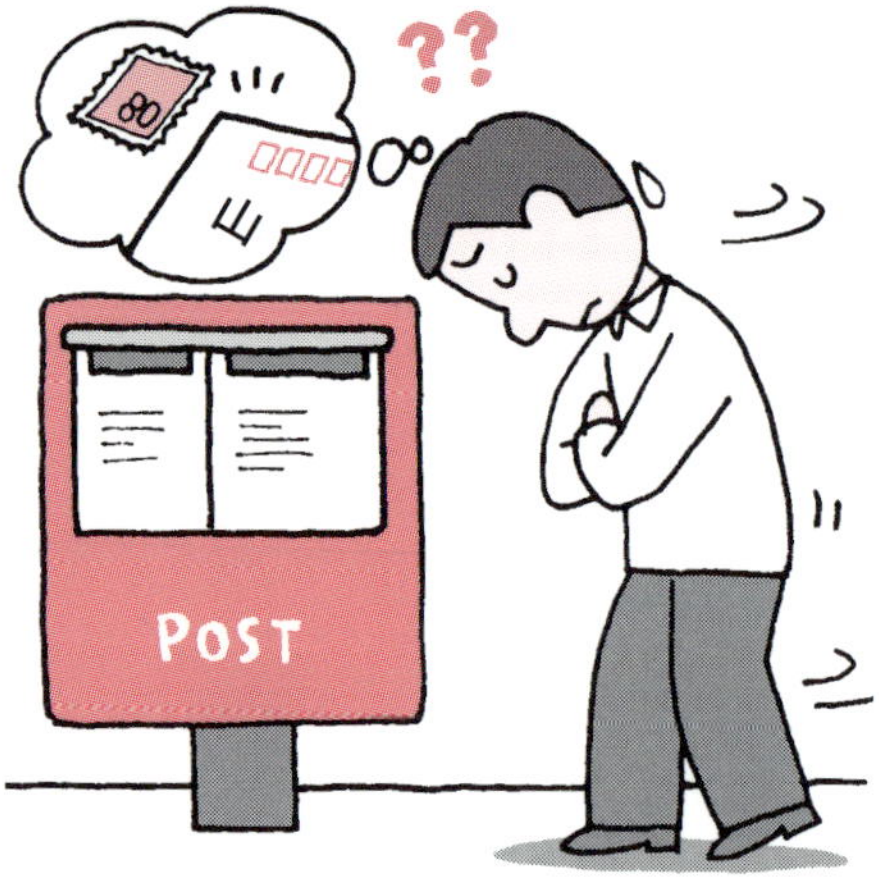

切手を貼ったかどうか、あて名を正しく書いたかどうか、確信がもてず、ばかばかしいと思いながらもその場を離れられない

強迫性障害を診断する際の基準

強迫性障害かどうかは、患者さんの症状をもとに診断されます。現在の医療現場では、主に2つの診断基準が用いられています。

DSM-Ⅳ-TR

アメリカ精神医学会が定めている「精神疾患の分類と診断の手引」。精神疾患を診断する基準を示したもので、国際的に用いられる。

ICD-10

WHO（世界保健機関）による国際疾病分類。DSM-Ⅳ-TR同様、代表的な診断基準として使用されている。

共通点　強迫観念や強迫行為が苦痛になり、生活の妨げになるほどであること。また、自分の考えや行動が過剰なものであり、不合理であるという自覚があること。

自覚・苦痛・支障あり → **強迫性障害の可能性が高い**

子どもや重症者の場合は、不合理であることの自覚がうすい場合もある

自覚・苦痛・支障なし → **ほかの病気の可能性がある**

DSM-Ⅳ-TRによる強迫性障害の定義

強迫性障害　Obsessive-Compulsive Disorder

A. 強迫観念または強迫行為のどちらか。

(1)、(2)、(3)、および (4) によって定義される強迫観念：

(1) 反復的、持続的な思考、衝動、または心像であり、それは障害の期間の一時期には、侵入的で不適切なものとして体験されており、強い不安や苦痛を引き起こす。

(2) その思考、衝動または心像は、単に現実生活の問題についての過剰な心配ではない。

(3) その人は、この思考、衝動、または心像を無視したり抑制したり、または何か他の思考または行為によって中和しようと試みる。

(4) その人は、その強迫的な思考、衝動、または心像が（思考吹入の場合のように外部から強制されたものではなく）自分自身の心の産物であると認識している。

(1) および (2) によって定義される強迫行為：

(1) 反復行動（例：手を洗う、順番に並べる、確認する）または心の中の行為（例：祈る、数を数える、声を出さずに言葉を繰り返す）であり、その人は強迫観念に反応して、または厳密に適用しなくてはならない規則に従って、それを行うよう駆り立てられていると感じている。

(2) その行動や心の中の行為は、苦痛を予防したり、緩和したり、または何か恐ろしい出来事や状況を避けることを目的としている。しかし、この行動や心の中の行為は、それによって中和したり予防したりしようとしていることとは現実的関連をもっていないし、または明らかに過剰である。

B. この障害の経過のある時点で、その人は、その強迫観念または強迫行為が過剰である、または不合理であると認識したことがある。
注：これは子供には適用されない。

C. 強迫観念または強迫行為は、強い苦痛を生じ、時間を浪費させ（1日1時間以上かかる）、またはその人の正常な毎日の生活習慣、職業（または学業）機能、または日常の社会的活動、他者との人間関係を著明に障害している。

D. 他のⅠ軸の障害が存在している場合、強迫観念または強迫行為の内容がそれに限定されていない（例：摂食障害が存在する場合の食物へのとらわれ、抜毛癖が存在している場合の抜毛、身体醜形障害が存在している場合の外見についての心配、物質使用障害が存在している場合の薬物へのとらわれ、心気症が存在している場合の重篤な病気にかかっているというとらわれ、性嗜好異常が存在している場合の性的な衝動または空想へのとらわれ、または大うつ病性障害が存在している場合の罪悪感の反復思考）。

E. その障害は、物質（例：乱用薬物、投薬）または一般身体疾患の直接的な生理学的作用によるものではない。

●該当すれば特定せよ

洞察に乏しいもの　現在のエピソードのほとんどの期間、その人はその強迫観念および強迫行為が過剰であり、または不合理であることを認識していない。

髙橋三郎・大野裕・染矢俊幸訳『DSM-Ⅳ-TR 精神疾患の分類と診断の手引 新訂版』（医学書院）より

DSM-Ⅳ-TRの診断基準

DSM-Ⅳ-TRが示す強迫性障害の診断基準を左に示しておきましょう。

DSM-Ⅳ-TRの特徴

現在は本人の自覚が乏しくても、ある時点で過剰だ、不合理だなどという自覚があった場合は強迫性障害に含めている（洞察に乏しいもの）。

また、実際に外からみてわかる行為だけでなく、心のなかの行為も強迫行為に加えられている。

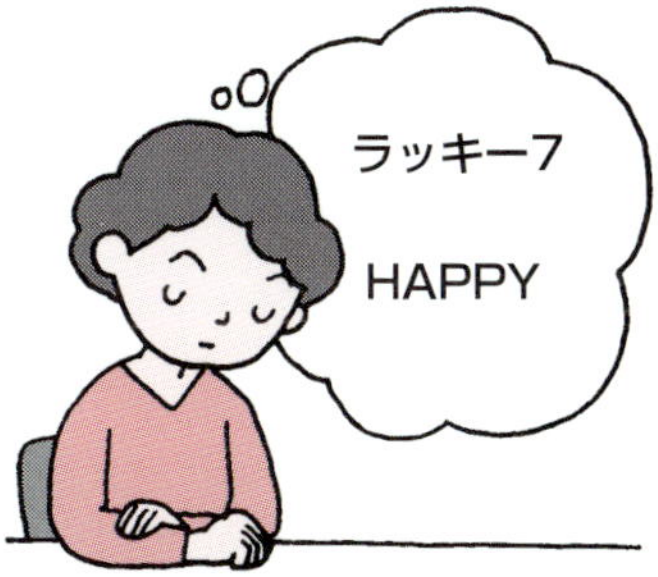

一見、考えごとをしているようだが、心のなかでは、よいイメージを抱いて不安を小さくしようとしている（心のなかの行為）

診断

自己チェックのめやすになる質問票

「こんな状態はおかしい」と思っても、治療が必要な状態かどうか、迷うこともあるでしょう。病状の程度を客観的にはかる質問票でチェックしてみましょう。

世界的に広く用いられている2つの尺度

強迫症状を評価する尺度は、患者さんが自分でチェックできる「質問票」と、治療担当者が用いる「評価尺度」に大別されます。質問票の代表例にMOCIが、評価尺度の代表例にY-BOCSがあります。

病状の程度を客観的にはかる

強迫性障害といえる状態なのか、そうだとしたらどの程度の状態にあるのかを判定するために、各種の質問票や評価尺度を用いた検査がおこなわれています。こうした検査は、治療によって病状がどの程度改善したのか、客観的に判断するためにも用いられています。

自己チェックのめやすとして使える

MOCI※1

イギリスのモーズレイ病院で1970年代に開発されたもの。患者さん本人が30項目の質問に答える。強迫性障害かどうか、そうだとしたら重症度はどれくらいか、合計点数によって推定する。

治療者が用いる代表的な評価尺度

Y-BOCS※2

強迫観念や強迫行為をくわしくチェックして、それぞれがどの程度、生活上の障害になっているかを評価し、点数化する。強迫観念と強迫行為の2つの得点を総合し、重症度を判定。

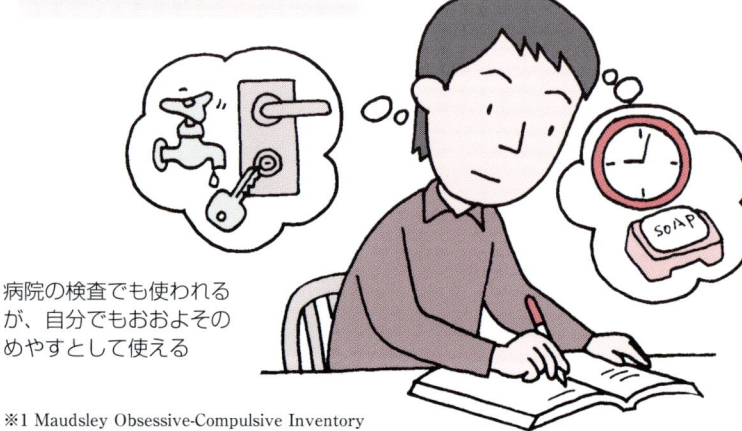

病院の検査でも使われるが、自分でもおおよそのめやすとして使える

※1 Maudsley Obsessive-Compulsive Inventory
※2 Yale-Brown Obsessive Compulsive Scale

モーズレイ強迫検査（邦訳版）

名前　　　　　　　　　　　記入日　　年　　月　　日

「はい」か「いいえ」の（　）に○印をつけてください。質問の意味を深く考えたりせずに、思った通りに素直に答えてください。

		はい	いいえ
1.	不潔だと思うので、公衆電話は使わないようにしています。	（　）	（　）
2.	いやな考えに取りつかれて、それからなかなか離れられません。	（　）	（　）
3.	私は、人一倍正直であろうと心がけています。	（　）	（　）
4.	何事も時間通りにできないためだと思いますがよく遅れてしまいます。	（　）	（　）
5.	動物に触れるのがあまり汚いとは、思いません。	（　）	（　）
6.	ガスの元栓や、水道の蛇口、ドアの鍵などを閉めたかどうか何度も確認しないと気がすみません。	（　）	（　）
7.	私は、非常に融通のきかない人です。	（　）	（　）
8.	毎日のようにいやな考えが意志に反してわき上がってきて困っています。	（　）	（　）
9.	偶然、誰かとぶつかるかどうかと過剰な心配をすることはありません。	（　）	（　）
10.	日常の何でもないことをしていても、これでいいのかとひどく疑問に思ってしまいます。	（　）	（　）
11.	私は子供の頃に、両親はどちらも特に厳しくはありませんでした。	（　）	（　）
12.	何度も繰り返してやり直さないと気がすまないので仕事が遅れることがあります。	（　）	（　）
13.	石鹸は普通の量しか使いません。	（　）	（　）
14.	私には不吉な数字があります。	（　）	（　）
15.	手紙を出す前に、何度も相手の住所や名前を確認することはありません。	（　）	（　）
16.	朝の身支度にそれほど時間はかかりません。	（　）	（　）
17.	私はそれほど潔癖症ではありません。	（　）	（　）
18.	細かいことまで、あれこれ考えすぎて困っています。	（　）	（　）
19.	手入れのいきとどいたトイレなら何のためらいもなく使うことができます。	（　）	（　）
20.	いま困っていることは何度も確かめないと気がすまないことです。	（　）	（　）
21.	バイ菌や病気などのことは特に気になりません。	（　）	（　）
22.	私は何度も確かめる方ではありません。	（　）	（　）
23.	日常生活をどのように行うかを厳密に決めてはいません。	（　）	（　）
24.	お金に触れると手が汚くなるとは思いません。	（　）	（　）
25.	普通の時に、数を確認しながらすることはありません。	（　）	（　）
26.	朝の洗面に時間がかかります。	（　）	（　）
27.	多量に消毒剤を使うことはありません。	（　）	（　）
28.	何度も確かめるので、毎日ひどく時間がかかってしまいます。	（　）	（　）
29.	帰宅後、服をかたづけるのにあまり時間はかかりません。	（　）	（　）
30.	いくら慎重に行ったところで、うまくいかないと思うことがあります。	（　）	（　）

『臨床精神医学』2004年増刊号（精神科臨床評価検査法マニュアル）多賀千明「強迫性障害」より

実際にチェックしてみよう

各項目の質問に「はい」または「いいえ」で答えていきます。治療で用いられている検査ですが、自分の状態を知るために定期的に自己チェックしてみるのもよいでしょう。得点の上がり下がりが、病状の変化のめやすになります。

得点のつけ方

1．2．3．4．6．7．8．10．12．14．18．20．26．28．30は「はい」が1点。それ以外は「いいえ」が1点。13点以上で強迫性障害が疑われる。

／30

治療の進め方

通院して治療するのが基本

強迫性障害は、ほかの心の病気と同じように、可能な場合には入院せず、通院しながら治療するのが基本です。生活の幅を狭めないことが、治療するうえでも大切です。

治療の大まかな流れを知っておく

強迫性障害の診断がついたら、薬を使って不安を減らしながら、考え方や行動を変えていきます。

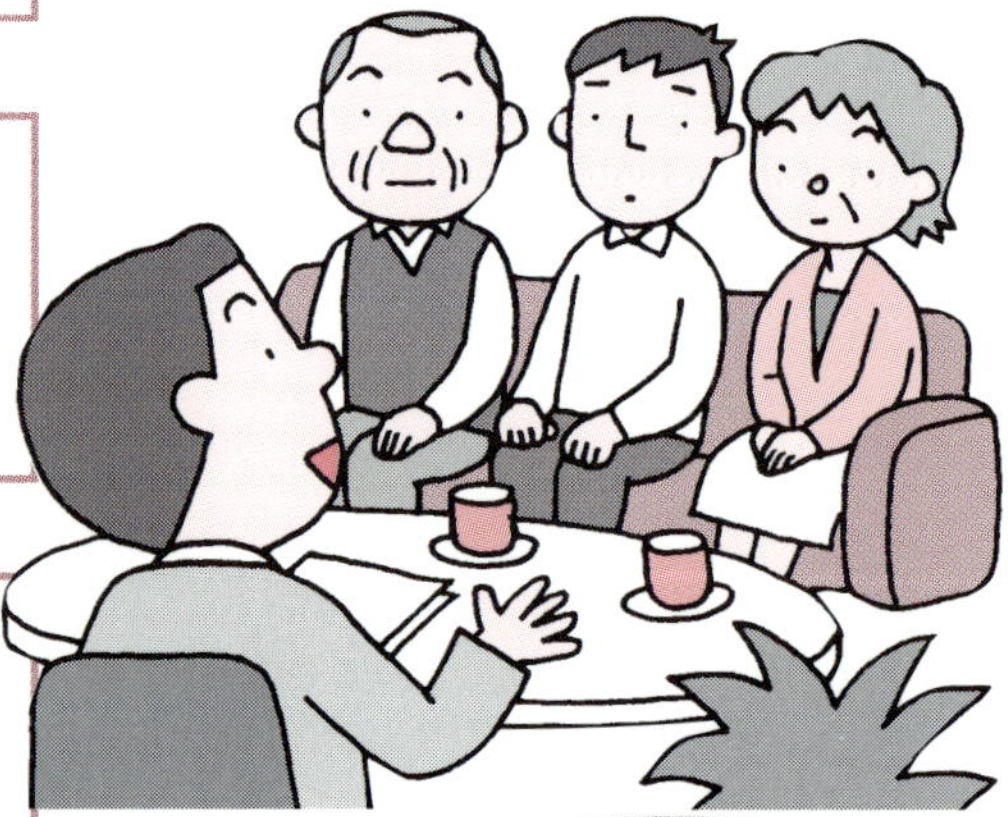

認知行動療法を進める場合は、とくに心理教育を受けるのが大事

心理教育は、可能であれば家族全員で受けるのが望ましい

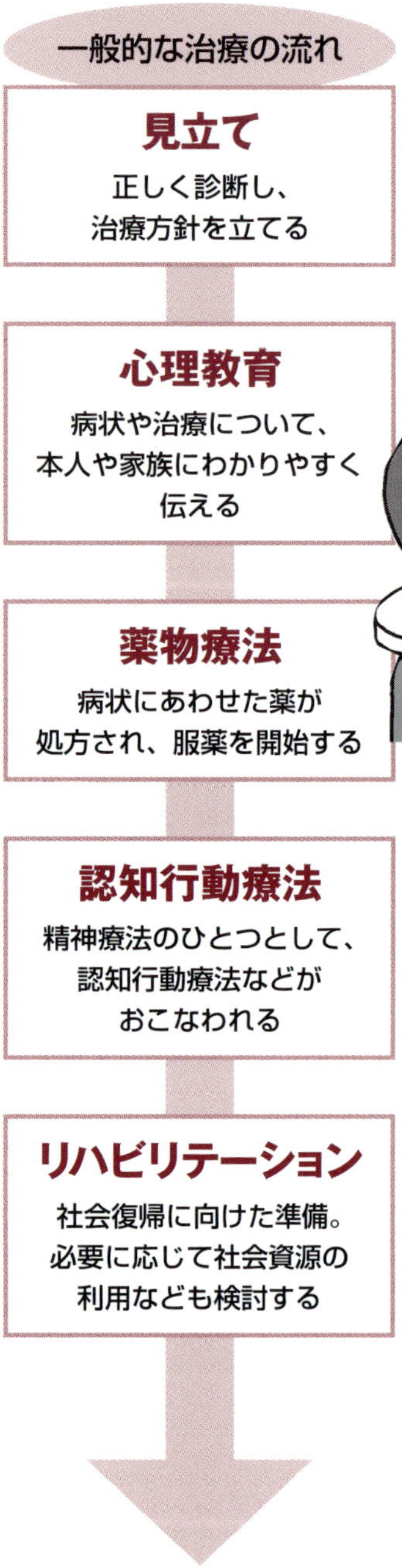

一般的な治療の流れ
見立て
正しく診断し、治療方針を立てる
心理教育
病状や治療について、本人や家族にわかりやすく伝える
薬物療法
病状にあわせた薬が処方され、服薬を開始する
認知行動療法
精神療法のひとつとして、認知行動療法などがおこなわれる
リハビリテーション
社会復帰に向けた準備。必要に応じて社会資源の利用なども検討する

治療の柱は薬物療法と認知行動療法

強迫性障害の治療は、薬物療法と認知行動療法を柱に、それまでの考え方や行動を変える取り組みを続けるのが効果的です。定期的に通院し、薬の調整や生活面でのアドバイスなどを受けながら、強迫症状を改善する方法を学んでいきます。

基本は通院

通院できない事情などがなければ、通常は定期的に通院しながら治療します。通院がむずかしい場合は、入院も考えます。

通院

1〜2週間に1回くらいのペースで通院する

定期的に通院することで、自分の病気についての理解を深め、考え方や行動を変えていく取り組みを続ける。あわせて、薬の調整などもおこなう。

治療計画を調整する

認知行動療法を受ける場合は、医師と相談しながら治療計画をつくって実行し、面談の場で細かい調整をおこなう。

家族も付き添い、面談に立ち会うとよい（84、85ページ参照）

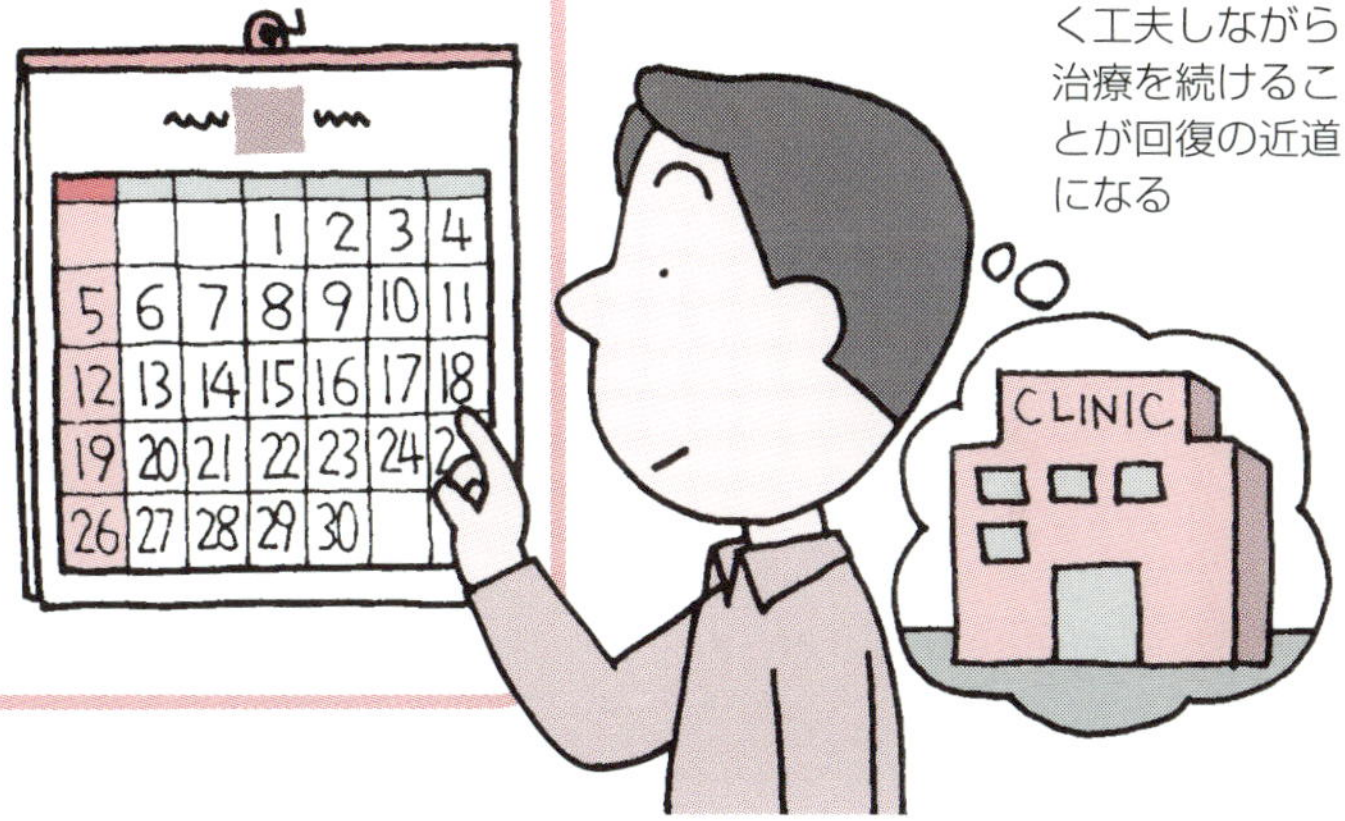

きちんと通院を続けて、根気よく工夫しながら治療を続けることが回復の近道になる

入院

入院したほうがよい場合

- 強迫症状を引き起こしやすい環境にあり、身動きがとれない
- 重いうつ病を併発している
- 重症で自立した生活ができない
- 定期的に通院することがむずかしい
- 家族の巻き込みがひどく、本人も家族も疲れ切っている

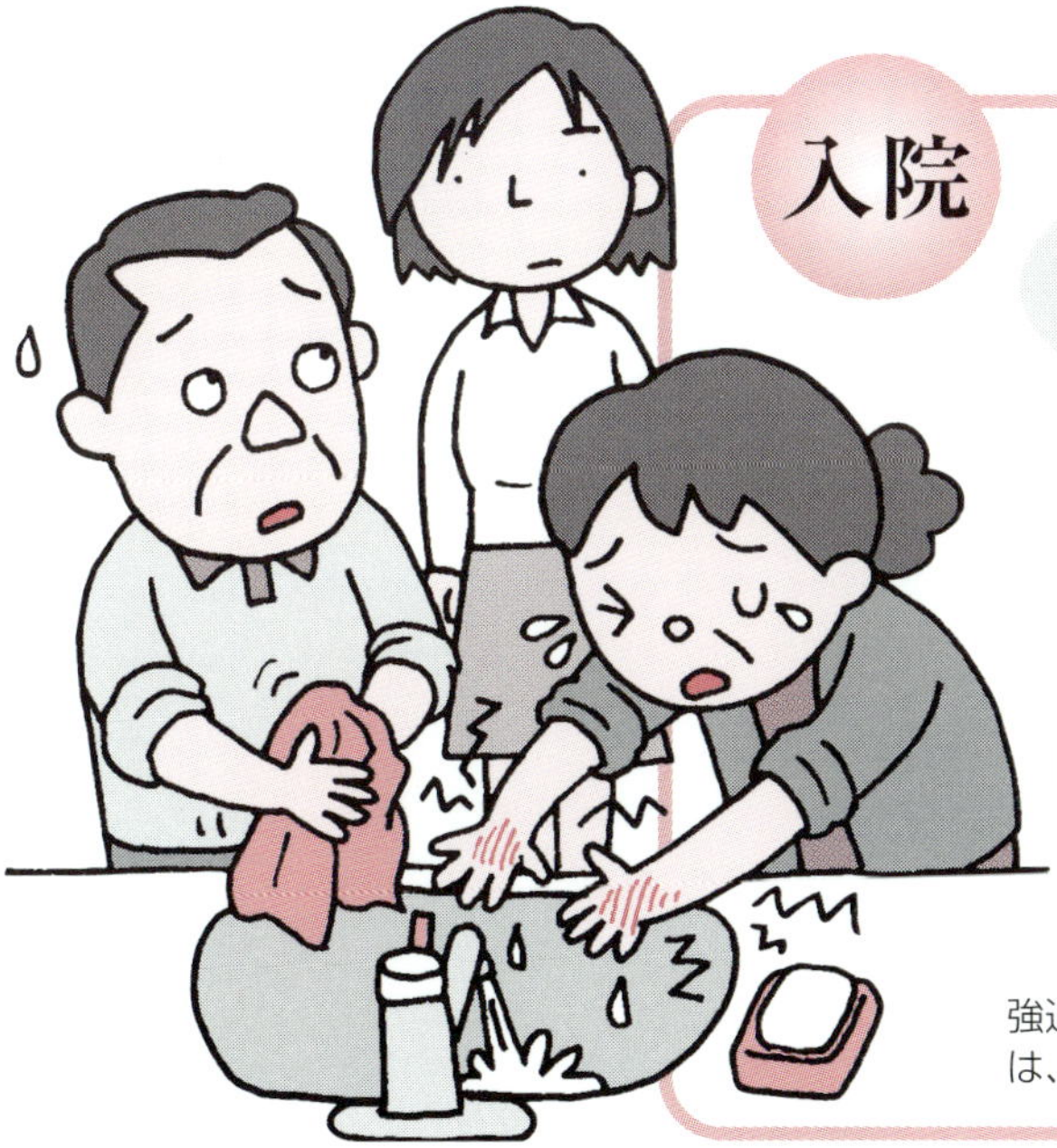

強迫症状が重症化している場合は、入院治療も考える

薬物療法

副作用が少なく、治療効果が高いSSRIを使う

治療では多くの場合、薬が用いられます。なかでも一九九〇年代に登場したSSRIは、神経伝達物質であるセロトニンを介して治療効果を発揮する薬で、高い効果が認められています。

効果が高いが万能ではない

強迫性障害の治療薬として用いられているSSRIは、脳内のセロトニンを介して治療効果を発揮する薬で、うつ病や不安障害（神経症）の治療でよく処方されます。ほかの薬にくらべて強迫症状を抑える効果が高く、副作用が少ないという利点があります。

ただ即効性は期待できません。最低でも一ヵ月間服用し、症状が改善してからも、しばらくは使い続ける必要があります。

また、残念ながら万能薬ではなく、服薬を続けても効果が出ないこともあります。

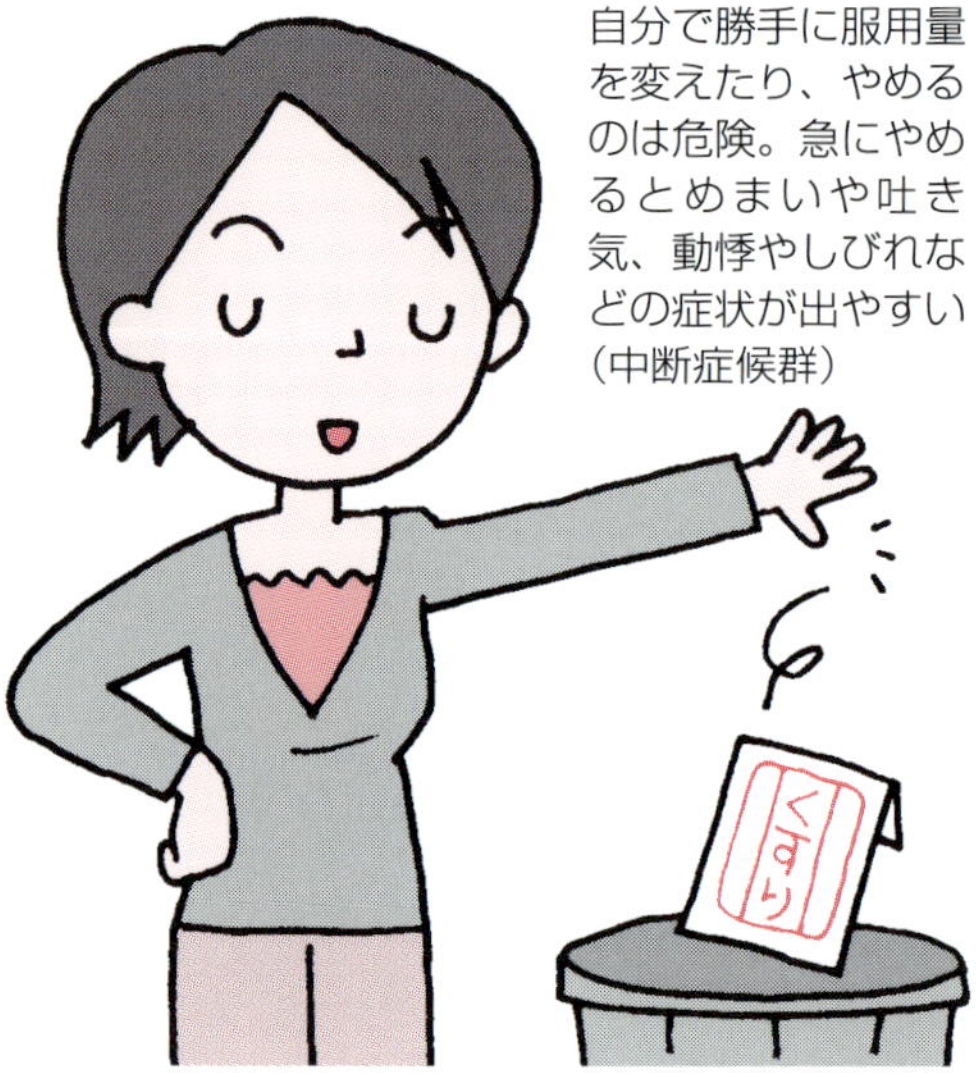

自分で勝手に服用量を変えたり、やめるのは危険。急にやめるとめまいや吐き気、動悸やしびれなどの症状が出やすい（中断症候群）

多くの医療機関で受けられる

強迫性障害の治療は、薬物療法と認知行動療法が二本の柱です。認知行動療法はどこでも実施しているわけではありませんが、薬物療法は多くの医療機関で受けることができます。

薬物療法

強迫性障害の基本的な治療法です。薬を使い、セロトニンなど、脳内の神経伝達物質のはたらきを調整します。その結果、不安や恐怖を軽くすることができます。

特徴

本人の根気と工夫で効果アップ

薬物療法は、考え方や行動を変えやすくする基盤をつくるためのもの。薬を服用して不安を小さくしながら、患者さん本人が改善のための工夫をし、苦手な状況にチャレンジして、苦手意識を小さくしていくことが大切。

↓

認知行動療法と併用すると有効

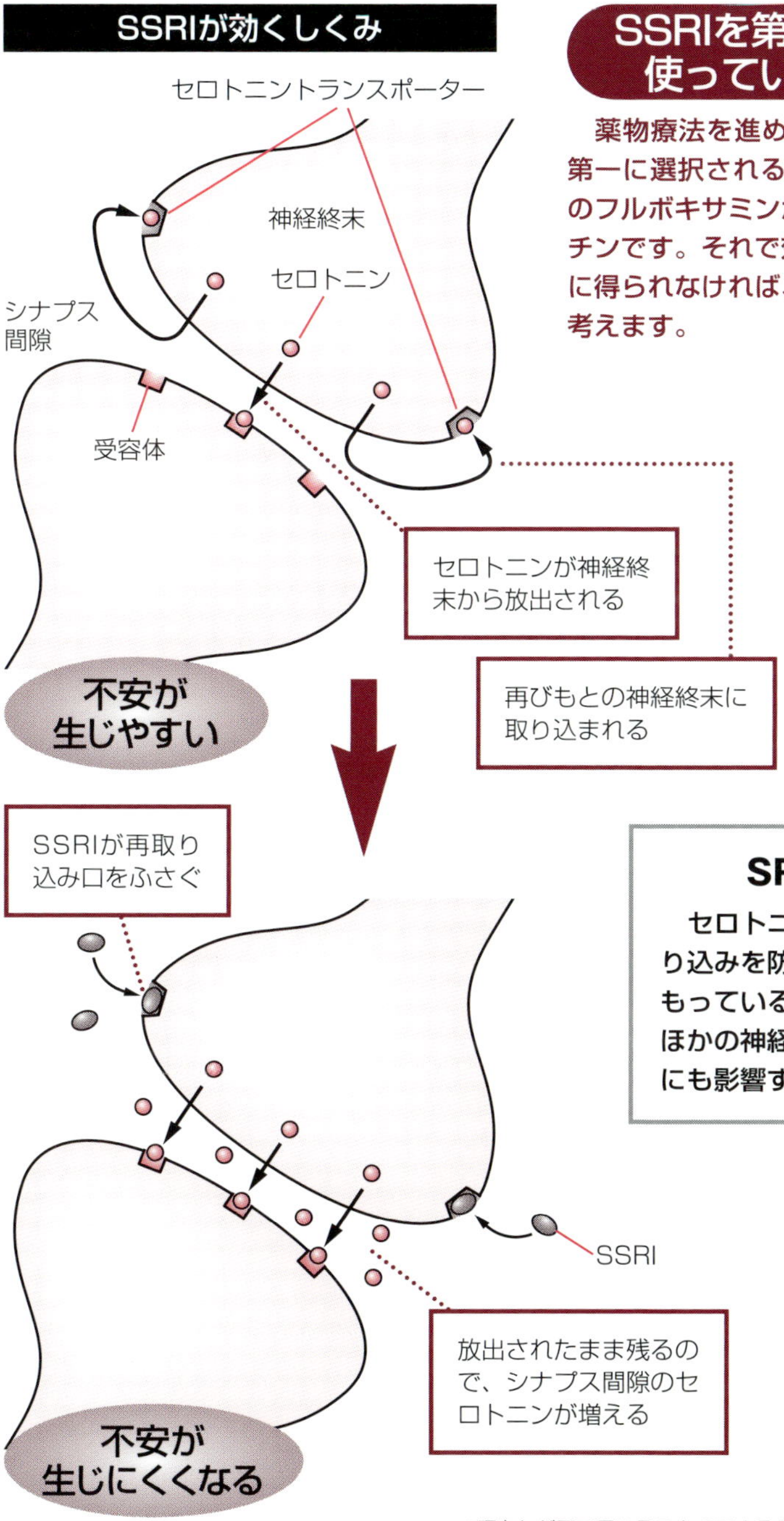
SSRIが効くしくみ
セロトニントランスポーター
神経終末
セロトニン
シナプス間隙
受容体
セロトニンが神経終末から放出される
再びもとの神経終末に取り込まれる
不安が生じやすい
SSRIが再取り込み口をふさぐ
SSRI
放出されたまま残るので、シナプス間隙のセロトニンが増える
不安が生じにくくなる

SSRIを第一に使っていく

薬物療法を進めるうえで、第一に選択されるのはSSRIのフルボキサミンかパロキセチンです。それで効果が十分に得られなければ、次の手を考えます。

SSRI

選択的セロトニン再取り込み阻害薬の略。脳のなかの神経伝達物質のひとつであるセロトニンを介して治療効果を発揮する薬。強迫性障害などの不安障害やうつ病の第一選択薬としての評価が定まっており、世界中で広く用いられている。

❶ フルボキサミン または パロキセチン

❷ 別のSSRI

❸ クロミプラミン

SRI

セロトニンの再取り込みを防ぐ作用をもっているが、そのほかの神経伝達物質にも影響する。

❹ ミルナシプラン

SNRI

セロトニンとノルアドレナリンの再取り込みを防ぐ薬。SSRIやSRIが無効だったり、副作用が強くて使えない場合に使うことがある。

※SSRI＝Selective Serotonin Reuptake Inhibitor
※現在わが国で用いることのできるSSRIは、フルボキサミン（商品名：ルボックス、デプロメール）、パロキセチン（商品名：パキシル）のほかにセルトラリン（商品名：ジェイゾロフト）

認知行動療法

恐怖や不安に慣れるための練習をする

認知行動療法は、薬物療法と並んで効果が高い治療法です。実施機関が少ないという難点はあるものの、認知行動療法の方法論を生活のなかでいかすことができます。

「学習理論」に基づく治療法

「学習理論」では、問題のある考え方や行動を、それまでの生活体験のなかで誤った学習をつんでしまった結果ととらえます。それを正しく学習し直すことで考え方や行動を変えていこうとするのです。認知行動療法は、この「学習理論」をふまえた治療法です。

認知行動療法

問題になっている行動の修正（行動療法）、そうした行動の基盤にある考え方、ものごとのとらえ方のゆがみの修正（認知療法）を、理論に精通している指導者とともに進めていく治療法です。

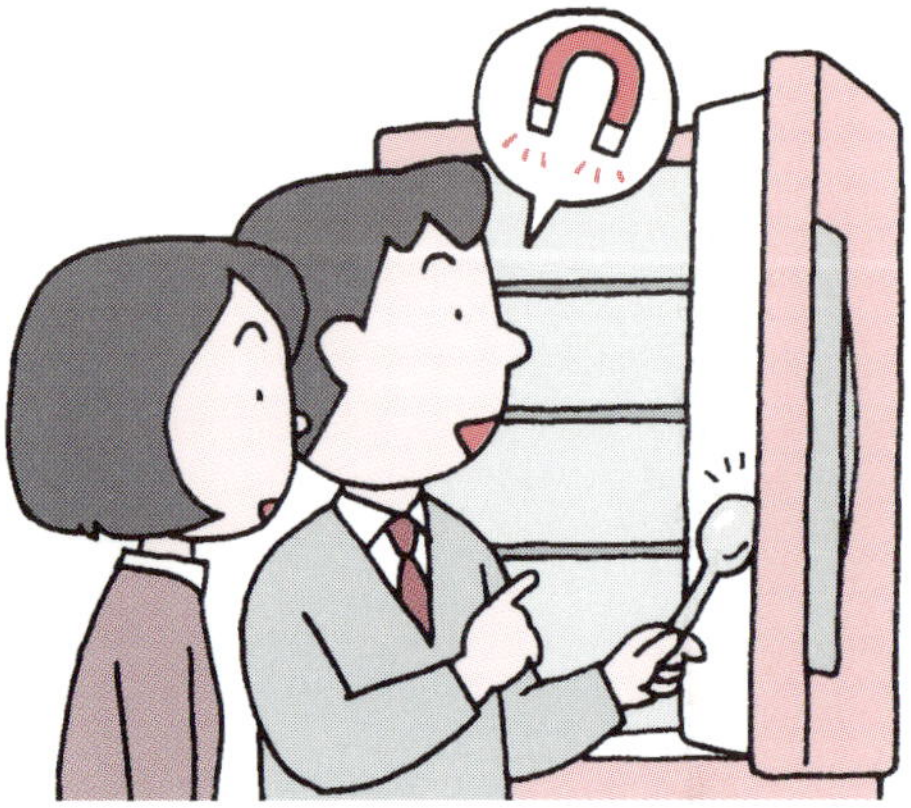

冷蔵庫のドアには磁石が使われているので、一度できっちり閉まることを確認する

○

問題点●治療にくわしい専門家が少なく、認知行動療法をおこなっている医療機関が少ない

利点●治療の副作用の心配が少ない。薬物療法の効果が得にくい人にも効果をあげることがある

×

強迫症状

冷蔵庫のドアがきちんと閉まっているかが気になり、何度も確認する症状がある

▼

考え方（認知）の修正

医師に正しい知識や情報を提供してもらったり、いっしょに行動実験をして、心配する必要はないかもしれないと思えるようになる

▼

行動の修正

確認行為をしないでがまんする練習をくり返す

◀

「馴化《じゅんか》」が起きる

確認しないでいることの不安にだんだん慣れていく。こうして徐々に慣れていくことを「馴化」（habituation）という

薬物療法と併用する

認知行動療法は多くの場合、薬物療法と併用されます。薬を使って不安を軽くしておくことで、課題に取り組みやすくなるのです。

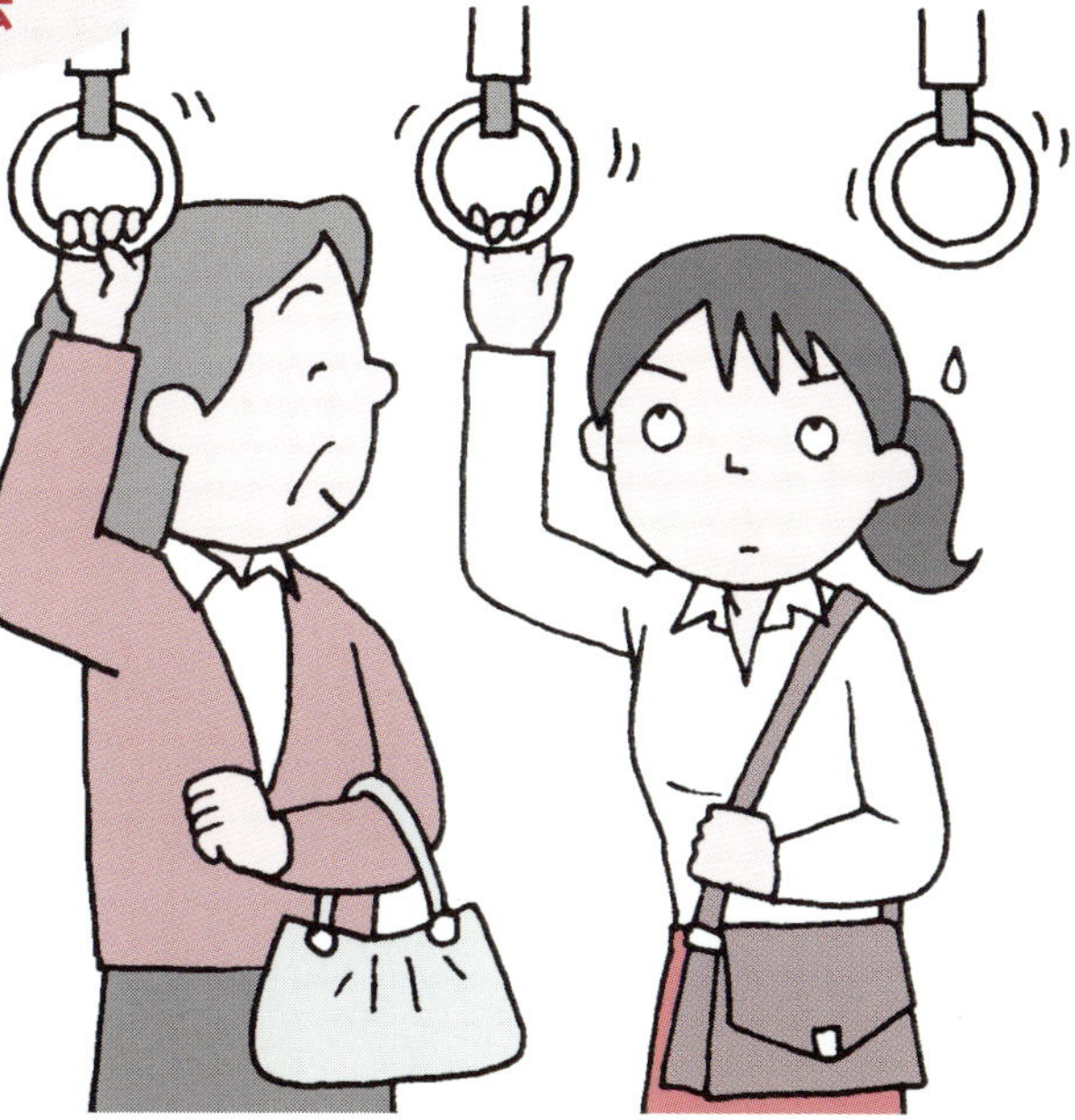

まったくさわれなかったつり革にも、なんとかさわれるようになる

慣れることで恐怖や不安はやわらぐ

患者さんを強迫行為にかりたてるのは、「なにかしなければ不安が強まる」という実体験。しかし、逃れようと強迫行為をくり返すほど、「強迫行為をしなくても不安はしだいに小さくなるもの」という健康な体験ができなくなり、かえって恐怖や不安が高まります。

逃れようとせずにがまんしていけば慣れが生じ、不安がやわらぎます。そうした体験をつみ、「逃げなくても平気」と学習することが、症状の改善につながります。

認知行動療法

単独でおこなう場合もあるが、多くは薬物療法と併用する。

＋

薬物療法

＋

日常生活

毎日の暮らしのなかで、できなかったことを少しずつできるようにしていく。

お金にさわる

つり革にさわる

鍵の確認は1回だけ

トイレのあとの手洗いに、せっけんを使わない

ドアノブにさわる

毎日の暮らしが認知行動療法になる

本格的な認知行動療法は受けにくい場合も多いのが実状だが、薬物療法と認知行動療法はまったく別のものというわけではない。薬を飲みながら生活のなかでおこなうチャレンジは、認知行動療法の本質につながっている。

自分の苦手としている状況に、工夫をしながら根気よくトライし続けることができれば、それは毎日の生活のなかで立派に認知行動療法をおこなっていることになる。

認知行動療法

治療の指針となる不安階層表をつくる

考え方や行動を変えていくためには、自分の現状を知ることが欠かせません。なにができないのか、なにをできるようにしたいのか、具体的に考えていきます。

自分の状態を知ることが治療の第一歩

認知行動療法を進めるうえで治療の第一歩になるのは、自分の状態を客観的に把握することです。どんなときに、どれくらい不安になるか、具体的にふり返ることが必要なのです。

治療の目標がみえる

自分の状態を把握することで、「こうなりたい」という治療の目標がみえてきます。

さまざまな強迫症状に苦しんでいる人が、全部一度に変えるのは無理というもの。どこから手をつければよいか、わからなくなりがち

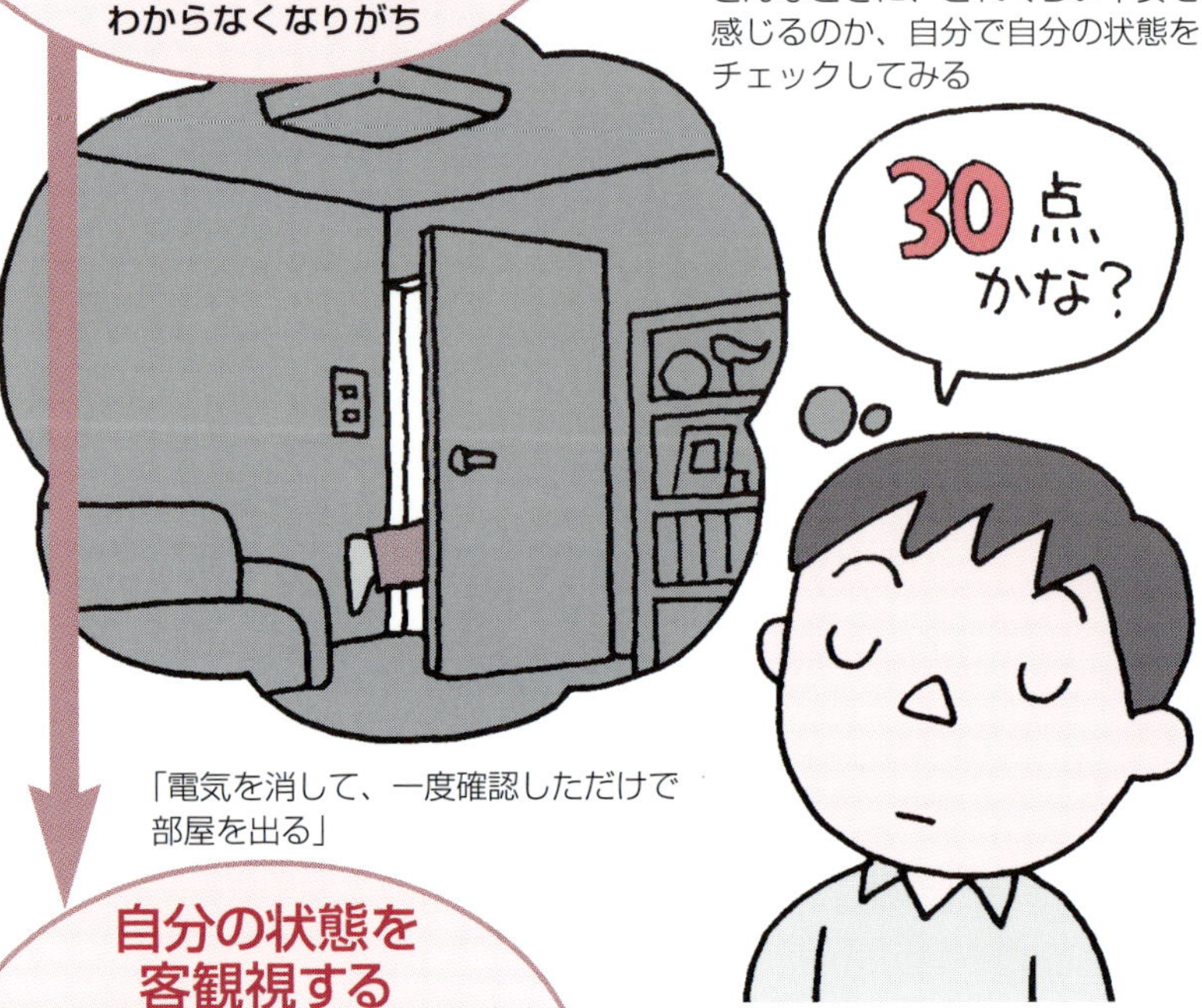

どんなときに、どれくらい不安を感じるのか、自分で自分の状態をチェックしてみる

「電気を消して、一度確認しただけで部屋を出る」

自分の状態を客観視する

自分の強迫症状について客観的に見つめ直すことで、治したい症状を具体的に整理できる。その結果、より具体的な治療プランをもつことができる

目標と治す方法がみえれば治療への意欲も高まる

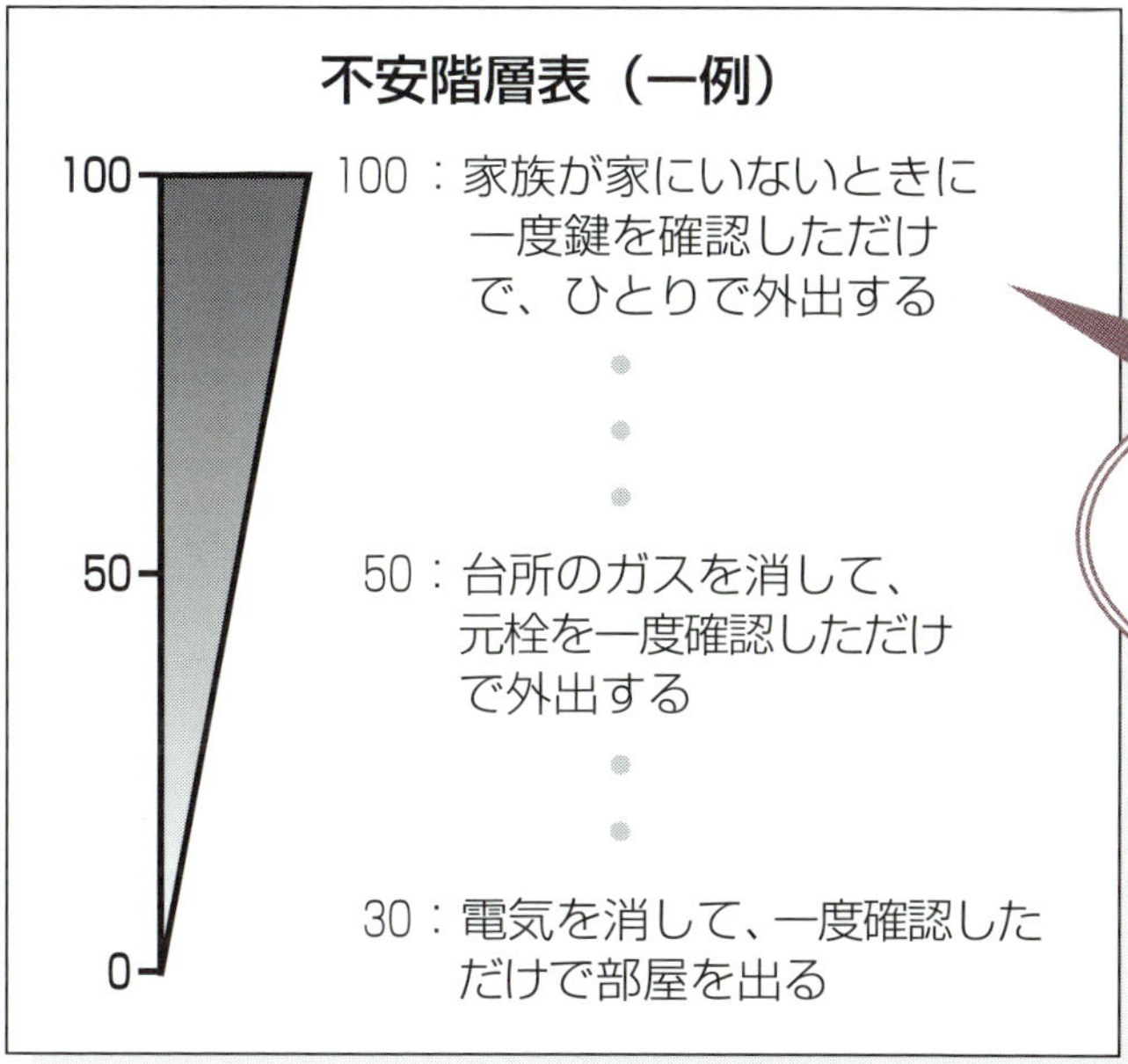
不安階層表（一例）
100
50
0
100：家族が家にいないときに一度鍵を確認しただけで、ひとりで外出する
50：台所のガスを消して、元栓を一度確認しただけで外出する
30：電気を消して、一度確認しただけで部屋を出る

実際に書いてみる

不安を感じる状況や、いまはどうしてもがまんできないが治したい行動はなにか、具体的に書いてみましょう。

次ページで紹介する曝露《ばくろ》反応妨害法《はんのうぼうがいほう》をおこなう場合には、できそうな項目からやってみることが多い

不安階層表《ふあんかいそうひょう》

認知行動療法を進めていく指針になるのが不安階層表。一番小さな不安ですむ項目を10、最も苦痛なことを100として、どんなときにどれくらいの不安や恐怖を感じるか、数値にして示したリスト。

不安・恐怖を感じており、治したい行動、状況をリスト化

↓

強迫行為をおこなわなかったときの苦痛を数値化

↓

不安・恐怖が強いものから弱いものへと並べる

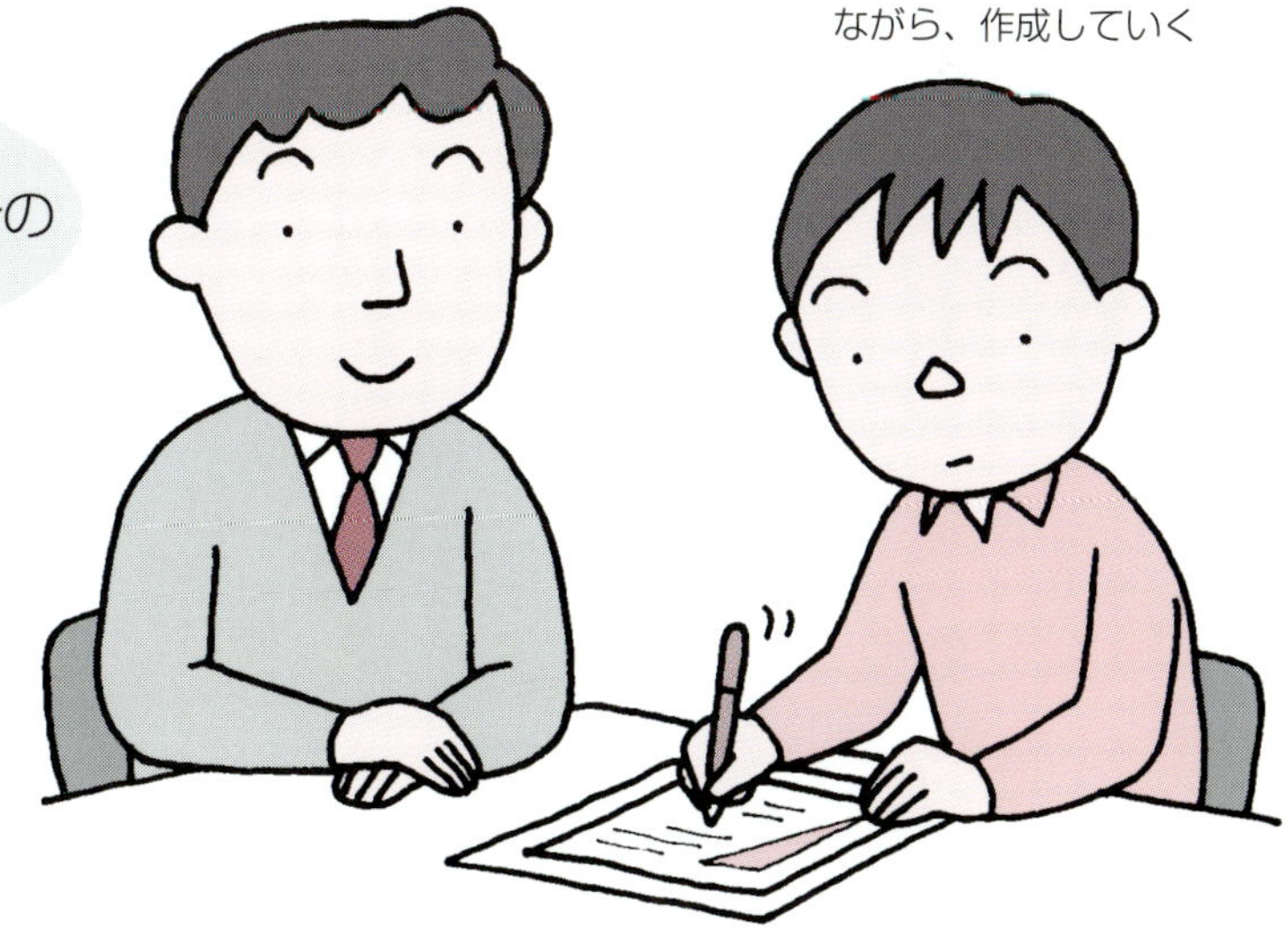

自分の状態を思い起こしながら、作成していく

認知行動療法

不安に直面し、強迫行為をがまんする「曝露反応妨害法」

認知行動療法には、いろいろな方法がありますが、なかでも効果が高いのは「曝露反応妨害法」とよばれる方法。不安な状況に慣れるために有効な手段です。

治療を受けた人の七割以上に効果がある

曝露反応妨害法は、受けた人の七割以上に症状の改善がみられる、効果の高い治療法です。

不安な状況にあえて向き合うのは勇気が要ります。強迫行為をがまんすることなど、とてもできないと思うかもしれません。けれど、時間をかけて向き合ううちに、徐々に不安は軽くなっていくのです。

曝露反応妨害法

不安な状態に自分を
さらしたまま（曝露）、
不安を小さくする行為をしないように
がまんする（反応妨害）。
強迫行為をおこなわなくても不安が
軽減していくことを体感できる
認知行動療法の一種です。

不安の対象にあえて接する

強迫行為をしないで不安をやり過ごせるようになるために、あえて不安の対象に接して強迫行為をがまんする練習を重ねます。なんとかできそうなことからはじめ、徐々にむずかしい対象にグレードを上げていきます。

「トリガー」を特定する

強迫観念を引き起こしたり、強迫行為をくり返したい衝動をかきたてたりする刺激をトリガーとよぶ。不安階層表の作成などを通じて、なにがトリガーになっているかを特定する。

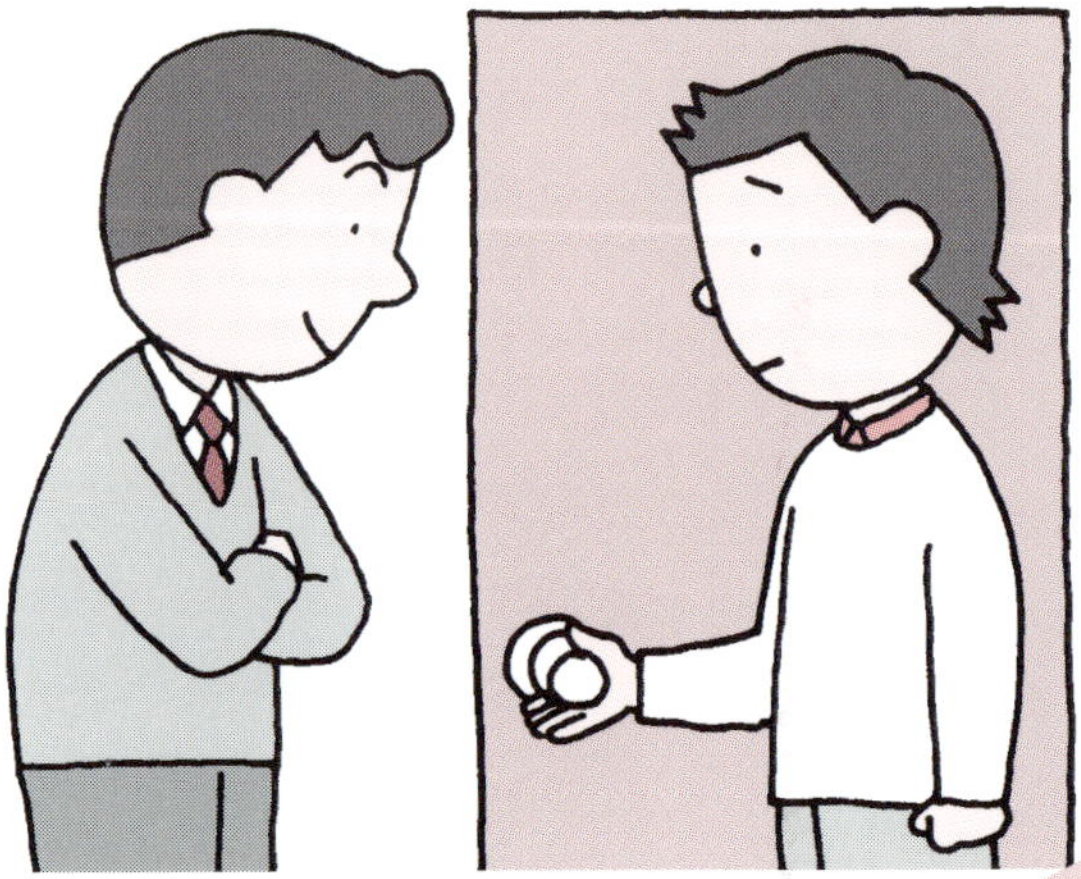

はじめは第三者の付き添いのもとでトリガーと接触する

トリガーに長時間接し続ける

あえて不安をかきたてるものや状況（トリガー）に接し、不安を小さくするための強迫行為をしないようにして過ごす。

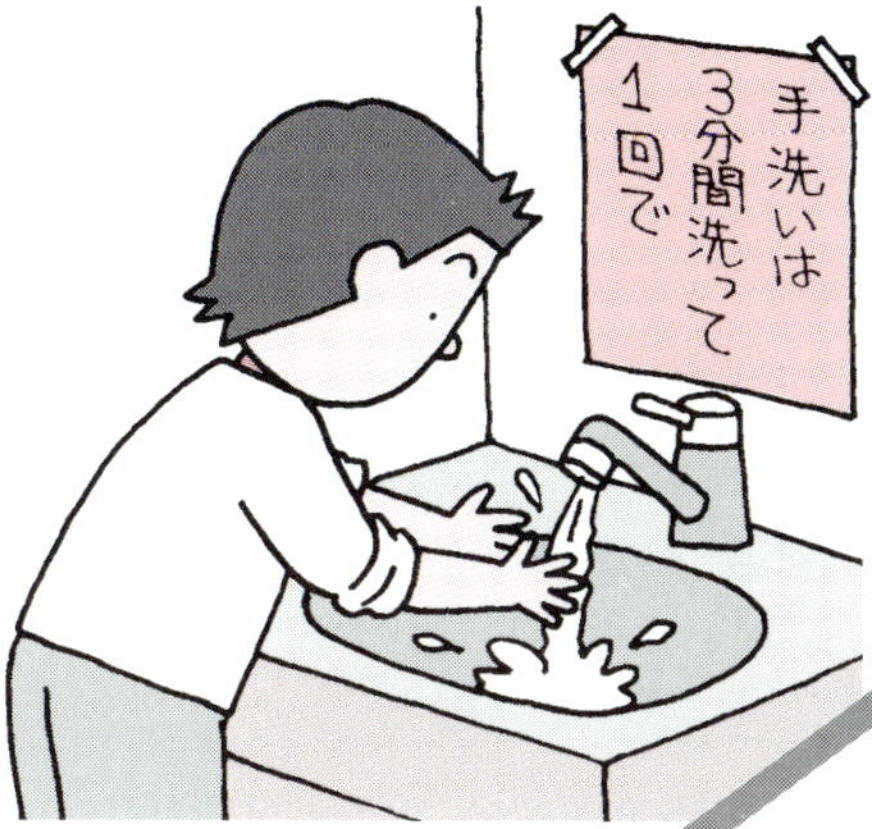
手洗いは
3分間洗って
1回で

目につくところに注意書きを貼るなどの工夫をしてみる

事前に知っておきたいこと

曝露反応妨害法をうまく進めるためのポイントが、いくつかあります。これらを事前に知っておくことでスムーズに治療に入っていけます。

ここがポイント

- できるところからはじめる
- 家族の協力が不可欠
- 治療のルールを決めておく
- ある程度の苦痛があるが、徐々に弱まることを知っておく

治療の一環として、自宅でも曝露反応妨害法をおこなう「ホームワーク」が出される

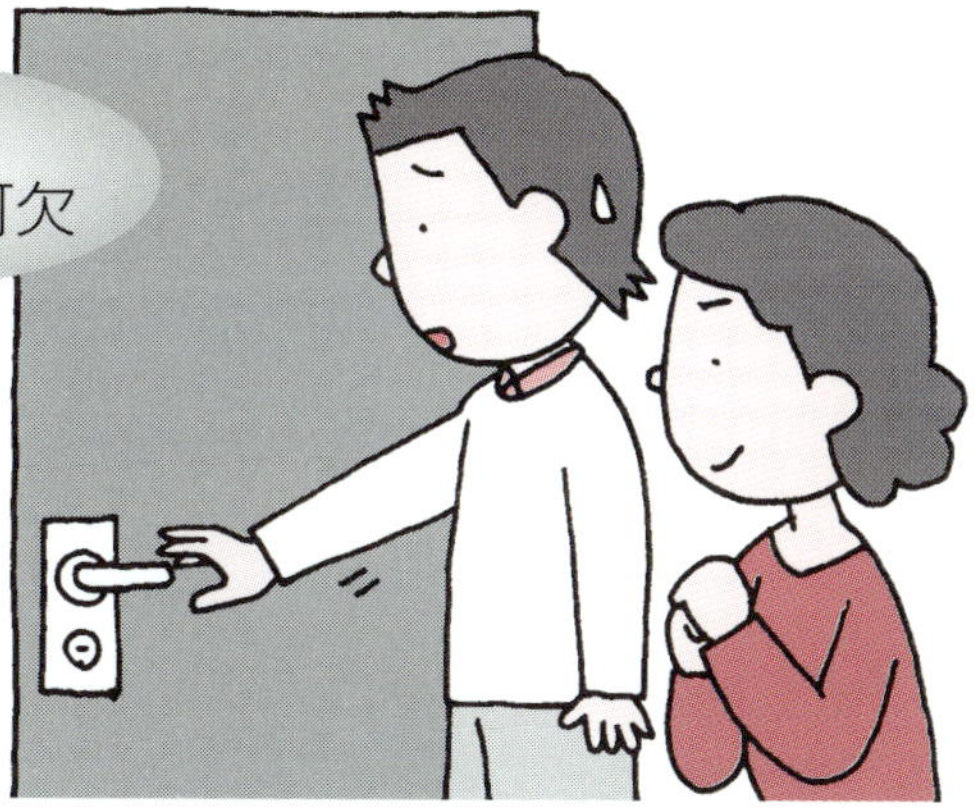

家族は本人の苦労と勇気をふまえつつ、本人のチャレンジを応援する

曝露反応妨害法での不安の変化

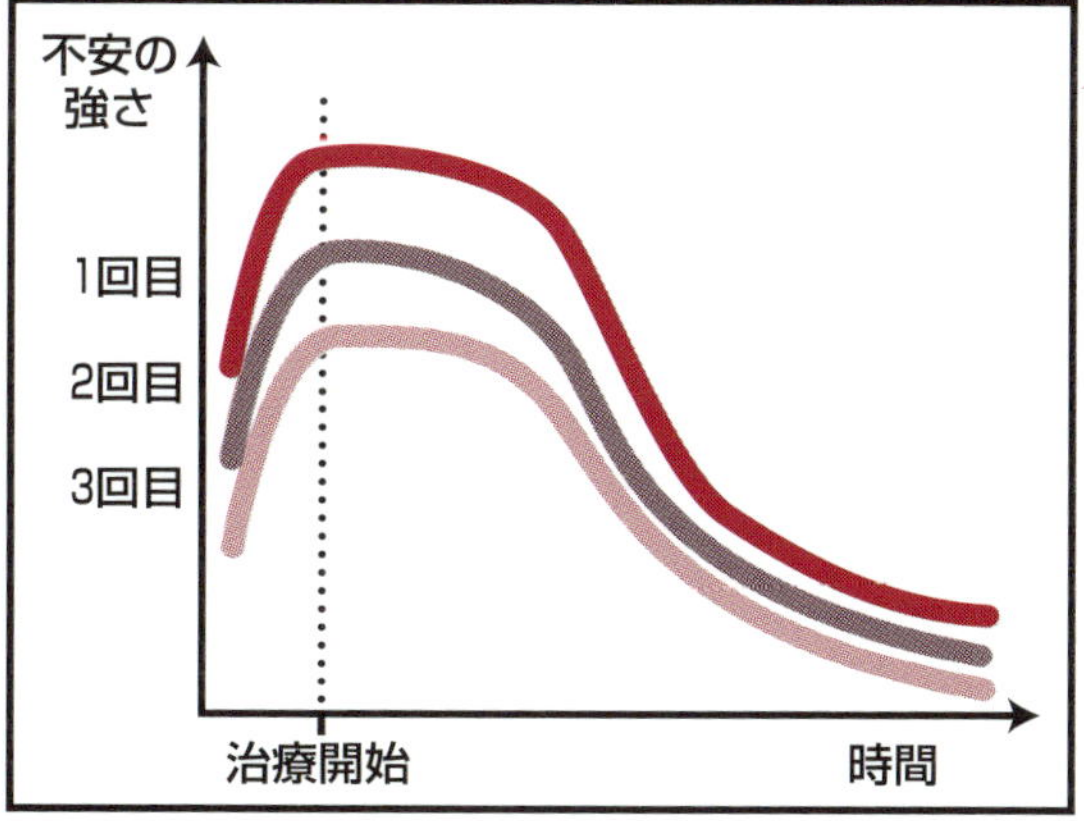
不安の強さ
1回目
2回目
3回目
治療開始
時間

飯倉康郎編著『強迫性障害の行動療法』（金剛出版）より

1回の治療中に不安が弱くなるだけでなく、回数を重ねるごとに、不安は小さくなっていく

強迫行為をしなくても不安が小さくなる

時間の経過と不安の程度の変化を記録する。強迫行為をしないでがまんしてトリガーに接し続けると、不安の程度や強迫行為をくり返したいという衝動は減少していく。

森田療法

不安を不安のまま受け入れる

森田療法は、神経症治療を目的にした日本生まれの精神療法です。強迫性障害の治療でも役立つ、いまも注目される治療法です。

森田療法

日本の精神医学者・森田正馬《まさたけ》が創始、確立した精神療法です。「臥《が》褥《じょく》安静期」「軽作業期」「重作業期」「日常生活訓練期」という4期からなる入院治療をおこなうのが基本のスタイル。近年は、外来治療もさかんになってきています。

気にするからとらわれる

強迫観念や強迫行為は、打ち消そうとするからこそ強まってしまう、ととらえるのが森田療法の考えです。

不安を引きずりやすい素質

心身の変化に過敏に反応して、強い不安を体験しやすい資質がある（ヒポコンドリー性基調）。

▼

感覚や考えにとらわれる

ささいな感覚や不安、恐怖、特定の考えなどは、気にしだすと注意が向いてますます気になり、とらわれの状態に陥る（精神交互作用）。

▼

気にしないよう努力するが……

気にしないように努力したり、「ばかばかしい」と打ち消そうとするほど、ますます意識が集中して、とらわれが深まる（思想の矛盾）。

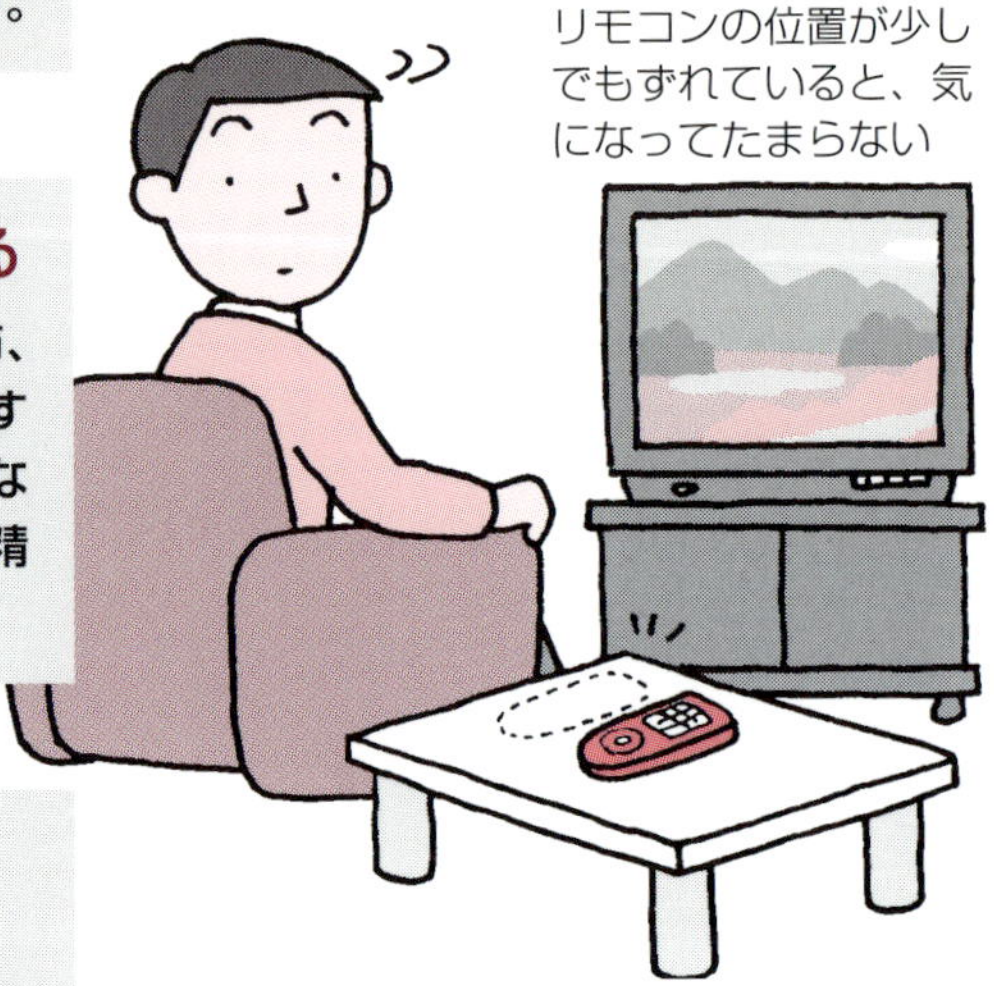

リモコンの位置が少しでもずれていると、気になってたまらない

だれにでも不安があるのが自然と考える

だれにでも不安はあって当然という考えが森田療法の根底にあります。あって当然の不安を否定したり、なんとかして逃れようとするから、悩みは増大するのです。

森田療法では、不快な感情をありのままに認め受け入れる、つまり「あるがまま」の自分を受け入れることが重視されます。治療を通して、「あるがまま」「自己をいかす」ために大切であることを体得していきます。

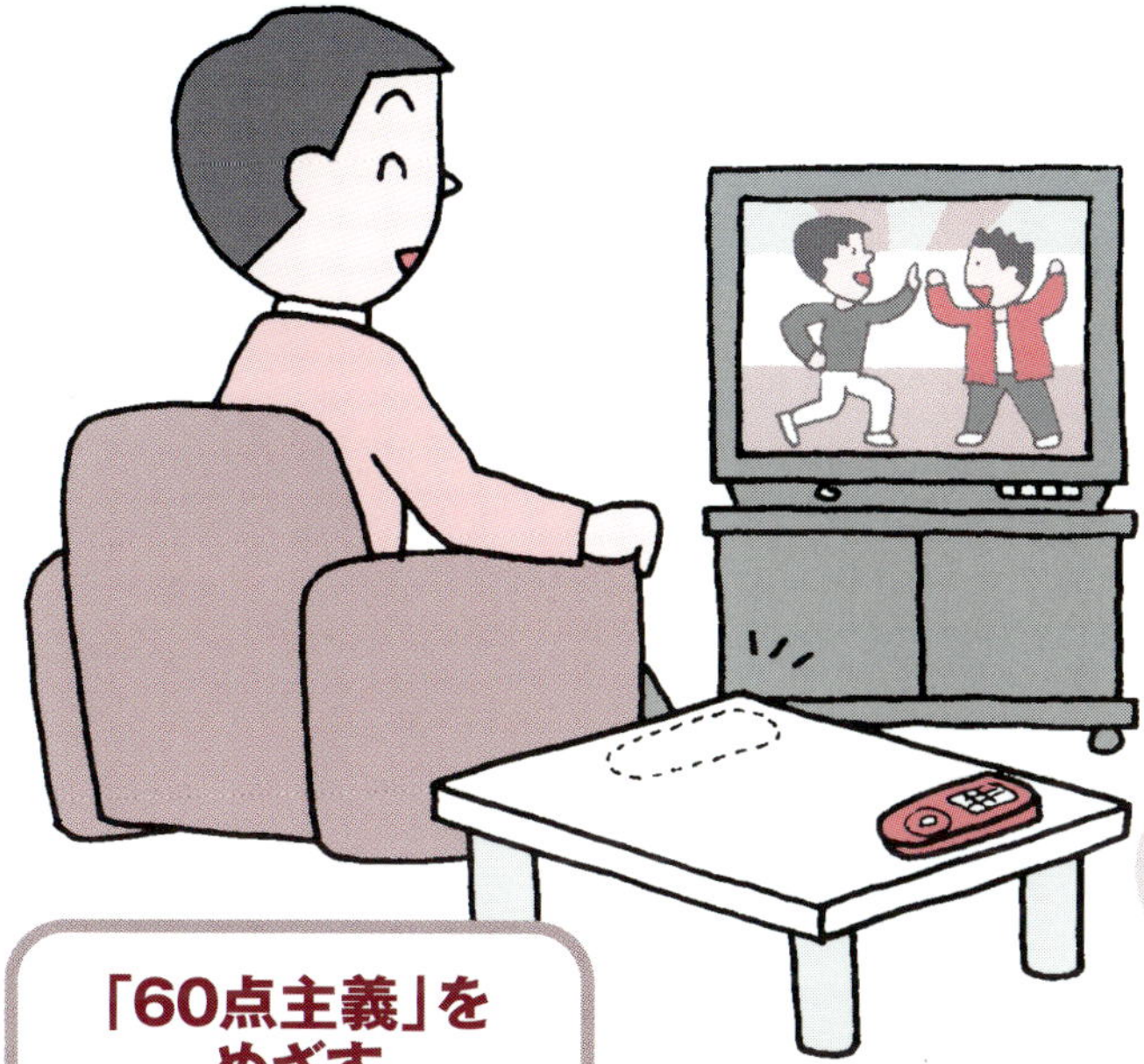

ほどほどを受け入れていく

完璧にきれいな状態を保ちたいというこだわりも、じつはとらわれです。治療を通じて、ほどほどの状態を受け入れられるようにしていきます。

リモコンが気になっても、テレビ番組を楽しむことはできる

通院
定期的に通院して治療者と面接を重ねながら、治療を進めていく

入院
場合によっては入院し、森田療法の考えを実践的に学んでいく

日記・通信
日記やメールで治療者とのやりとりを重ね、自分を見直すきっかけをつくる

「60点主義」をめざす

完璧な状態を求めれば求めるほど、「100点でなければ0点と同じ」という思考に陥って、身動きがとれなくなってしまう。「60点でもよし」とする「60点主義」で、とらわれから抜けだす。

不安を受け入れる

不安を完全になくそうとするのではなく、「多少の不安はあるもの」として受け入れるうちに、自然に不安は気にならなくなる。

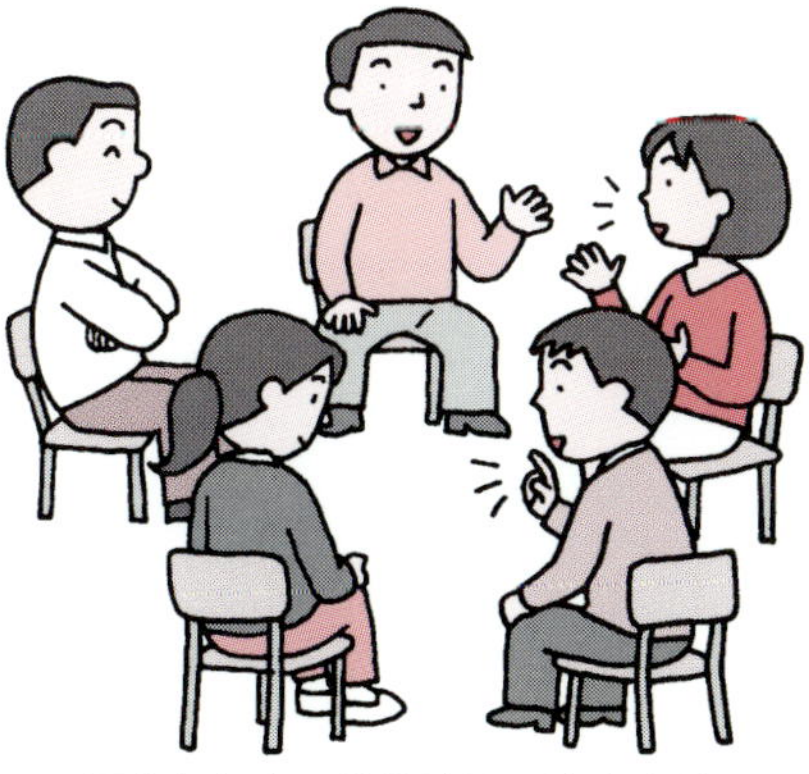

回復した人の体験談は、治療を続けるはげみになる

自助グループの活動がさかん

同じような悩みをかかえている人たちが支えあい、森田療法を学び、実践していく自助グループ（生活の発見会）が、全国規模で活動しています。興味があれば、参加するのもよいでしょう。

森田療法についてくわしく知りたい方は健康ライブラリーイラスト版『森田療法のすべてがわかる本』（北西憲二監修）をご参照ください。

家族療法

家族で治療を受けることが有効な場合も

強迫症状に悩む患者さん本人だけでなく、患者さんを取り巻く家族が治療に参加する家族療法を受けることで、家族の関係が変わり、症状が改善していくことがあります。

家族療法

患者さんを含めた
家族全体を対象にして
おこなわれる精神療法です。
家族合同の面接と、
患者さん個人の面接を並行して
おこなうこともあります。

症状は本人だけの問題ではない

強迫症状に家族が巻き込まれ、本人だけではなく、家族全体の問題になっていることが少なくありません。

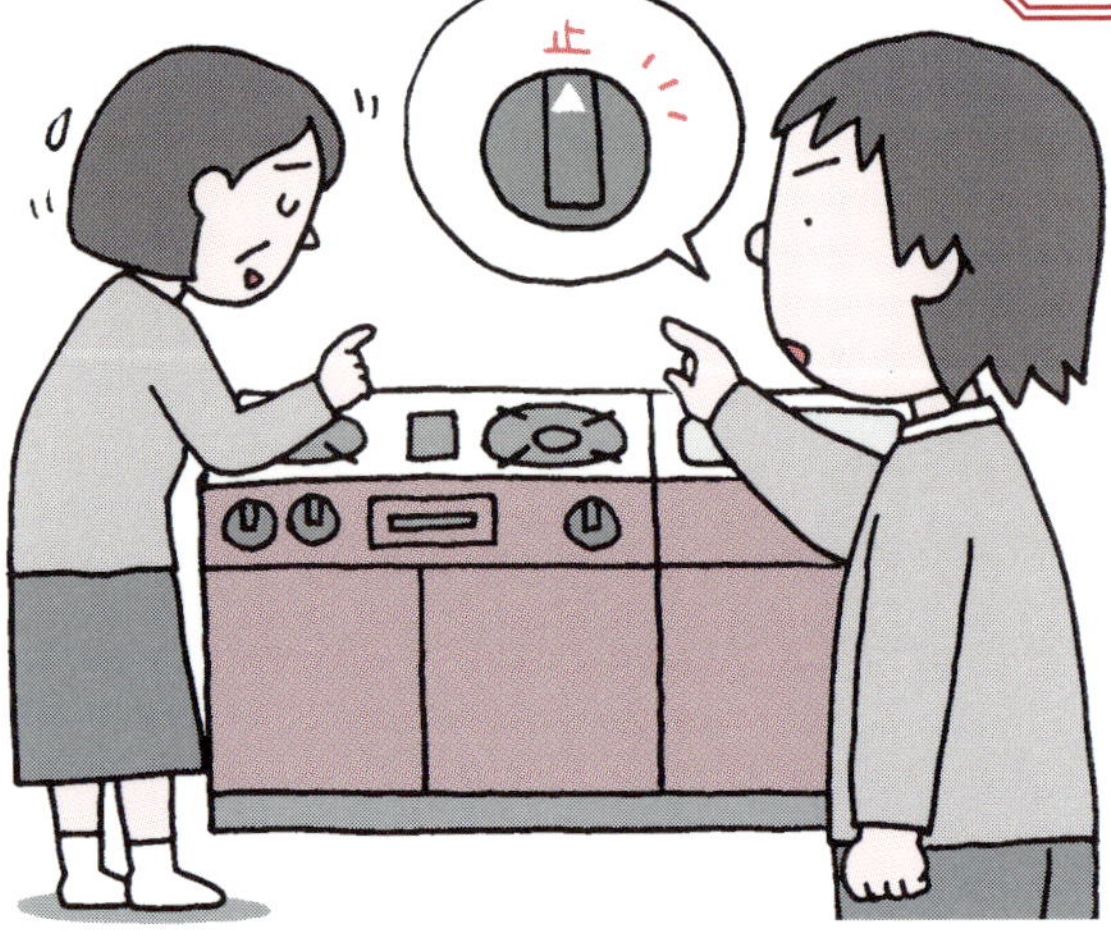

保証を与える家族の対応が、症状をいっそう悪化させてしまうこともある

関係性の視点から考える

問題になる症状や行動は家族との関わりのなかで起こることが多く、個人の問題だけではない。視点を変えると、関係性の問題ととらえることもできる。

親子関係　夫婦関係

↓

関係性に働きかける

症状を悪化させるような家族の関係性を見直し、変えていくことで、症状の改善をはかる。

関係性の改善をめざす

強迫性障害は家族にも大きな影響を与えます。家族の動揺や不安、疲労が患者さんを揺さぶって不安を強め、症状が悪化する悪循環も、少なからずみられます。

家族療法は、家族関係を見直すことでこうした悪循環を断ち切り、よりよい関係をつくることをめざす治療法です。

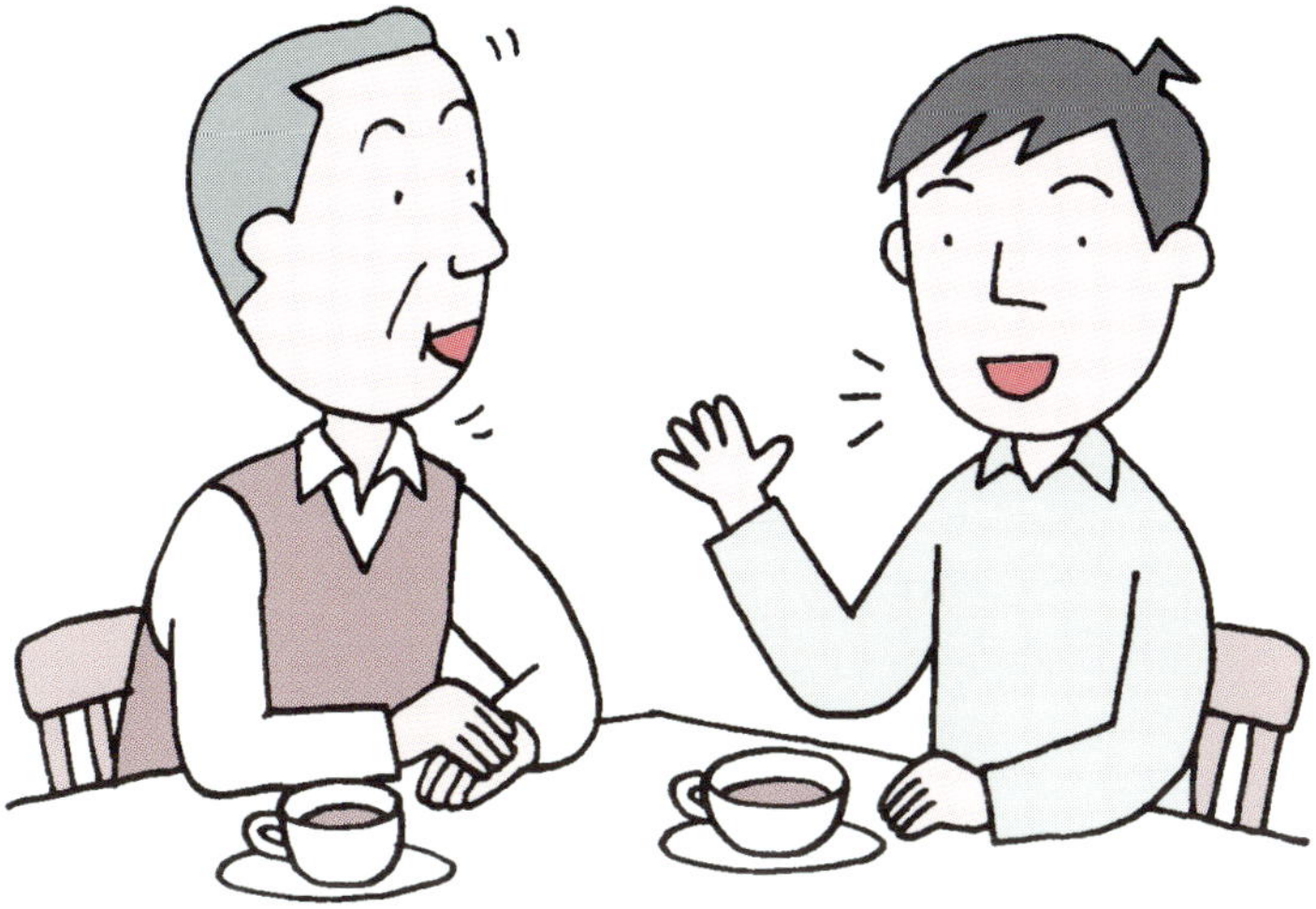

親子の関係を改善すると、不安や負担が減ることがある

家族への働きかけ

家族療法を通じて、患者さんと家族、あるいは家族メンバーどうしの関係を見直していきます。目的は関係性の改善であり、家族のだれかに責めを負わせようとするものではありません。

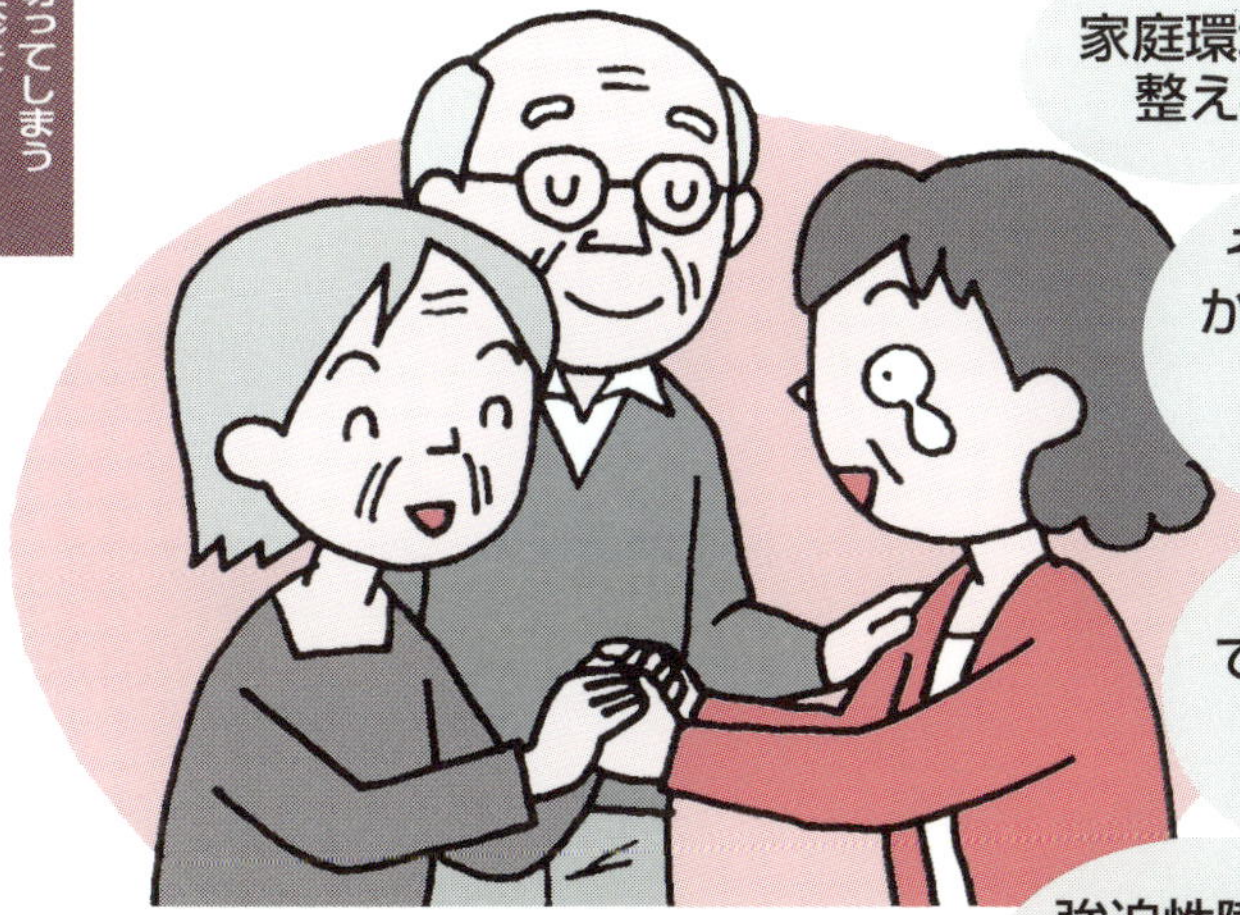

長年にわたってかかえてきた問題が解決に向かうと、家族間の緊張や対立がとける場合も

家族療法

家族だけで面接を受ける

本人との接し方や夫婦の関係など、家族のメンバーがかかえている問題を、治療者との面接を通して解決していく。

家族みんなで面接を受ける

治療者が家族に、互いに困っていること、してほしいことなどを聞く。互いに話し合い、治療者のアドバイスを受けながら、家族どうしの理解を深め、家族全員が生活しやすくなる工夫をする。

↓

- 家庭環境を整える
- それぞれがかかえている悩みを解決する
- 家族ができる支援について話し合う
- 強迫性障害についての理解を深める

↓

家族のよりよい相互関係が生まれる

個人療法

本人だけで面接を受ける

強迫性障害に対する精神療法がおこなわれる。

→ 家族のよりよい相互関係が生まれる

COLUMN

セロトニンを増やせば治るという考えは？

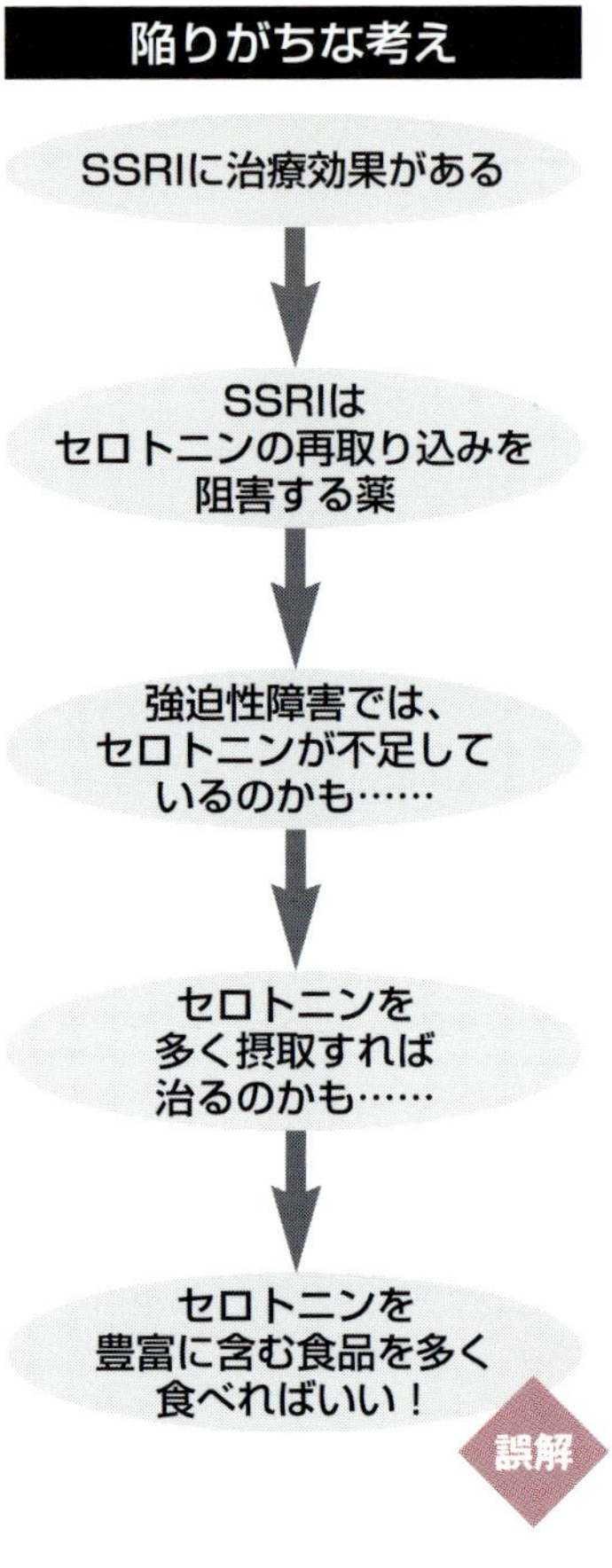
陥りがちな考え
SSRIに治療効果がある
SSRIは
セロトニンの再取り込みを
阻害する薬
強迫性障害では、
セロトニンが不足して
いるのかも……
セロトニンを
多く摂取すれば
治るのかも……
セロトニンを
豊富に含む食品を多く
食べればいい！
誤解

セロトニンは脳内の神経伝達物質

脳の活動は、脳の神経細胞どうしの情報交換によってなりたっています。そして、その情報交換に関わっているのが神経伝達物質です。現在、神経伝達物質は約五〇種類が確認されていて、そのうちのひとつがセロトニンです。

セロトニンを含む食品を食べればいいのか？

左図のように考える人は、少なくないかもしれません。しかし現在は「ＳＳＲＩが強迫性障害に効くのは、脳内のセロトニンが不足しているから」という説は否定的と考えられています。

セロトニンやトリプトファンを豊富に含む食品を食べれば強迫性障害が治る、という証拠はありません。いまの日本の一般的な食生活を送っていれば、セロトニンが不足するという事態はまず考えられません。

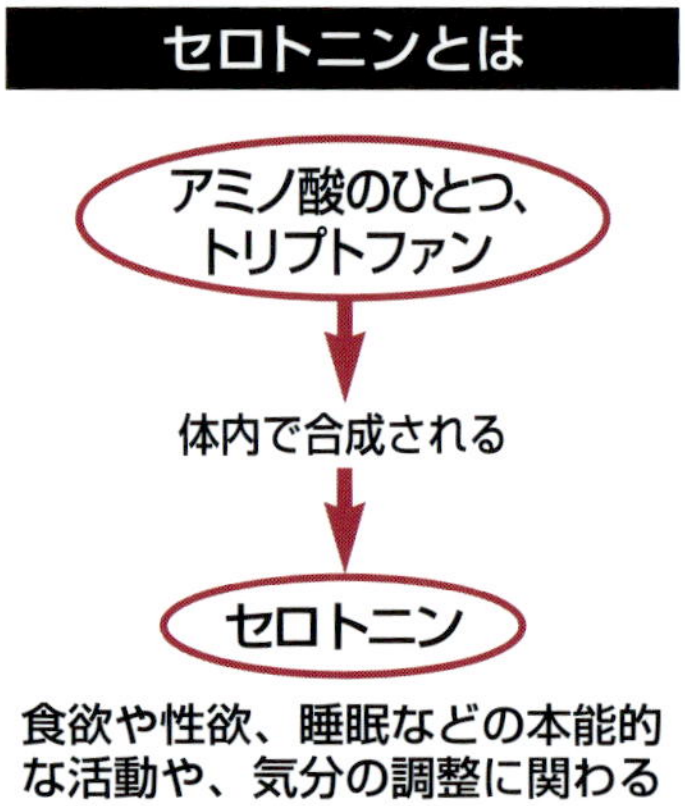
セロトニンとは
アミノ酸のひとつ、
トリプトファン
体内で合成される
セロトニン
食欲や性欲、睡眠などの本能的
な活動や、気分の調整に関わる

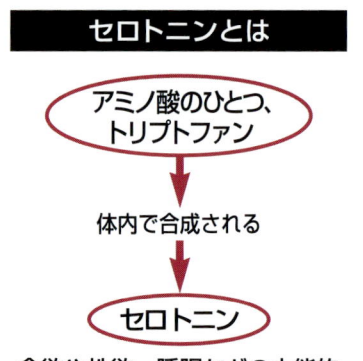

4

回復に向けて本人ができること

強迫性障害の治療には、時間と根気と工夫が必要です。
医師やカウンセラー、家族は、治療のサポートはできますが、
本人が治したいと思っていないと
治療はうまく進みません。
治療中、どのように過ごすのがよいか、
さらに、治療後の再発予防に関しても解説します。

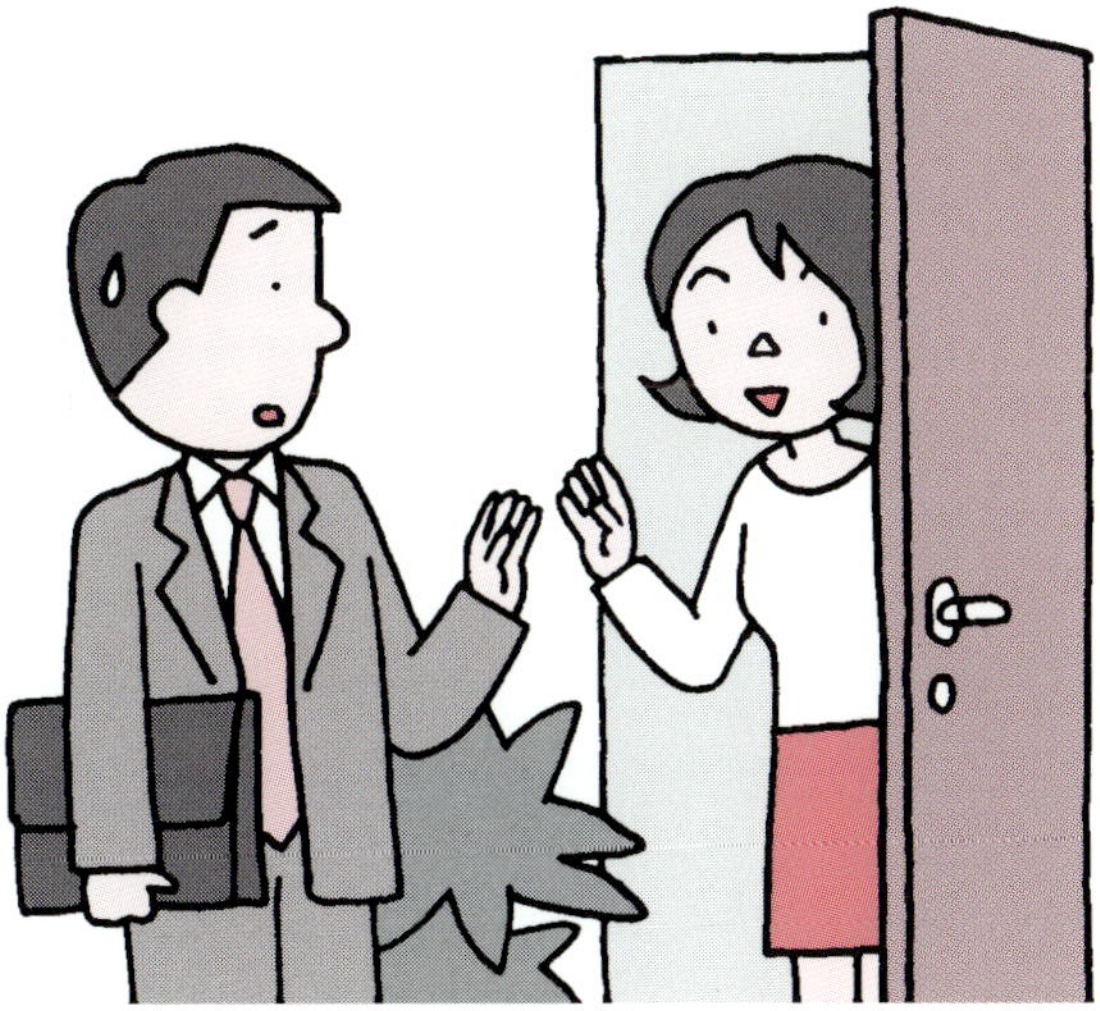

治療の考え方

「治してもらう」のではなく「一緒に治していく」

強迫性障害は医療機関にかかればそれだけで治る病気というわけではありません。患者さんが治療に対して積極的であれば、改善までにかかる期間が短くなるのです。

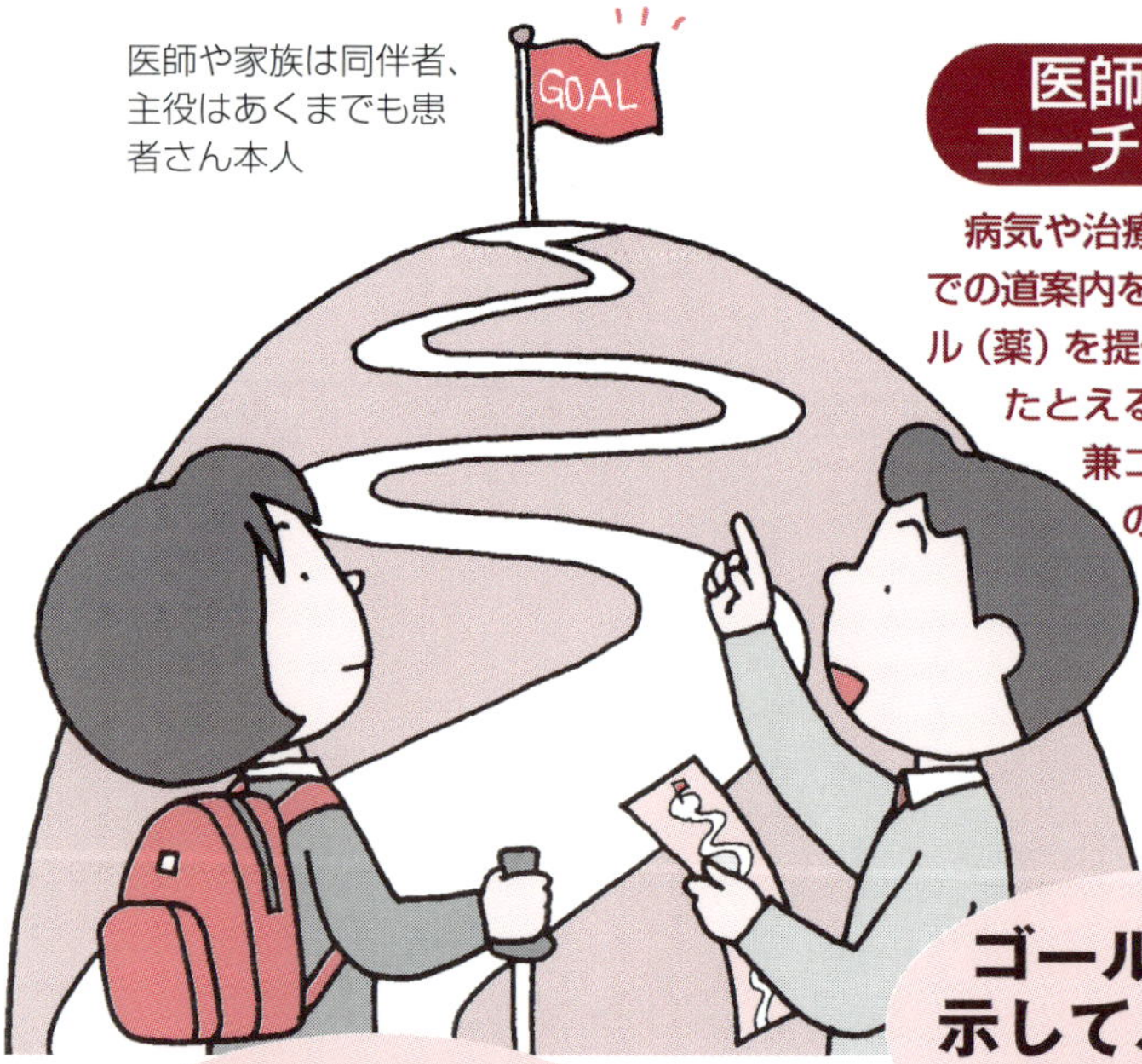

医師や家族は同伴者、主役はあくまでも患者さん本人

医師はガイド兼コーチのようなもの

病気や治療法を説明して回復までの道案内をし、治療に役立つツール（薬）を提供するのが医師です。たとえるならば医師はガイド兼コーチのようなものなのです。

ゴールや道筋を示して、薬を処方するのが医師

ゴールまで歩くのはあくまでも患者さん本人

本人の「治す」気持ちが大切

認知行動療法ではとくに重要

認知行動療法を実践していくためには、本人の自覚と決意がとくに大切。「現状を変えたい」という思いを強くもてると、不安に耐えぬく力になる。

積極的な治療参加が早期回復につながる

強迫性障害の治療は、医師と患者さんが協力しあいながら進めていきます。本人が病気のしくみをきちんと理解し、「治そう」という

今日はうまくいかなくてもがっかりしない、明日はうまくいくかもしれない、とはげます

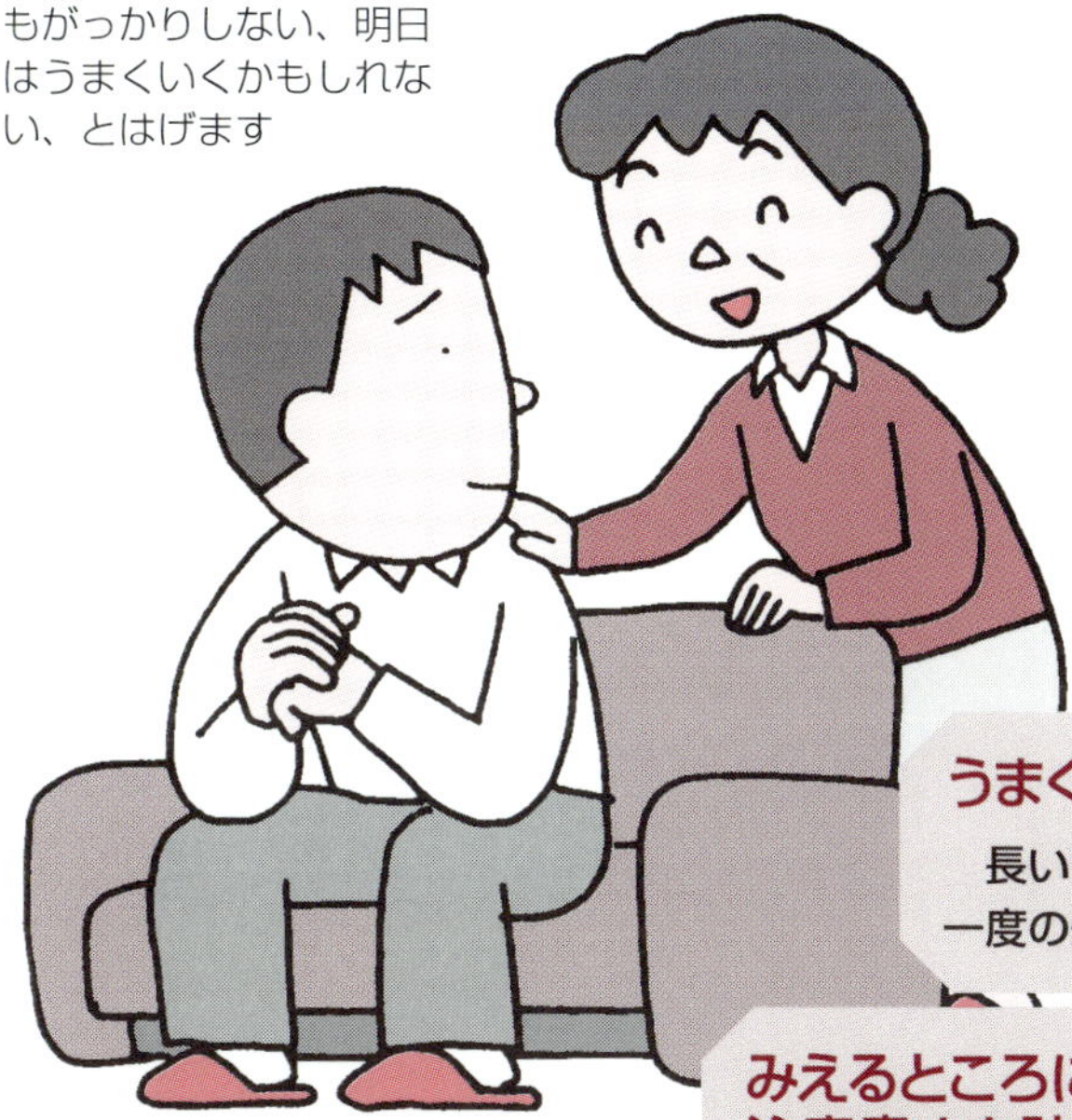

治療を上手に進めるための工夫

不安な気持ちを無理に打ち消そうとせず、そのままにしておくと、おさまっていきます。行為をせずにすむ工夫のヒントをいくつかあげておきます。参考にしてください。

治療に協力してくれる人を探す

ホームワークをおこなうとき、はげまし援助してくれる協力者がいると心強い。

うまくできない日もある

長い目でみれば、症状は軽くなっている。一度の失敗で元に戻るわけではない。

うまくできたら自分へのプレゼントをする

楽しみは、自分へのごほうび。「うまくいったら楽しもう」と決めておく。

みえるところに注意書きを貼っておく

注意書きをみることが、強迫行為を中断するきっかけになる。

治ったらやってみたいことを考える

つらい治療期間を乗り切るはげみになる。

友人とのサッカー観戦など、好きなことを自分へのプレゼントにする

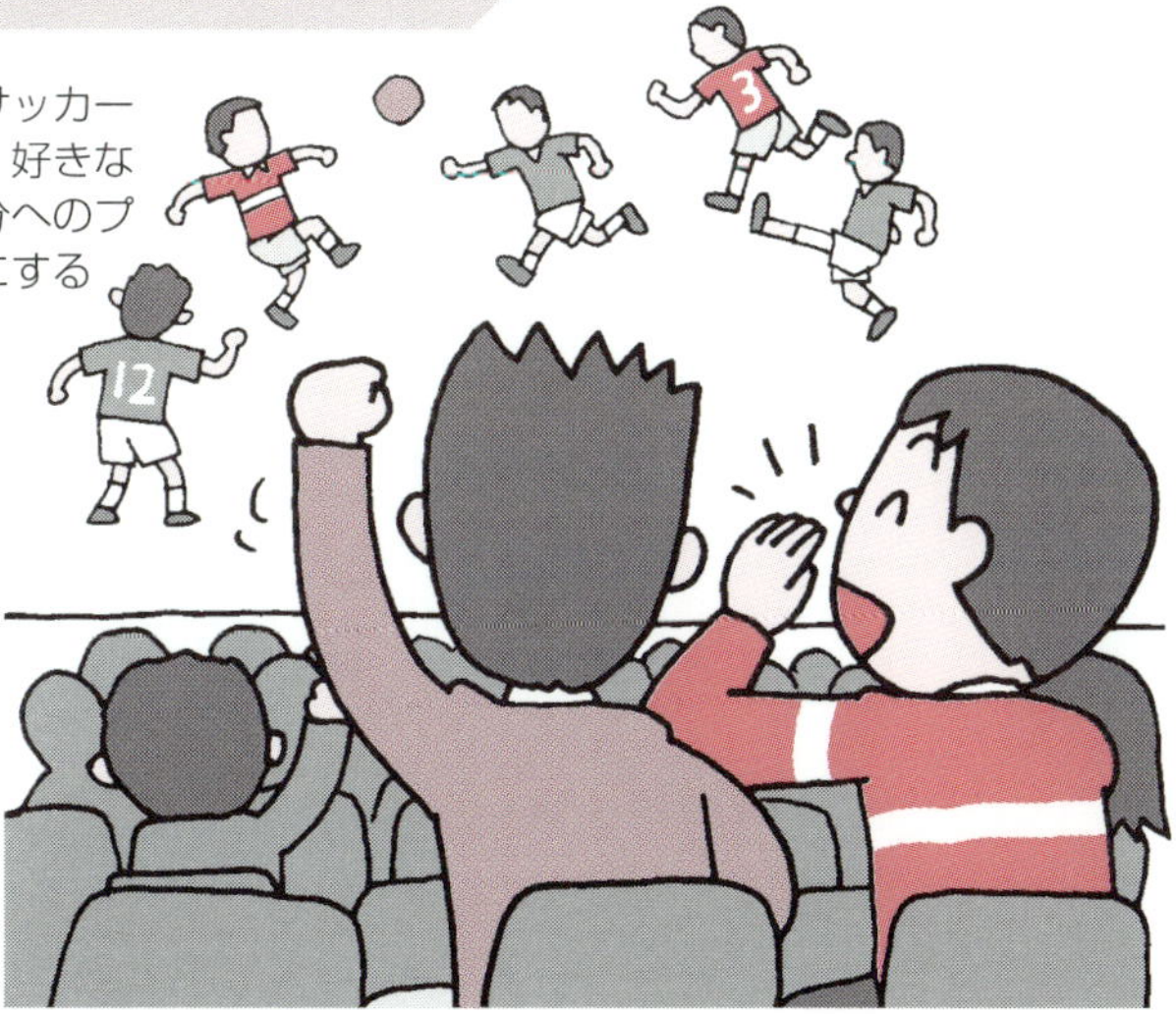

意欲をもつことで、治療のスタートラインに立てるのです。

不安と向き合い、強迫行為をしたくなる衝動に抵抗するのは並たいていのことではありません。けれど、「根気強くやり続けよう」という強い意欲が回復の推進力になります。積極的に治療に参加していきましょう。

日常生活のあり方

仕事や学校、趣味など日常生活を大切にする

強迫性障害の治療に専念するのは、必ずしも得策とはいえません。症状に苦しめられていても、仕事や学校は休まず通い続けるほうがよい場合も少なくありません。

ふだんの生活を大切にする

強迫性障害の治療では、日常生活に目を向けることも大切なポイントのひとつになります。

たとえば、なんとか仕事や通学ができているなら、ふだんの生活を続けて生活の幅を狭めないことが、治療に役立つ場合もあります。

仕事や勉強に集中したり、なにかを楽しんでいるときなど、症状による苦しみが少ない時間があるはずです。そうした時間をもち続けるのは、症状の悪化を食い止め、回復をはかるうえで大切なのです。

悪循環から抜けだすために

強迫症状があると症状にばかり目が向き、生活が狭くなりがちです。そうなると、いつも症状とつきあっていかなければならず、ますます症状がひどくなる悪循環に陥りがちです。

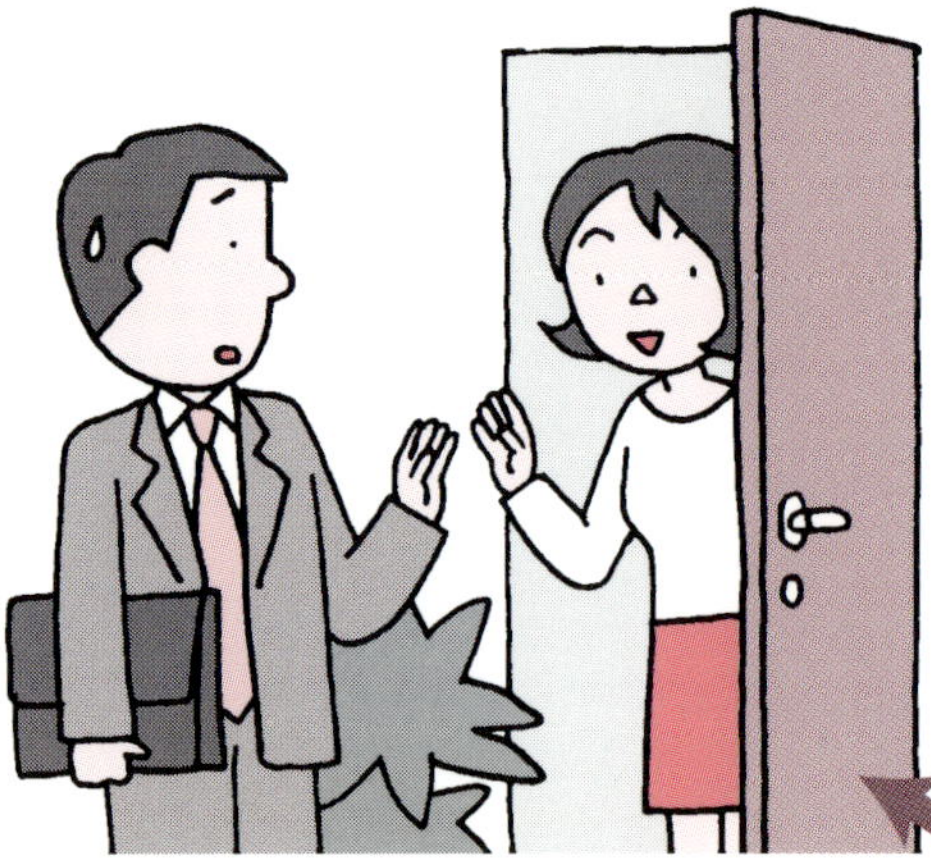

症状をかかえていても、なんとか仕事ができる状態なら出社を続けたほうがよいことも少なくない

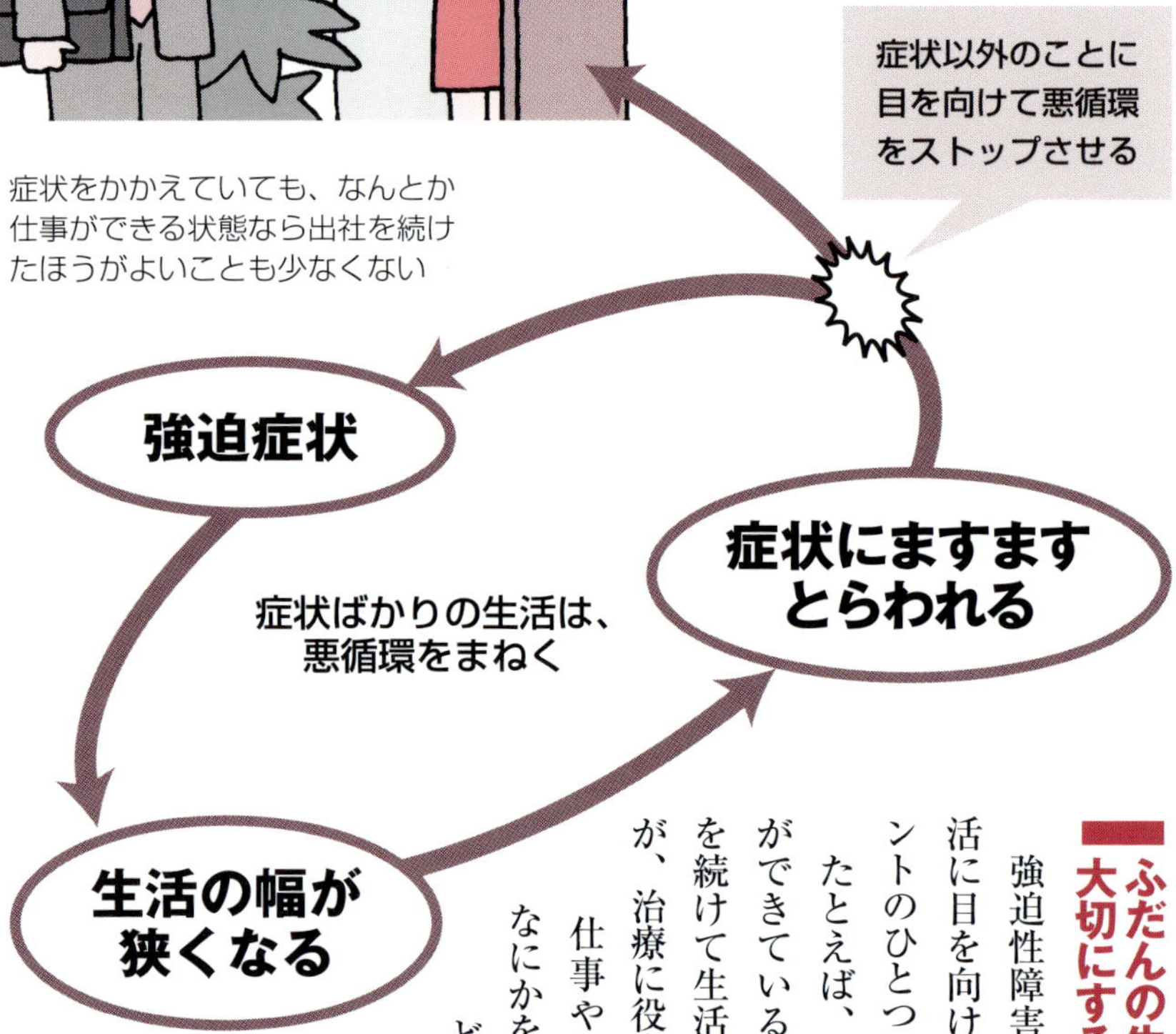

症状以外のことに目を向けて悪循環をストップさせる
強迫症状
症状にますますとらわれる
症状ばかりの生活は、悪循環をまねく
生活の幅が狭くなる

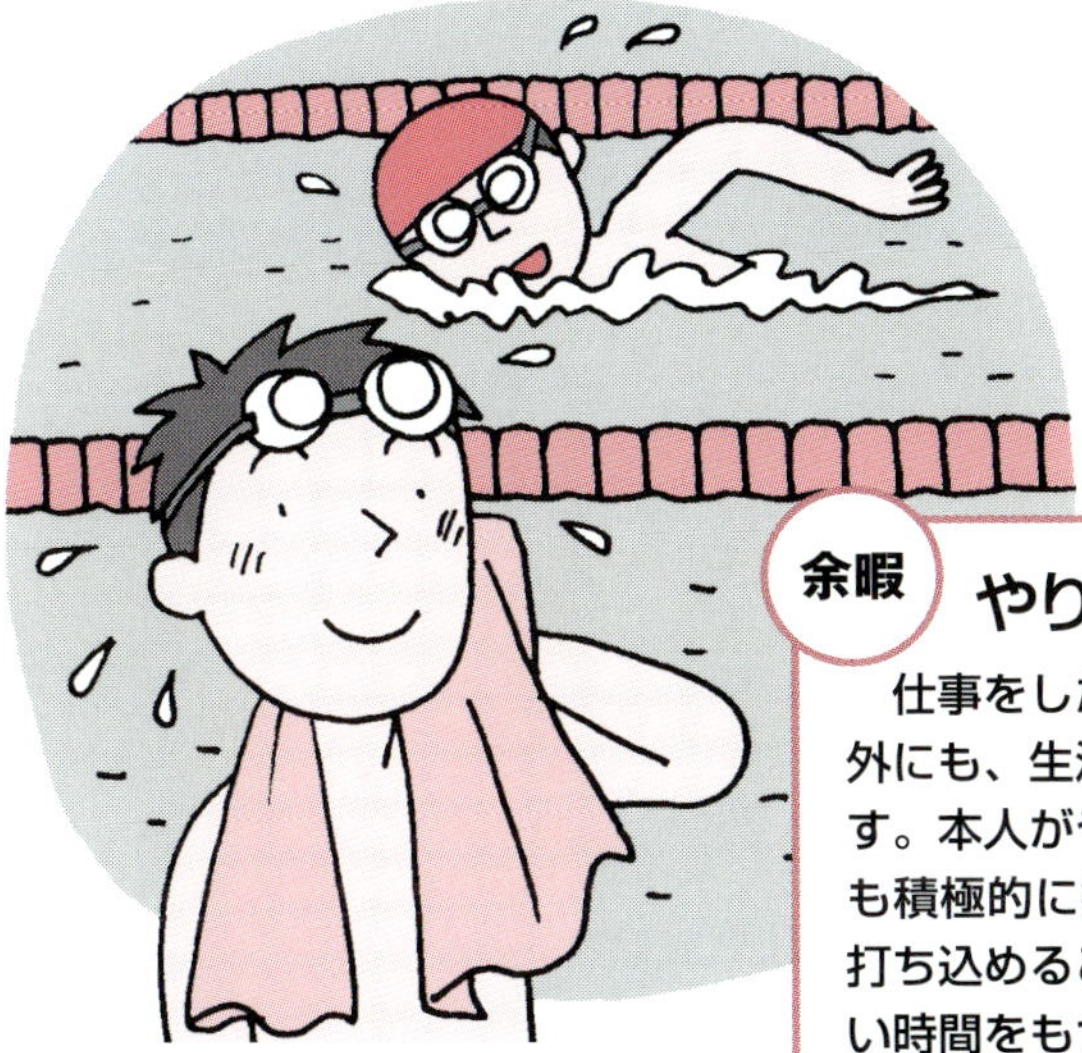

水泳などの運動をしている間は、強迫症状から遠ざかることができる

強迫症状にとらわれない時間をもつ

症状を忘れていられる時間をつくるように心がけることは、回復を早めるポイントのひとつです。

余暇 やりたいことをやる

仕事をしたり、学校に通ったりする以外にも、生活の幅を広げる方法はあります。本人がやりたいと思うことになんでも積極的に挑戦してみればよいのです。打ち込めることがみつかれば、症状がない時間をもつことができます。

運動を取り入れるのもおすすめ

障害の背景にある脳の疲労をとるには、体を動かすのがおすすめ。運動の種類は問いません。ウォーキング、ジョギング、水泳、ヨガなど、自分に合った運動を取り入れてみましょう。

仕事・学校 折り合いをつける

まわりの人の目が意識される場では、症状をおさえようという意識が働きます。何十回も手を洗いたいけれど適当に切り上げるなど、自分なりに折り合いをつけることができれば、毎日の暮らしのなかで行動療法を実践しているのと同じことになります。

症状にとらわれない時間をもつことで回復が早まる

どうしても休みたいときは医師に相談する

とても仕事には出られない、学校に通えない状態にまで症状が悪化しているときには、休職、休学を考えます。

休職や休学には診断書が必要なことも多いので、医師に相談をしてください。

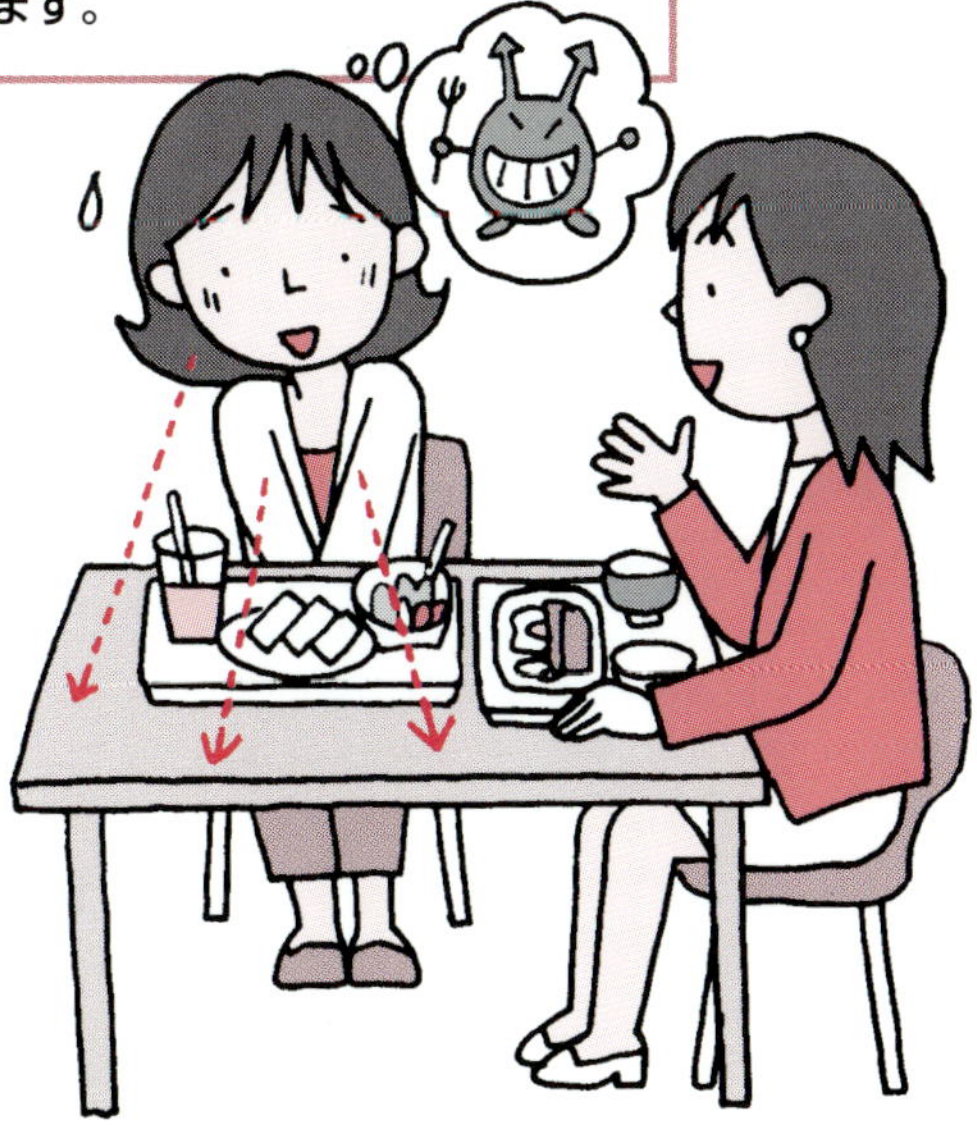

友人やまわりに人がいる状況では、なんとか症状を隠そうとするもの

本人のあり方

「自分だけが異常だ」と苦しまないで

「こんなばかばかしい悩みをかかえているのは自分だけ」などと、ひとりで苦しんでいませんか？　そんなことはありません。多くの人に同じような症状がみられるのです。

歴史上の人物にもみられる強迫性障害

歴史に名を残す人々のなかにも、数々のエピソードから強迫性障害であったと考えられる人はたくさんいます。

サミュエル・ジョンソン

イギリスの評論家。『英語辞典』を独力で完成したことで有名。部屋の出入りをする際、厳格に歩数を決め、いつも同じ足で敷居をまたいでいた。通りを歩くときはすべてのポストにさわり、ひとつでもとばすと引き返した。

強迫症状のため、友人を待たせたまま、道を駆け戻ることもあった

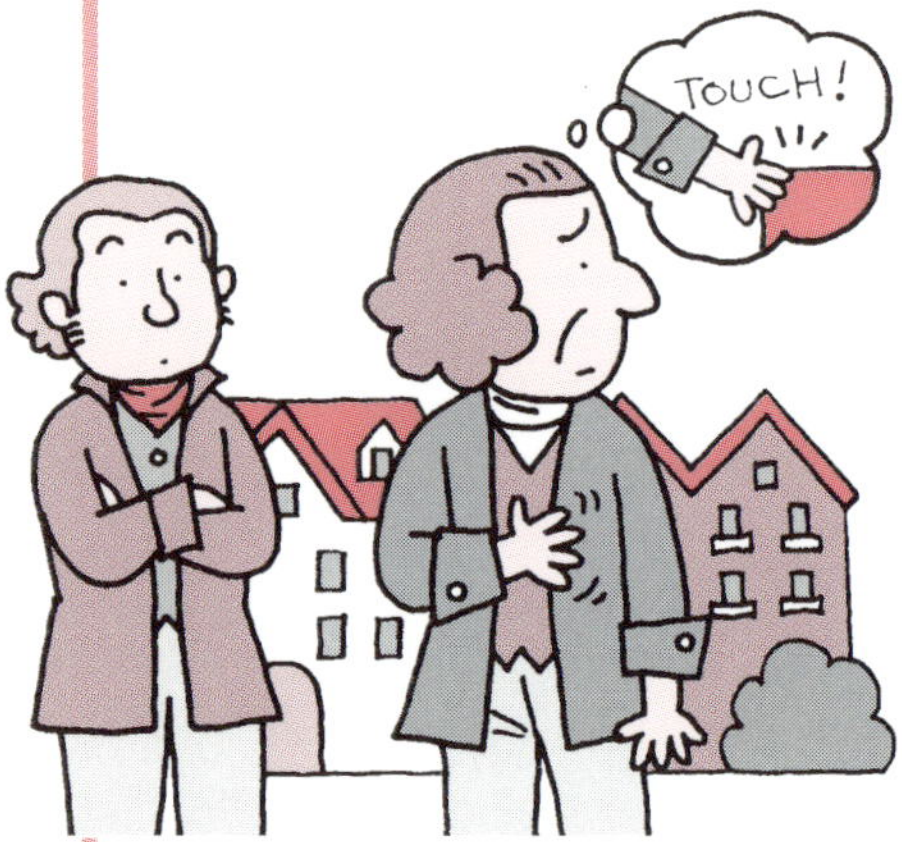

泉鏡花

幻想的な作風で知られる作家。不潔恐怖や確認強迫があったという。師の尾崎紅葉の家に書生として住み込んでいたころ、師から託された手紙をポストに投じた。しかし、きちんとした形で投函したか心配でたまらず、ポストのまわりをうろついていて、師に一喝されたエピソードを、自ら書き記している。

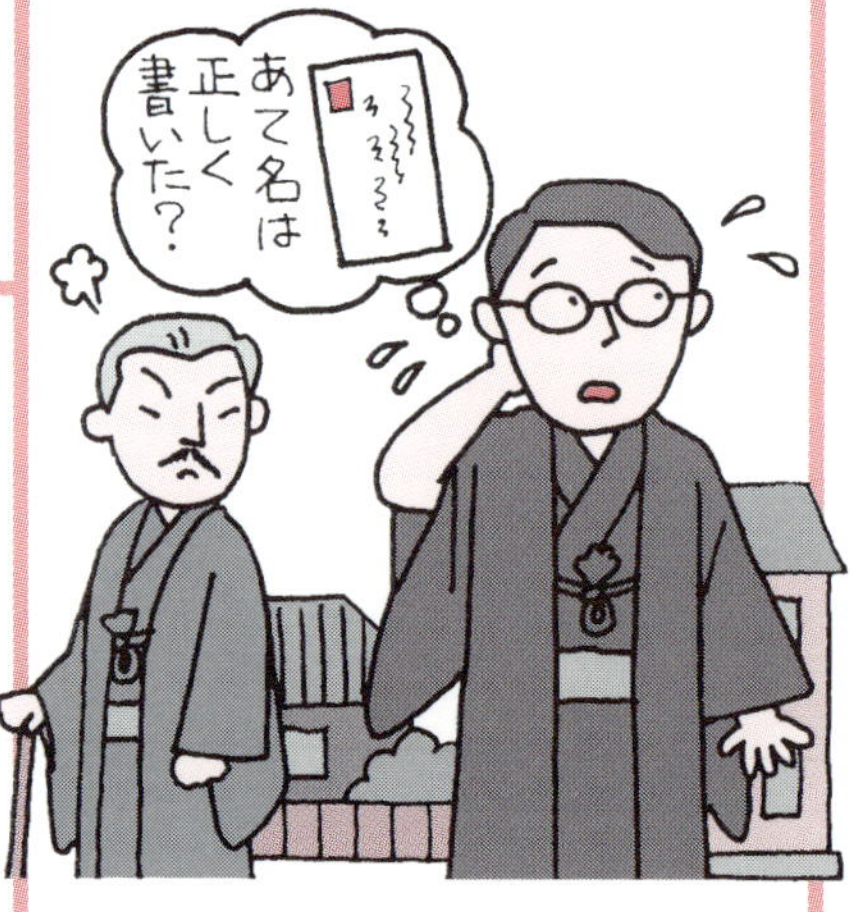

師の一喝で我に返ったという

平賀元義

幕末の国学者、歌人。不潔恐怖があった。知人の家に居候しては、口や体を洗うのに消毒剤として塩を大量に使ったり、排便後に何十枚と紙を使うので、周囲から迷惑がられた。用をたす時には、着物の裾がトイレの戸や壁にふれるのがいやで、かなり前から着物を胸までたくしあげ、下半身を露出して近づいて行った。

自分ひとりでかかえこまない

ひとりで苦痛をかかえ続ければ、悩みは深まる一方です。まわりに相談し、いっしょに対処法を考えていきましょう。

ほかの人にはわかってもらえるはずがない

こんなことで悩んでいるのは自分だけだ

私は気が変になってしまったのではないか

こんなふうに思っていると、自分の苦しみをだれにもいえず、ひとりでかかえこんでしまいがち。

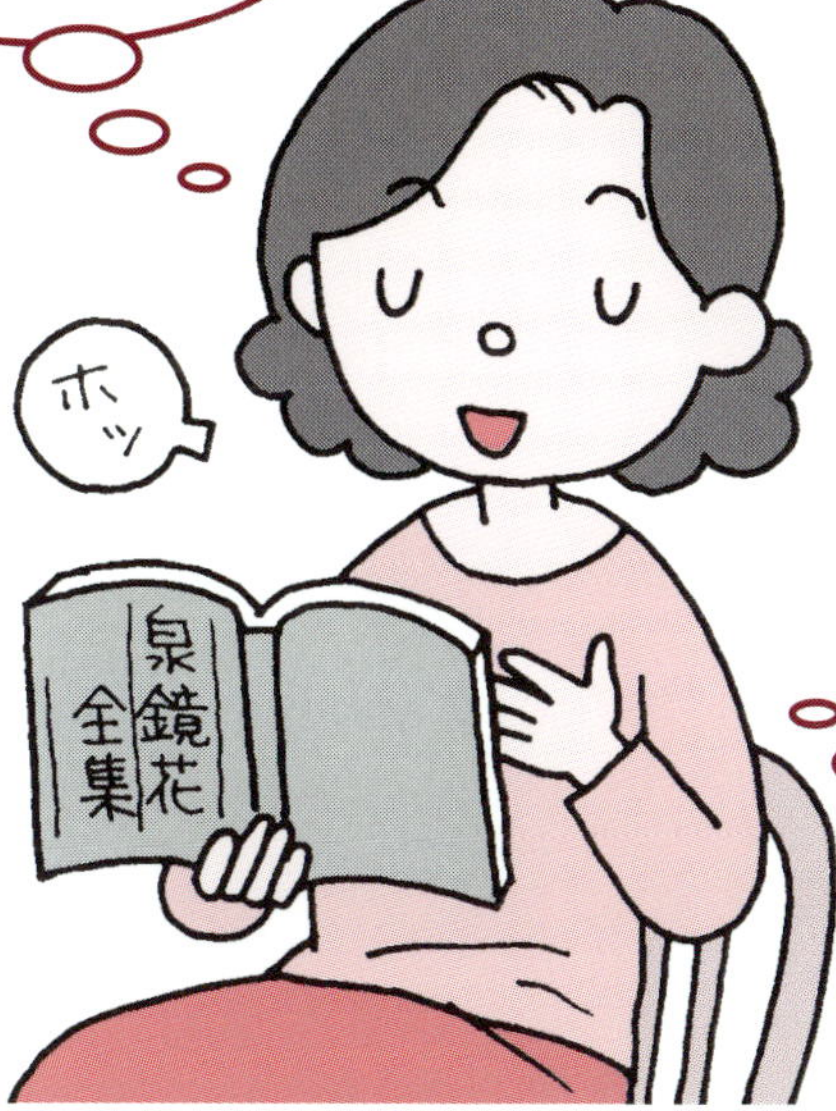

鏡花が描く強迫的な傾向の強い登場人物の姿に、共感を覚える人も多いはず

「あの人もそうだったんだ」と思えるだけで、心が少し軽くなる

よくある状態だとわかれば、対処法を求めて相談しようという意欲がわいてくる。

昔から同じような症状をもつ人はいくらでもいた

症状があってもうまくやってきた人もいる

医療機関

適切な治療を受けるためにも、思い切って受診してみましょう。

行政の相談窓口

さまざまな情報を入手できます。一度、相談してみましょう（例：精神保健福祉センター、保健所）。

家族・友人

自分の状態を理解してもらえるよう、相手を選んで話してみましょう。

古今東西を問わずみられる病気

強迫症状は決してめずらしいものではありません。いまなら強迫性障害と診断されるような著名人も、古今東西を問わず数多くいます。強迫症状をかかえていたからといって、彼らの評価が下がるわけではありません。

人間の社会生活のなかでは、強迫的な思考や行動が有利にはたらく場合もしばしばあります。たとえ、行き過ぎた点があっても、個性のひとつとして受け入れられてきたことも多いのです。

生活の悩み

精神保健福祉士などに相談生活のさまざまな悩みは

症状のために生活が制限され、経済面を含めて生活に不安を感じることも少なくないでしょう。そんなときに専門家の知恵を借りると、道がひらけてくることがあります。

強迫性障害から生じる悩み

強迫性障害が長引くと、さまざまな生活の悩みを生みがちです。さらに、それらの悩みが症状を悪くすることもあります。

強迫症状がなかなか治らない状態が続くと、勉強、仕事、人間関係、性などの問題が生じがち

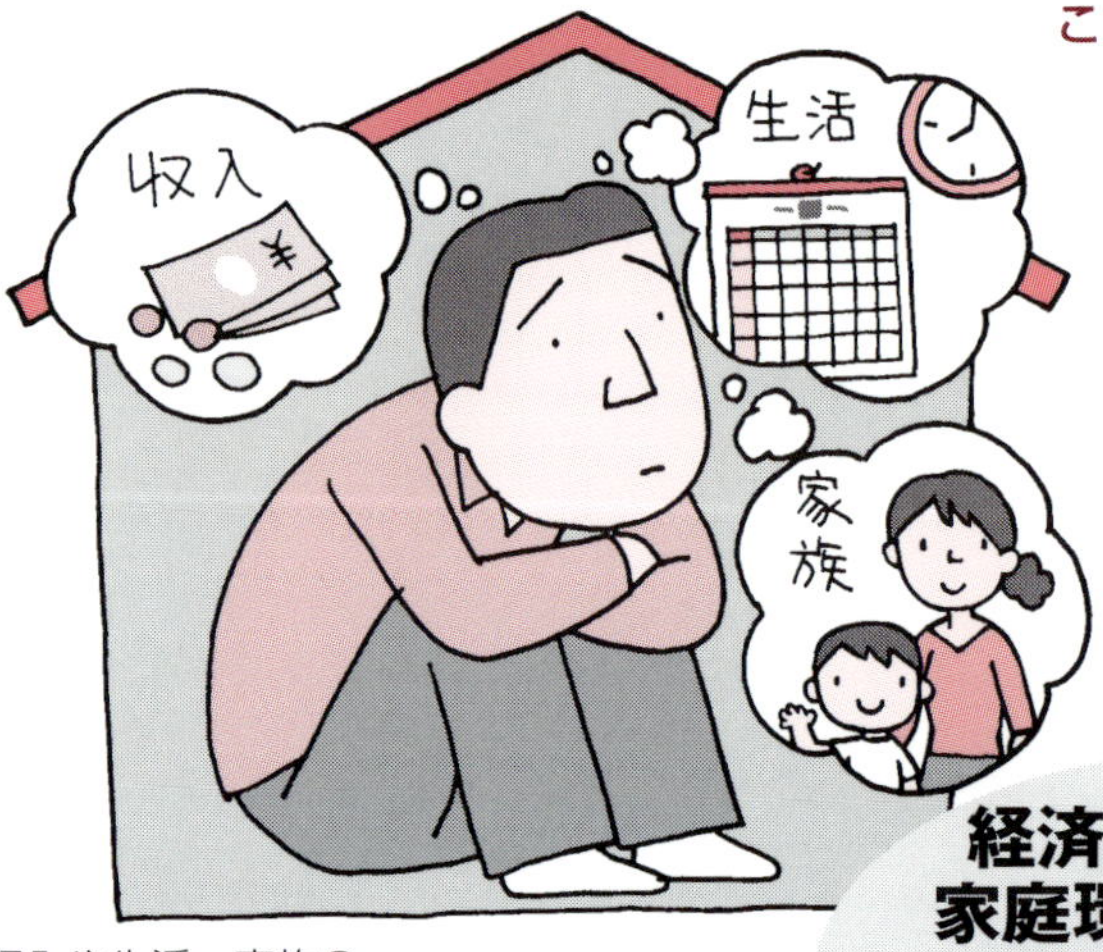

収入や生活、家族のことなどに悩みがち

経済的な悩みや家庭環境の悩みがストレスとなり、強迫症状がいっそう悪くなることも

生活全般の悩みの相談

強迫症状がなかなか治らない状態が続くと、生活に問題が生じがちです。たとえば強迫性障害の患者さんは、「仕事に就いている人の割合が少ない」「未婚の人や、結婚生活に問題が生じている人が多い」という報告があります。そして、こうした生活の悩みが大きなストレスとなり、いっそう強迫症状が悪化してしまいがちです。

生活の悩みがあるとき、頼りになるのが精神保健福祉センターや保健所、地域生活支援センターなどの施設であり、各施設にいる精神保健福祉士です。社会資源を活用することで、解決の糸口が見つかる場合もあります。

身近な施設に相談を

精神科の領域の病気をもつ人に向けた支援をおこなっているところはいろいろあります。相談しやすいところにアプローチし、情報を入手しましょう。

相談にのってくれる人

精神保健福祉士

精神科領域のソーシャルワーカーで、国家資格化されている。精神的な障害をもつ人がかかえる生活上の問題の解決に向けて対策を立て、関係機関との調整をするなどして支援する。

各施設で専門的な知識と情報をもつ専門職として活動している

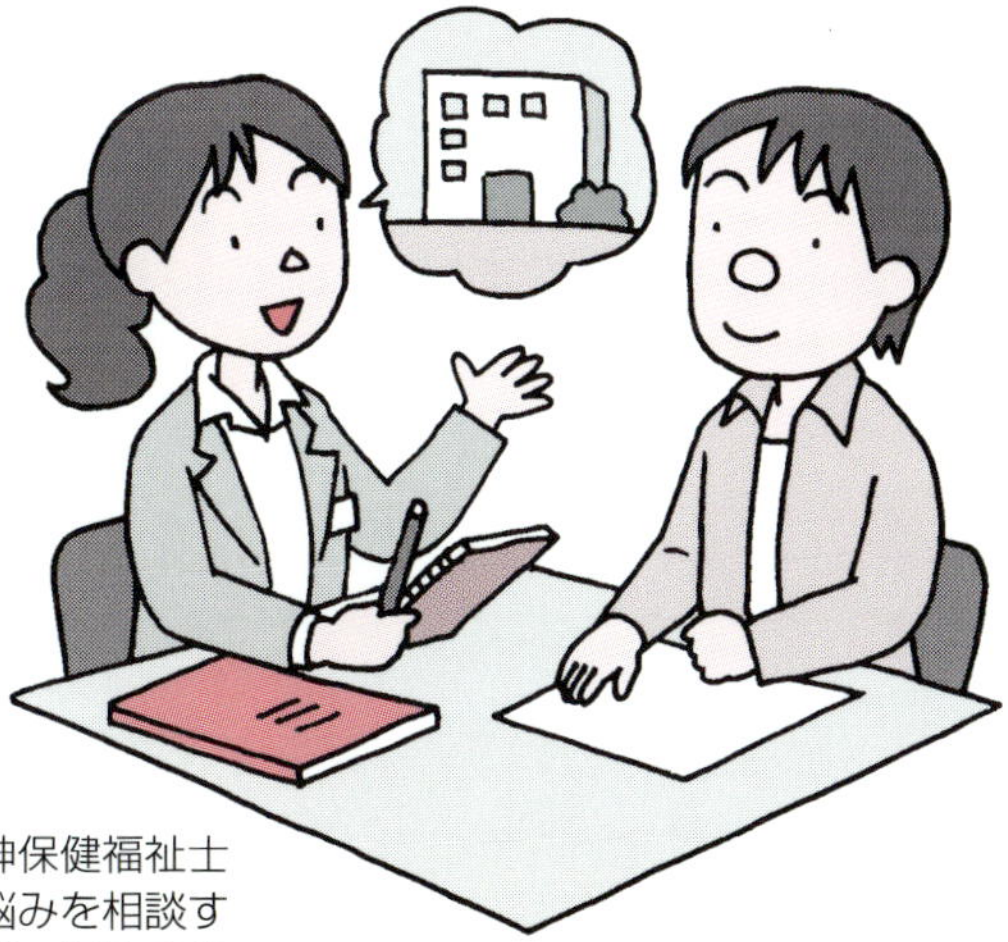

精神保健福祉士に悩みを相談すれば、解決の糸口になることも

相談できるところ

公的機関

- 市区町村役場の窓口
- 精神保健福祉センター
- 保健所

各機関で連携し、相談内容に応じた適切な対応がとられる。

地域生活支援センター

医療機関

リハビリテーション施設

- 精神科デイケア
- 作業所

など

それぞれの機関ごとに役割がことなる

利用できる福祉サービスや制度を紹介したり、手続きの進め方を教えてくれる（精神保健福祉士）

精神科リハビリテーションをおこない、生活面から治療をサポートしてくれる（デイケア、作業所）

安心していられる場所や仲間、相談のできるスタッフを提供してくれる（地域生活支援センター）

自助グループ

強迫性障害の患者さんが運営している団体は多くありませんが、森田療法の自助グループ（生活の発見会）は活動がさかんです。また、患者さんがつくるグループ（例：OCDの会）もあるので、医師にたずねてみるのもよいでしょう（82ページ参照）。

再発予防①

回復後も、しばらくは定期的に通院を続ける

治療によっていったん改善しても、症状の揺り戻しがみられるのはよくあること。しばらくは通院を続けて、再発のリスクを小さくする工夫を継続することが大切です。

回復後もしばらくは通院を続ける

症状が落ち着いてきたからといって、急に治療を中止するのはよくありません。薬を徐々に減らしながら、再発を防ぐコツを身につけていきます。

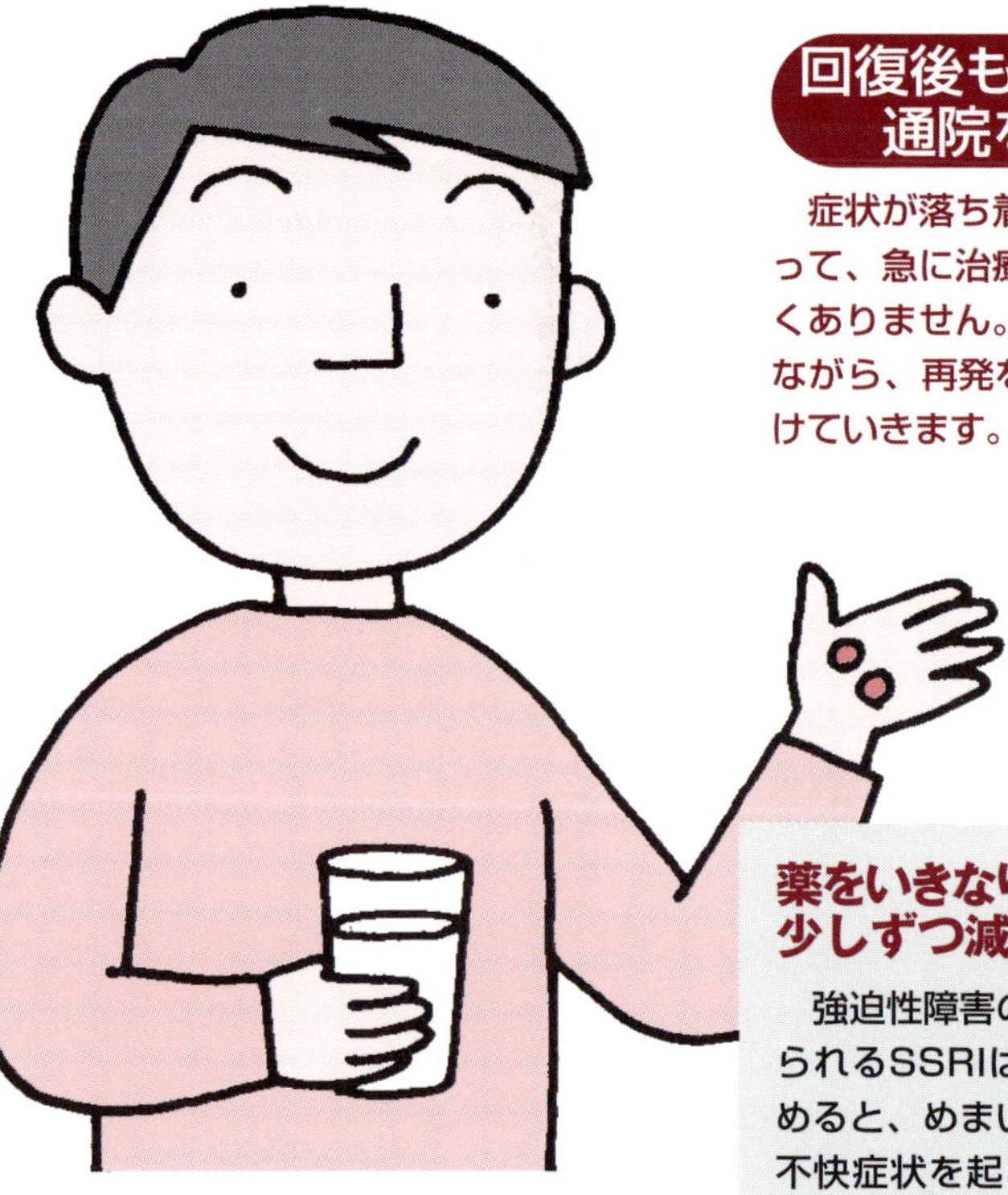

再発予防するために、量を減らしながら、服薬を続ける

薬をいきなり中止せずに、少しずつ減らしていく

強迫性障害の薬物治療に用いられるSSRIは、急に服薬をやめると、めまいやしびれなどの不快症状を起こすことがある。また、症状がよくなったあともしばらく服用を続けたほうが、中止後の再発率が低くなる。

再発のリスクを小さくしよう

体の病気も含めて、一度治ったら絶対にぶり返し（再発）が起きないという病気は少ないものです。心の病気も同様で、残念ながら、いったんよくなっても、ぶり返しのリスクがあるものがほとんどです。

強迫性障害も再発の可能性があるので、再発のリスクを小さくする工夫が必要です。そのためにはまず、薬を急にやめないようにすることが大切です。

薬を急にやめてしまうと、病状が不安定になる可能性があるうえ、中断症候群・退薬症候群とよばれる、さまざまな症状が出てくることがあります。

病気はぶり返しがあるもの

一度治っても、また症状がぶり返すということは、ほとんどの病気にみられます。ぶり返しを防ぐ工夫にどのようなものがあるか、症状がぶり返したときにどんな対処をすればよいのか、通院しながら学んでいきます。

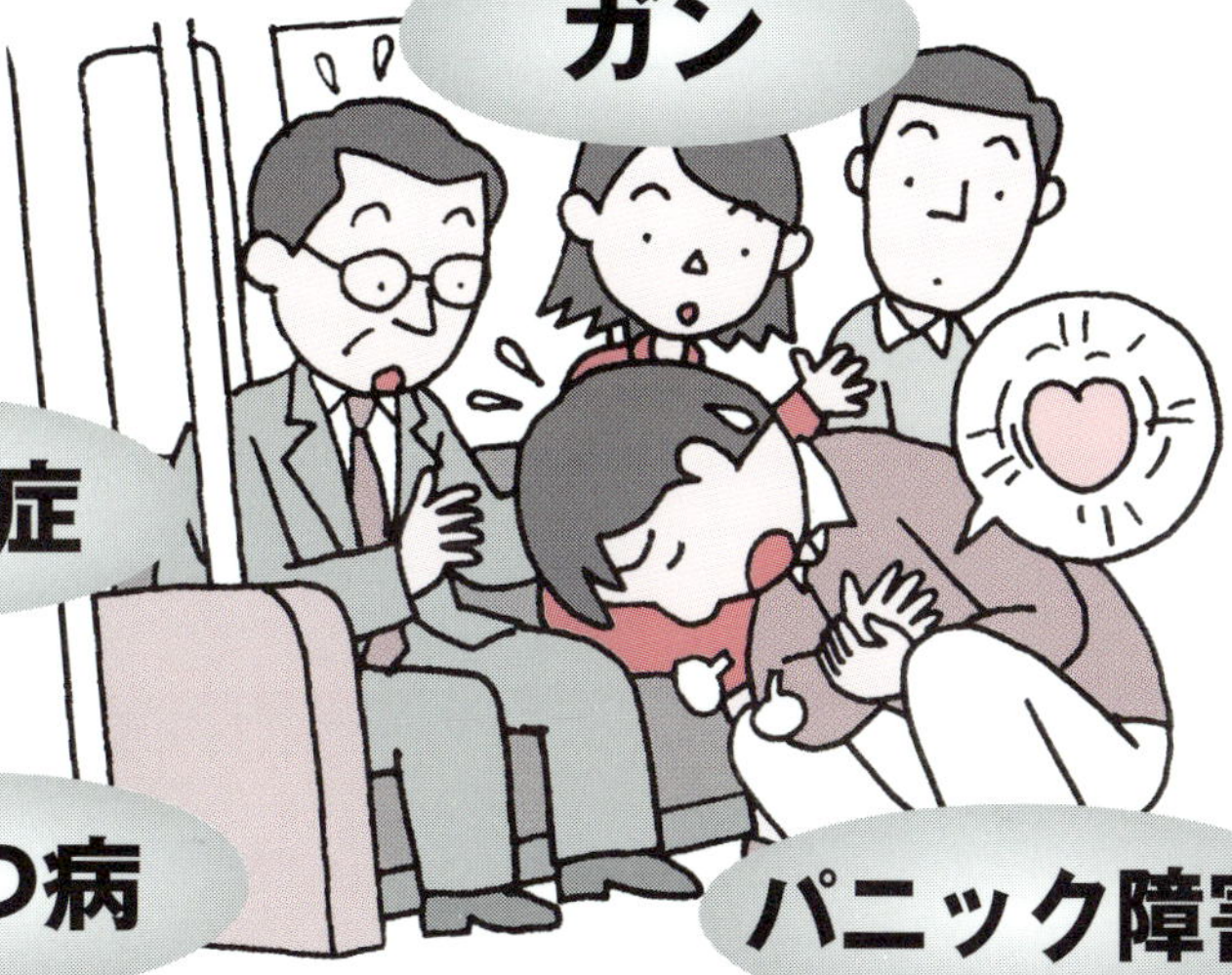
高血圧
ガン
狭心症
糖尿病
うつ病
パニック障害

治ったと思っていても、ふいにパニック発作が起こることもある

中断すると別の症状が

薬を急にやめると、めまいや吐き気をはじめとする、さまざまな症状が現れます。薬の量や薬をやめる時期などは、医師の指示に従い、自分だけで判断しないようにしましょう。

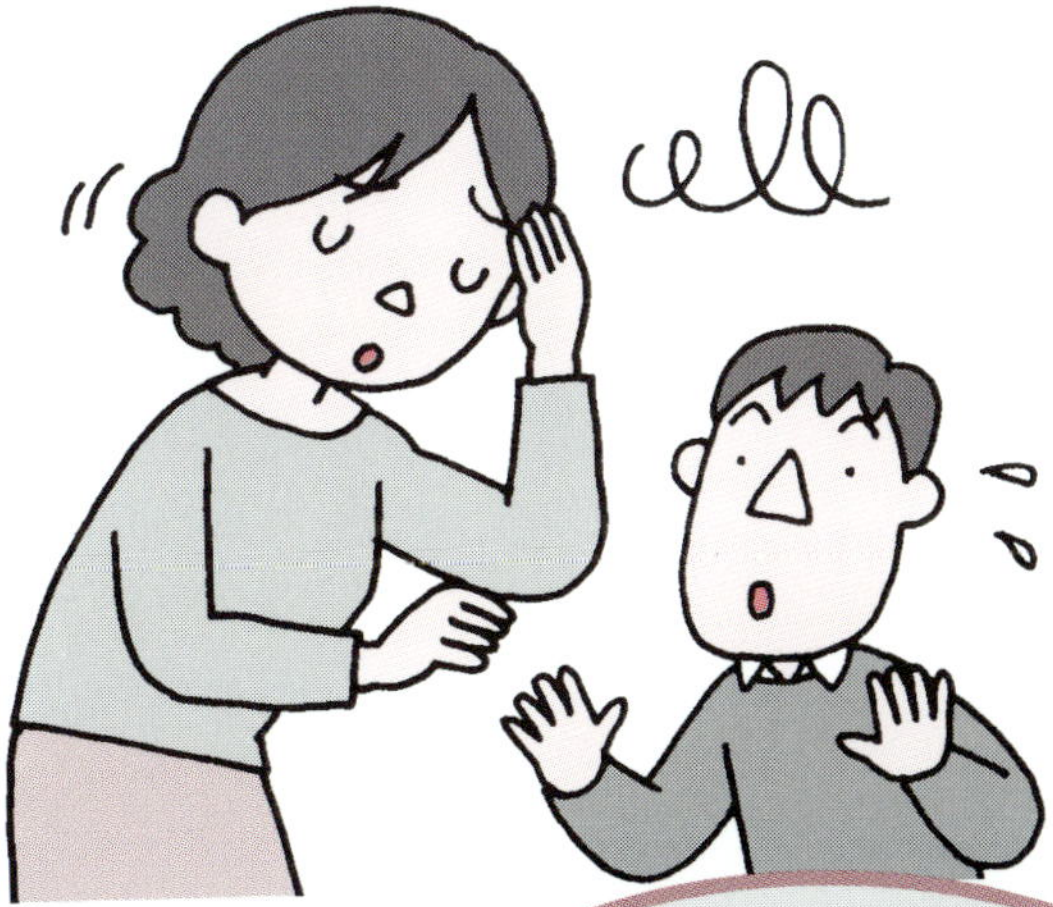

めまいが起こるのは、薬の中断症状のひとつ

中断症候群

中断症候群の代表的なものとしては、不安、めまい、吐き気、だるさ、しびれ、不眠などがある

薬の服用量ややめる時期は、医師が診察のうえで判断する。自分で治ったと思って勝手に判断することは危険

再発予防②

残っている症状をチェックし、減らす工夫をする

強迫症状がある程度よくなってきても、一部が残っていることが多くあります。症状がたくさん残っていると、再発のリスクが高くなるので、減らす工夫が大切です。

残っている症状を減らしていく

治療によって強迫症状がよくなってきても、症状の一部が残っていることが少なくありません。症状がたくさん残っていると、後日ストレスが加わったときに再発しやすくなってしまいます。

治療の終了を考える前に、こうした症状が残っていないかをチェックして、症状があれば、対処を工夫することが大切です。

残っている症状の例

強迫症状が軽くなったあとにも、症状の一部が残っている場合があります。これらは、再発のリスクを高めるので、どの症状が残っているかを把握して対応を工夫することは、再発予防に役立ちます。

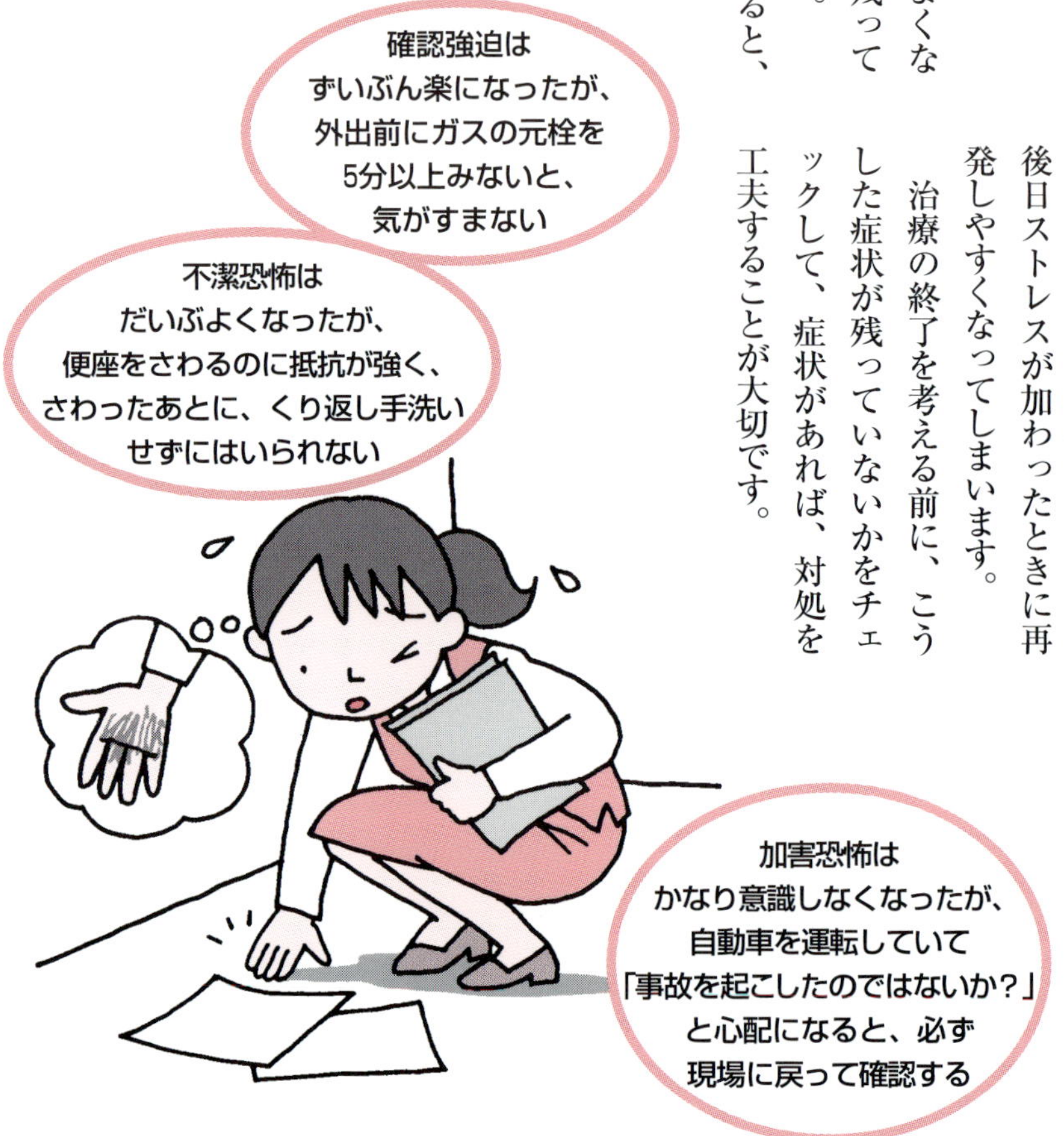
確認強迫は ずいぶん楽になったが、外出前にガスの元栓を 5分以上みないと、気がすまない
不潔恐怖は だいぶよくなったが、便座をさわるのに抵抗が強く、さわったあとに、くり返し手洗いせずにはいられない
加害恐怖は かなり意識しなくなったが、自動車を運転していて「事故を起こしたのではないか？」と心配になると、必ず現場に戻って確認する

ほかの不潔恐怖は軽くなったが、床をさわると長時間、手を洗わずにはいられない

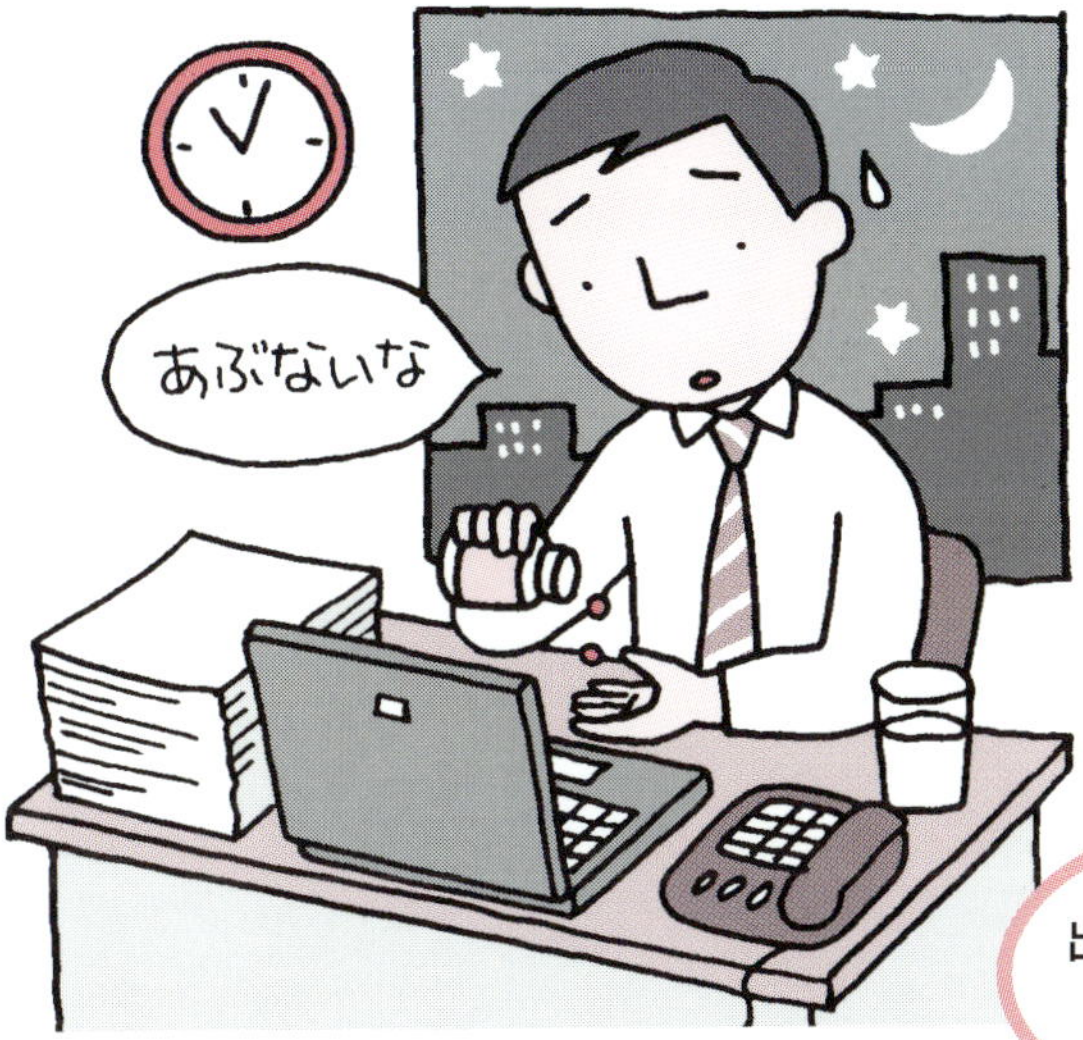

自分の体調をみながら、ひどくならないうちに服薬でコントロールする方法もある

強迫観念を「流す」練習をする

一度は消えていた強迫観念（侵入思考）が、後日また現れてくることもあります。そういうときに、強迫観念（侵入思考）をそのまま流して、強迫行為をしないでがまんするコツを身につけていきます。

- 強迫症状が出るリスクがあるとき（80ページ参照）に薬を飲む
- 強迫性障害の悪循環を思い出す
- 強迫観念が出てもびっくりせず、たじろがない
- 不安は時間がたつと小さくなることを思い出す（61ページ参照）
- ときおり曝露反応妨害法を復習する

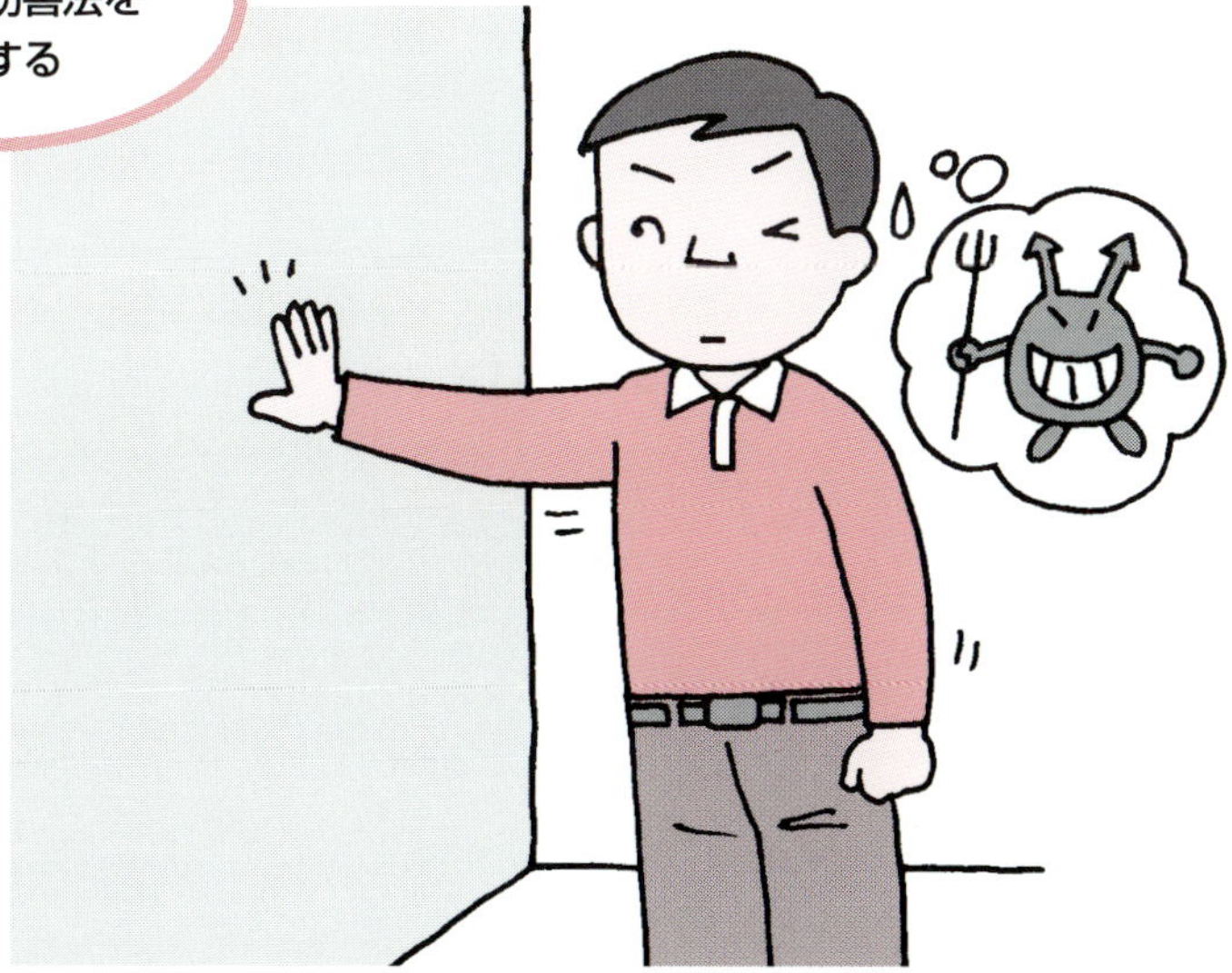

曝露反応妨害法を復習することで、強迫行為をしなくてもだいじょうぶと確認できる

再発予防③

睡眠不足、体調不良、ストレスに要注意

落ち着いていた症状が再発しやすいのは、睡眠不足や体調不良、ストレスが続いたとき。心身の疲れがたまっているときには注意が必要です。

知っていれば自分で対処しやすい

再発を防ぐために、心身ともに快適な状態を保つことができればベストですが、なかなか思いどおりにいかないのが実状です。どうしてもさけられないストレスもあれば、体調が悪いとき、寝不足になるときもあるのが人生です。

しかし、「これらの状況が危険」という認識のあるなしで、対処の仕方は変わってきます。早め早めの対応で、再発の危険を回避しましょう。

再発をまねく要因

再発をまねいた具体的なエピソードはさまざまです。けれど、たいていの場合、共通する要因があります。

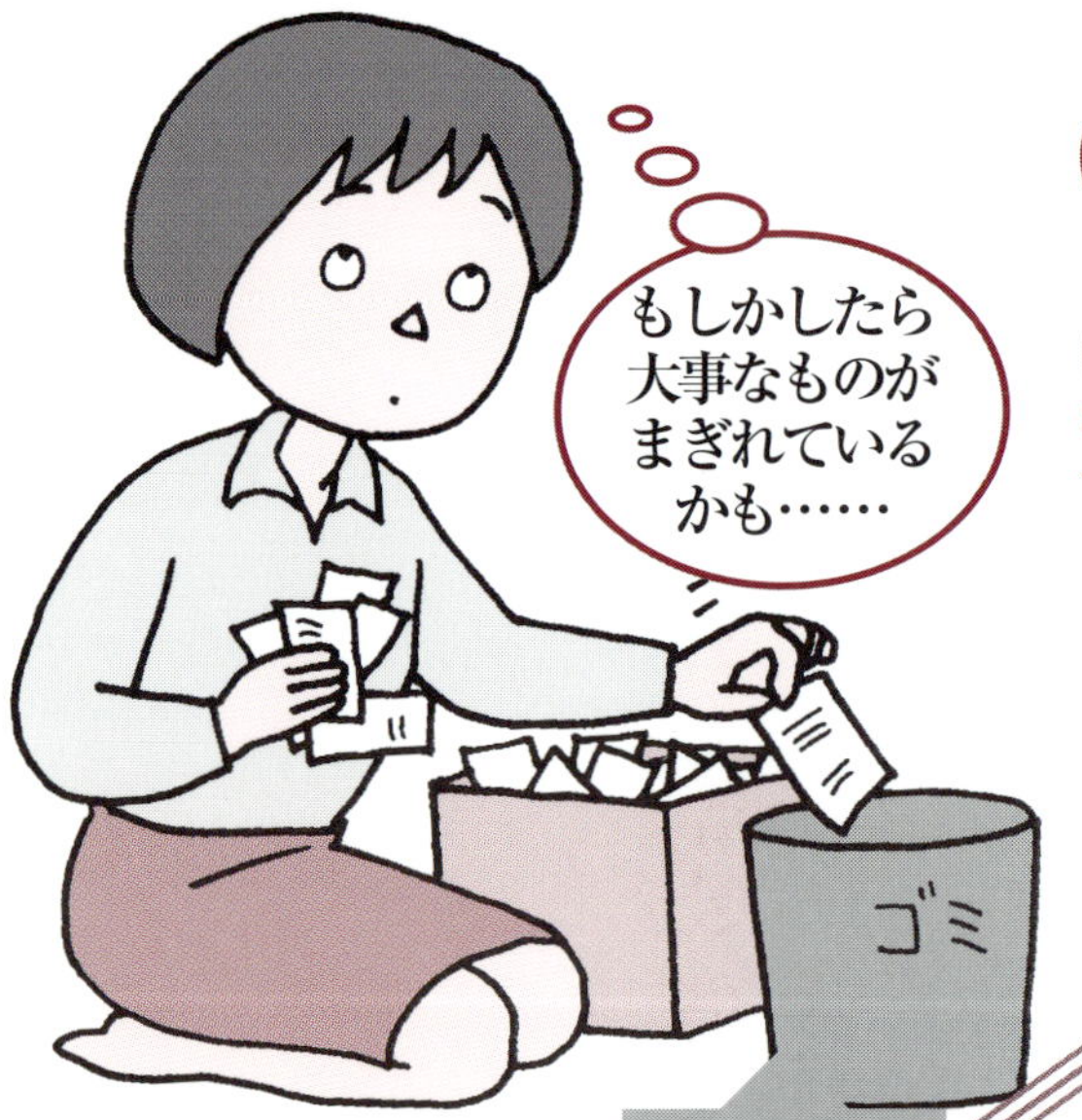
もしかしたら大事なものがまぎれているかも……
ゴミ

疲れてくると症状がぶり返して、ゴミを捨ててよいかどうか、わからなくなってくる

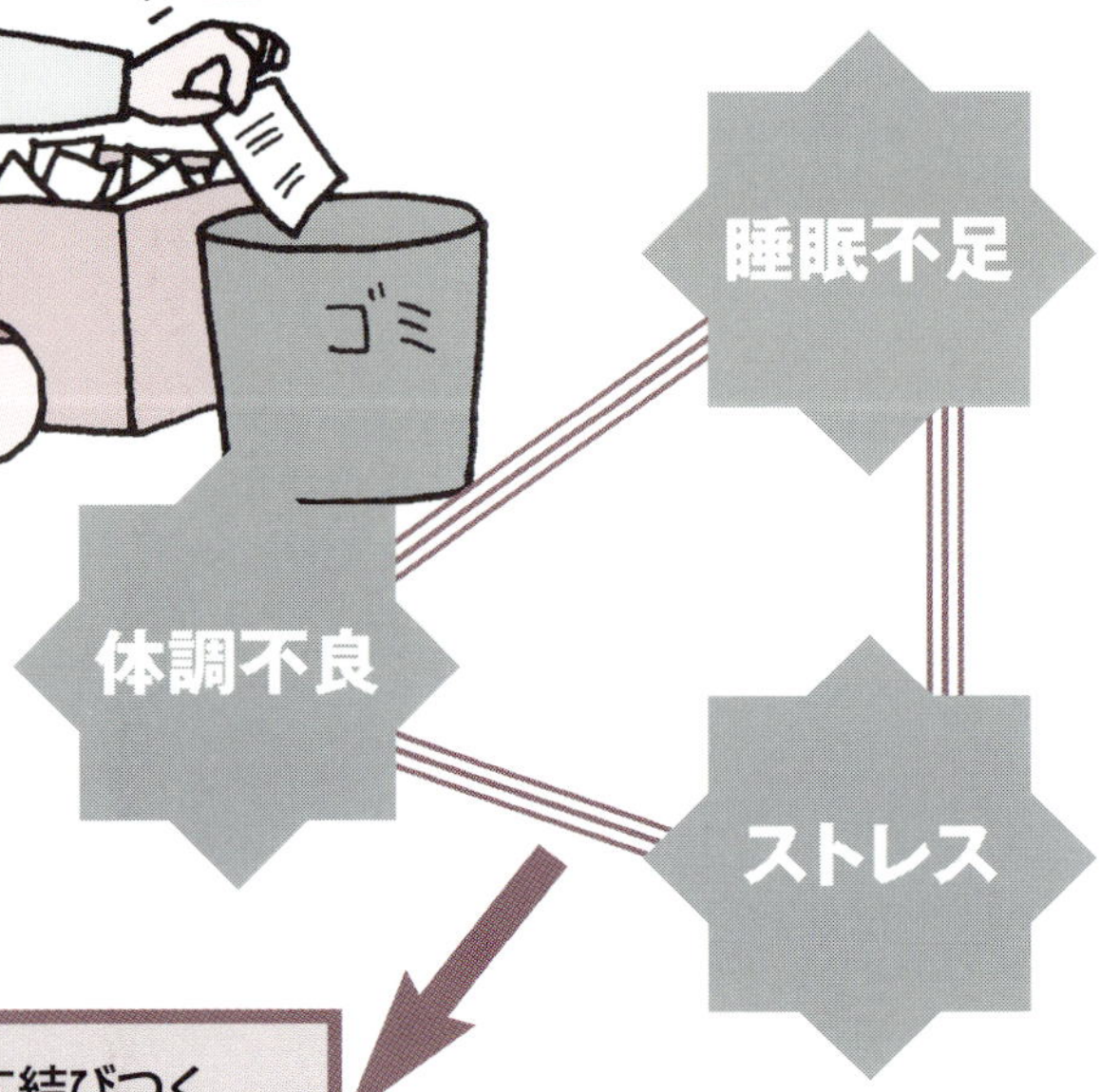
睡眠不足
体調不良
ストレス

これらは再発に結びつく可能性がある。
自覚があるときは無理せず、生活のペース配分に気をつけて、再発を予防する

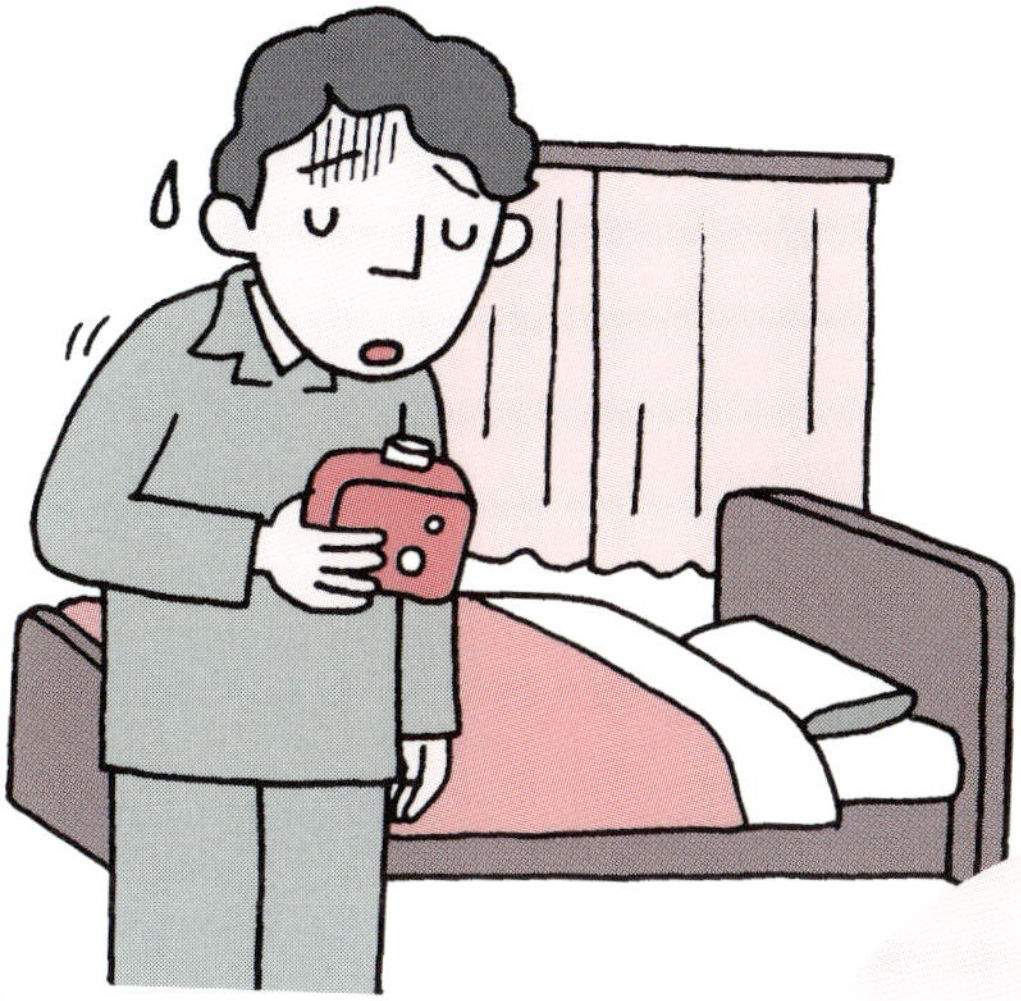

疲れがたまっているときは再発しやすい。負担を減らす工夫をする、早めに眠るなどの対策をとる

3つのポイントを押さえて再発予防

再発予防のためにできる日常生活のポイントを、3つあげてみました。どれも基本的なことですが、意外と見過ごされがち。あまり過敏になるのはよくありませんが、少し注意を払ってみましょう。

1 体調管理に気をつける

無理しない、疲れをためないことは、心の健康を守るために大切。十分な睡眠をとることもメンタルヘルスの必要条件。食事や運動にも気を配りながら、体調管理に気をつける。

2 なるべくストレスをためない

がんばりすぎ、がまんのしすぎはストレスのもと。何事も「ほどほど」を心がけて。「ストレスがたまっているな」と感じたら、早めに解消しよう。

- 正しい生活リズムを守る
- 悩みは早めに相談する
- 楽しめる趣味をもつ
- 休日は仕事を忘れる
- 一度にすべてを解決しようとしない
- 心身をリラックスさせる時間をもつ

3 自分の状態をチェックして、適切な対応を

自分の体の声に耳を傾けながら、日々の体調や気分のぐあいをチェックして、「あぶないぞ」と感じたら、早めに適切な手をうつ。必要なときには、医師に相談して薬を処方してもらい、危険な状況を乗り切るまで服薬する方法もある。

ストレスが重なって余裕を失いそうになったら、問題をノートに書き出して、対応を考えてみることで、気持ちの整理がつく場合がある

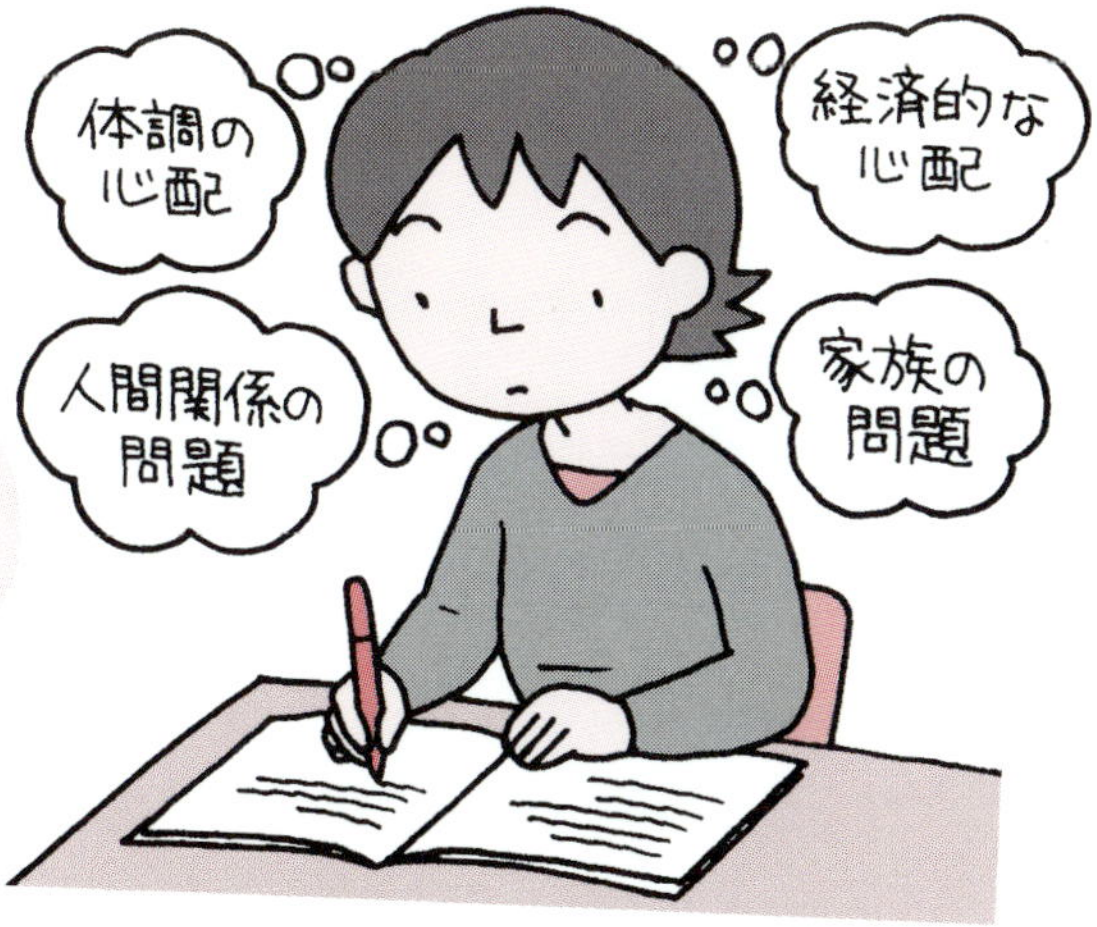

体調の心配
経済的な心配
人間関係の問題
家族の問題

COLUMN

当事者同士で情報を交換して支えあう
——自助グループ

●**講演会**　強迫性障害の専門家による講演会などで、最新の情報を得ることができる。質疑応答などをとおして、病気に対する理解や、生活のコツなどを学ぶことができる

●**研修会**　一般の人も参加できる、専門家による治療のデモンストレーションなど、治療について学ぶ研修会を開いているグループもある。適切な治療を受ける注意点なども学ぶことができる

自助グループ

自助グループとは、同じ病気や悩みをもっている人が集まり、情報の交換をしたり、病気について勉強したりするグループのこと。患者同士の集まりのほかにも、さまざまな活動もおこなっている

●**会合**　患者さんや、患者さんの家族が、自分の体験を語ったり、ほかの人の体験談を聞いたりして、病気に対する理解を深めることができる。自分はひとりではないと思えることは、治療にもよい影響をあたえる

●**情報の発信**　機関誌の発行やメーリングリストなどで、患者さんの声や、治療のアドバイスなどの情報を発信しているグループもある。参加したいが会場が遠い、直接会うのは気が進まない場合にも利用できる

病気のつらさを少しでも軽減できれば

強迫性障害の患者さんは、「こんなことで苦しんでいるのは、自分だけだ」と悩んでいることも、少なくありません。

自助グループには、同じ病気、同じ悩みを持つ人たちが集まっています。「苦しんでいるのは、自分だけではない」と思うことで、病気に対処しようという意欲がわいてくることもあります。

また、患者さん同士、家族同士がお互いの悩みを相談したり、アドバイスをしあったりして、日常生活のヒントをつかむこともできます。

●**OCDの会**
熊本県にある、強迫性障害の自助グループ。月1回の月例会や年1回の市民フォーラムなどを開催している（http://ocdnokai.web.fc2.com/）
月例会は名古屋、東京でも実施している。詳細は下記参照
●**名古屋OCDの会**
（http://758ocdf.web.fc2.com/）
●**東京OCDの会**
（http://109ocdf.web.fc2.com/）

5

家族が協力者として できること

患者さんを手助けするうえで一番基本的で大切なことは、
やめたくてもやめられずに苦しんでいる本人の苦労を理解することです。
理解があってはじめて、患者さんも安心して、家族に相談できるようになります。
強迫性障害の治療には家族のサポートが欠かせません。
症状を悪化させないために、なにができるのか。
具体的な対応を紹介します。

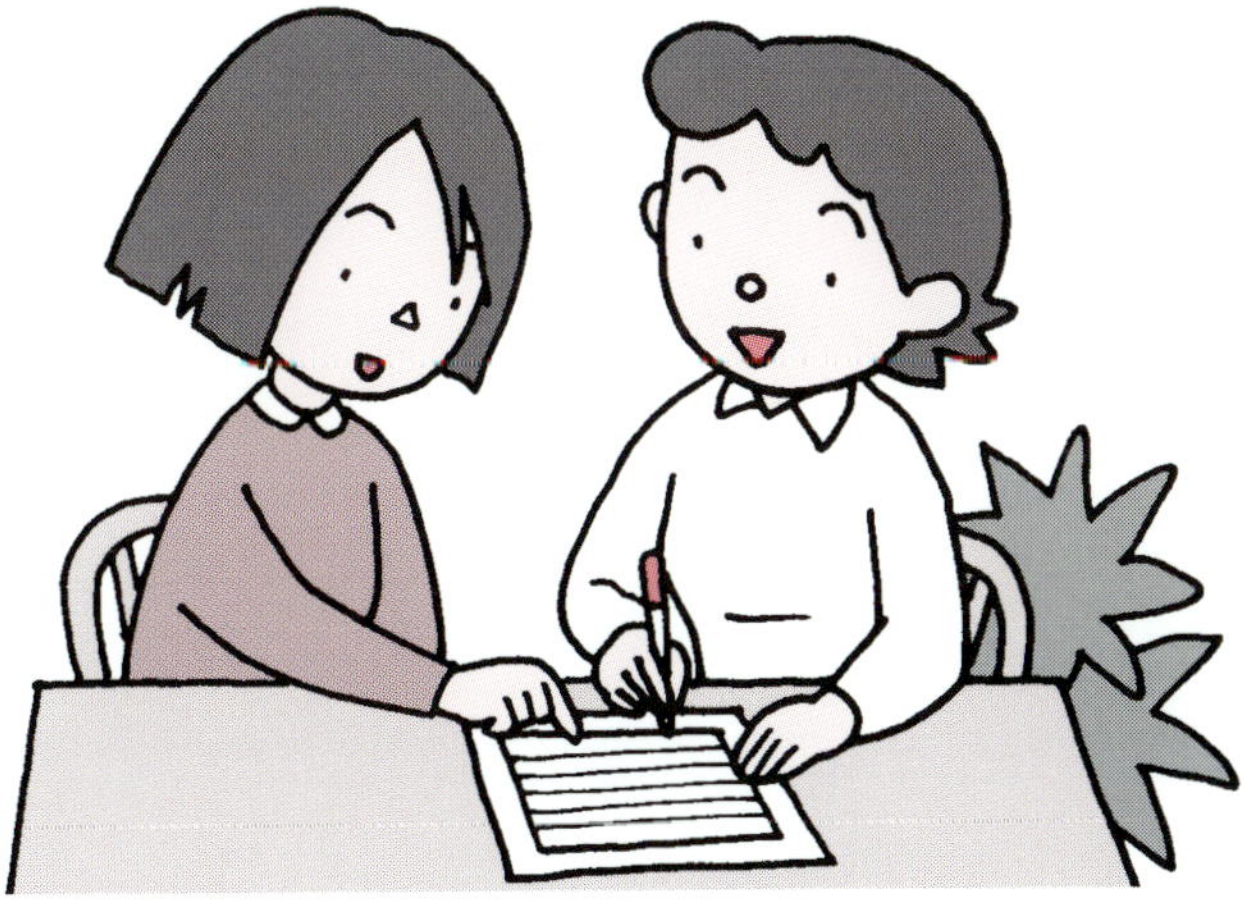

家族のあり方

止めたいが止められずに苦しんでいることを理解する

家族がどのように接していくかは、治療に大きな影響をあたえます。病気をきちんと理解して、ほどよい距離感を保ちながら根気よくサポートしていきましょう。

対応が経過を左右することも

家族は患者さんにとって、いちばん身近な存在。家族の対応で病状がこじれたり、患者さんのストレスが増すこともあれば、協力関係を築いて治療を進めやすくできることもあります。

はた目には奇妙にうつる強迫行為

心理教育を受けない

家族が治療を医師まかせにしていると、病気や本人の状態に対する理解が進みにくい。症状や本人の苦しみを理解できず、どのように対応してよいかもわからなくなりがち。

シャワーを浴びるように強要され、言うとおりに

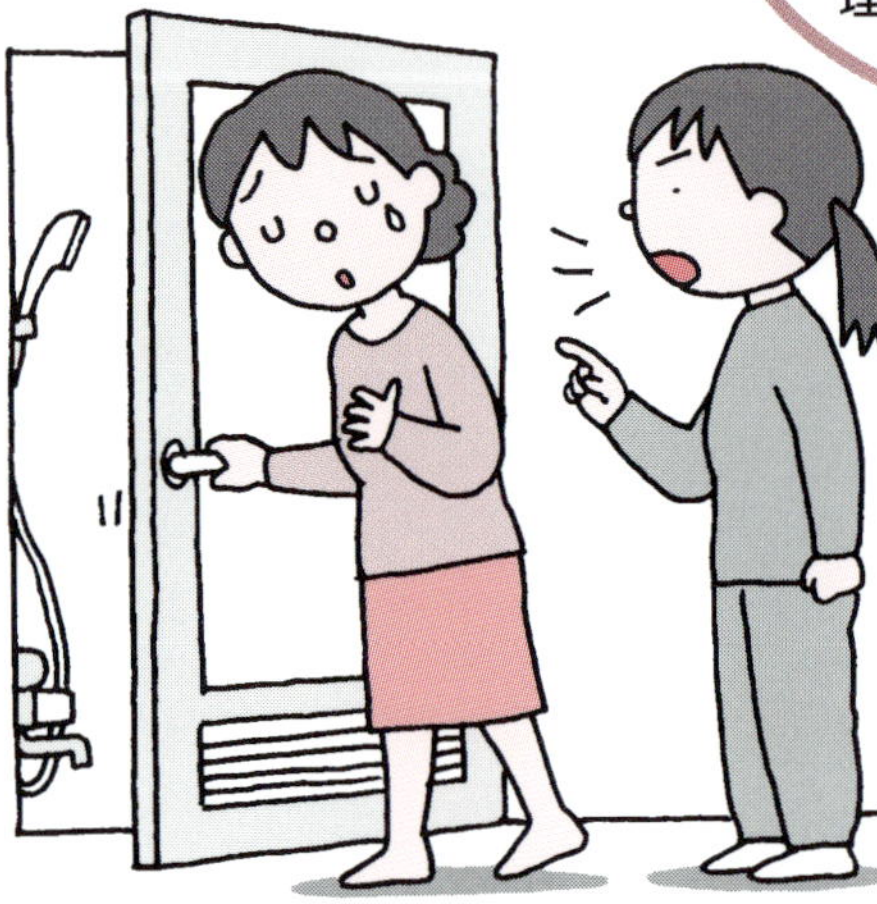

巻き込み

強迫症状に巻き込まれてしまい、本人のためにやっていることが、かえって病状の悪化につながる場合も。

過干渉

本人の不安を先取りして心配したり、世話をやこうとして、かえって本人の不安をあおったり、反発をかったりすることもある。

批判的な態度

「意志が弱いせい」「くよくよと考えすぎる」「気のもちよう」などと、本人に批判の目を向けてしまう場合もある。

治療に悪影響

家族関係が悪化

鍵がかかっているかどうか気になって、行ったりきたりしてしまう息子の奇妙な行動が理解できる

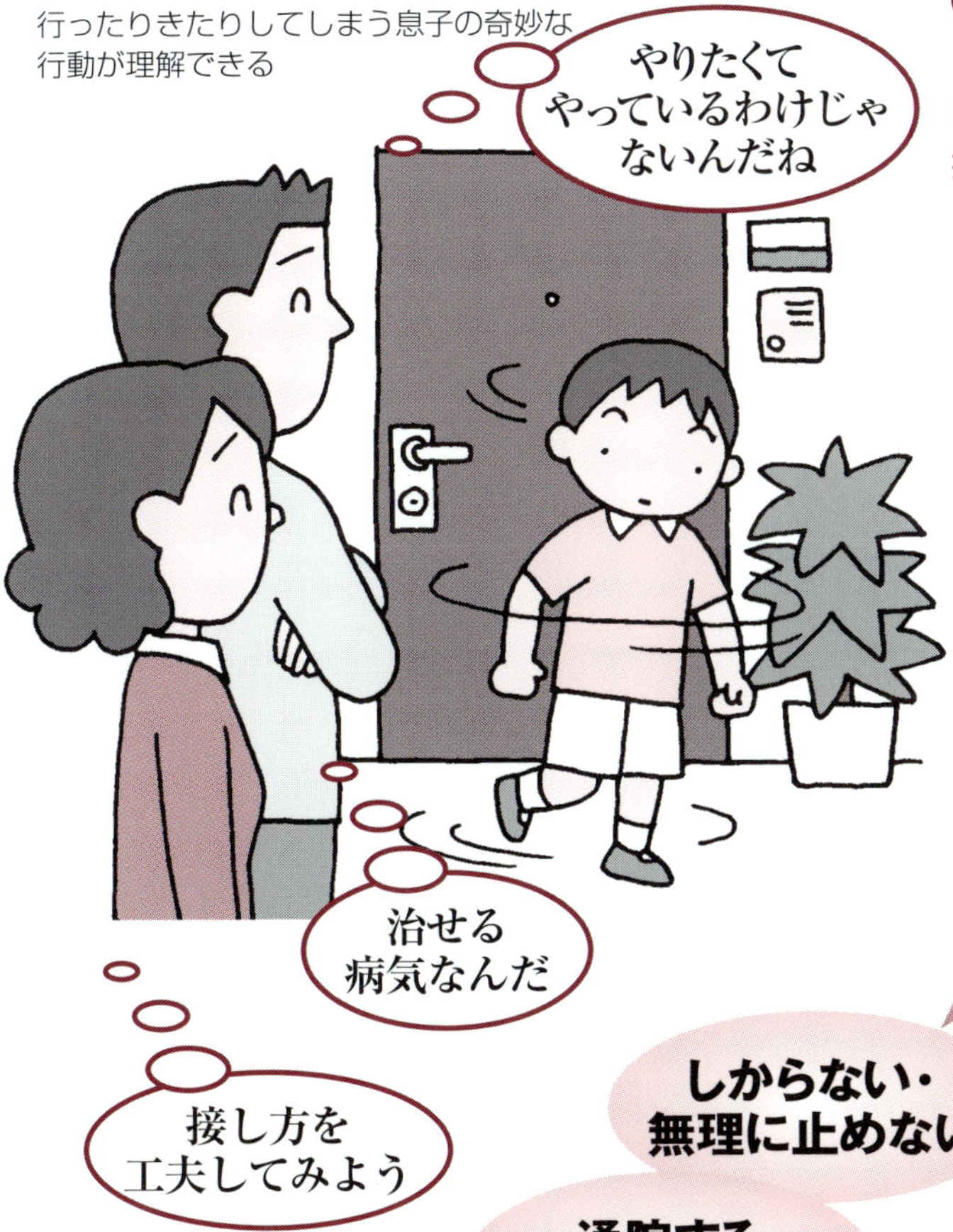
やりたくて
やっているわけじゃ
ないんだね
治せる
病気なんだ
接し方を
工夫してみよう

ふだんの接し方を理解する

家族が本人のつらさと病状悪化のメカニズムを十分に理解すれば、毎日の暮らしのなかでの接し方の工夫がしやすくなります。

心理教育を受ける

正しく理解できる

本人とともに家族も治療者から説明を受ける。強迫性障害という病気のメカニズムと、本人もやめたくてもやめられず苦しんでいることを理解する。

しからない・無理に止めない

通院するように促す

強迫行為に手を貸さない

治療の協力者になる

家族もいっしょに心理教育を受ける

治療は、治療者と対話を重ねながら、病気のメカニズムや本人の病状についての理解を深めることからはじまります。この過程を心理教育といいます。可能な場合には、家族も患者さんといっしょに通院し、心理教育を受けることをおすすめします。

どんなに身近な家族であっても、はじめは患者さんへの対応で迷ったり、悩むものです。しかし、病気の正しい理解にもとづいた対応を工夫することが、回復に向けた支援になります。

家族のあり方

援助に必要なのは知識、思いやり、工夫と根気

治療に家族の援助は欠かせません。病気や治療に関する正しい知識、患者さんを思いやる気持ち、じっくり取り組む根気をもって、工夫しながらサポートしていきましょう。

正しい知識をもった協力者の存在が必要

本人がひとりで強迫症状に立ち向かうのは、容易なことではありません。身近な家族が治療の協力者になり、不安や恐怖、衝動に負けてしまいそうな患者さんの気持ちをくみ、支えていきましょう。

ただし、よかれと思ってしていることが、治療を遅らせる要因になっていることもあり、要注意です。正しい知識をもとに、適切にサポートすることが大切です。

治療の協力者になる

症状を克服するのは本人ですが、家族の協力には治療を進める大きな力があります。

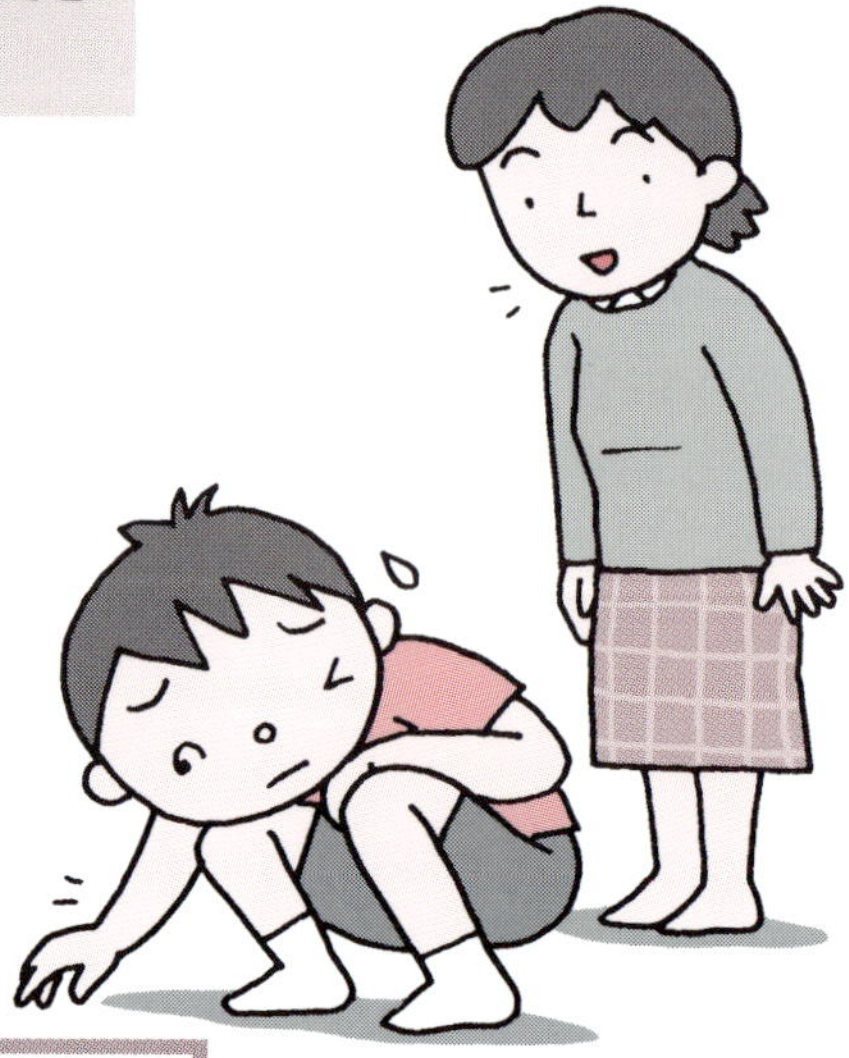

本人が家庭で宿題（ホームワーク）をおこなうときに、家族が適切にサポートできると大きな力になる

家族の役割

患者さんには、日々の生活のなかに、乗り越えなければならない課題がある。自宅での課題克服には、家族が治療者、援助者として機能できると大きな効果が期待できる。

援助に必要な4つのポイント

知識

強迫性障害という病気は患者さんの意思が弱いせいで起こるわけではなく、家族のだれかのせいでもない。症状の悪循環が起こるしくみや治療法についての正しい知識を身につける。

正しい対応は正しい知識から

家族の力は百人力

家族が「正しい知識」「思いやり」「工夫」「根気」をもって本人をサポートできると、治療を進める強い推進力になります。

工夫

正しい知識と思いやりをもとにして、本人と家族の負担を軽くして、治療を進める工夫をすることが大切。

工夫の積み重ねがよい流れを生む

根気

強迫性障害の治療は一朝一夕にはできないし、一進一退をくり返すもの。一喜一憂せず、根気よくサポートすることが必要。

根気がいちばん

思いやり

「心配しすぎるとわかっているのに、ついつい心配してしまう」本人のつらさをくんで、思いやりをもって接する。

思いやりは、すべてのサポートの基本

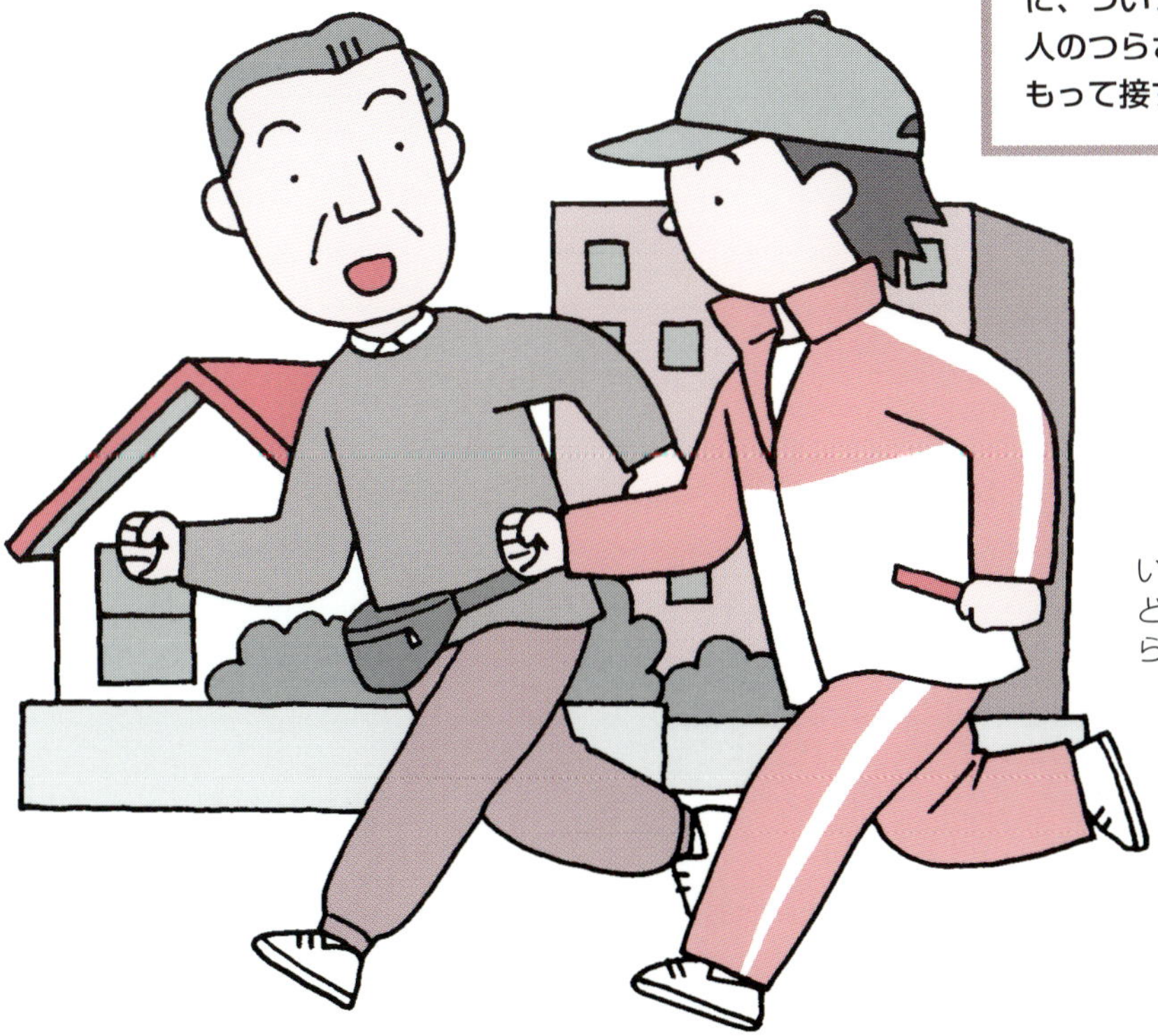

いっしょに外出や運動、食事などを楽しみ、症状のことを忘れられる時間をつくるのもよい

家族のあり方

受診したがらない患者さんへの接し方

受診をすすめても、本人が病院に行くのをいやがることもあります。そんなときは、あせって無理強いをせずに、チャンスをみつけて少しずつ受診を促していきましょう。

まずは背景を理解する

症状で苦しんでいて治療が必要そうなのに、受診したがらない人には、その人なりの理由があります。

受診したがらない理由

強迫性障害という病気についての正しい知識がなく、病気と理解できないことや、治療への否定的・悲観的な思いがある場合などがある。

病院やクリニックという言葉に、患者さんは抵抗を感じる場合もある

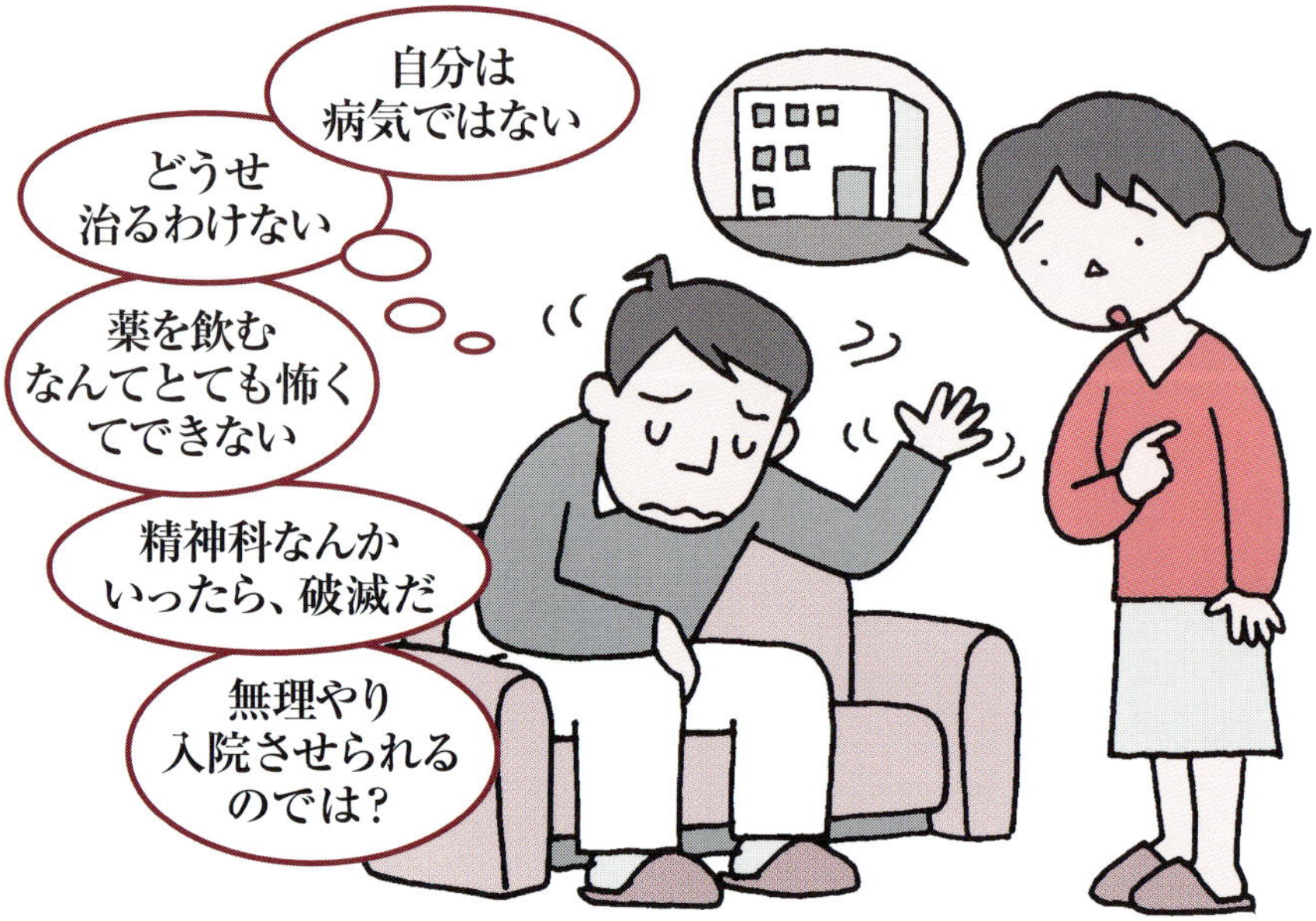

自分は病気ではない
どうせ治るわけない
薬を飲むなんてとても怖くてできない
精神科なんかいったら、破滅だ
無理やり入院させられるのでは？

無理強いをせずに根気よく続ける

強迫症状のために苦しんでいて治療が必要そうなのに、本人が受診したがらない場合があります。そんなときはあせって無理強いをせず、本人が受診したがらない理由を理解して、本人の心情をくむところからはじめます。

受診をいやがる患者さんも、治せるものなら治したいと思っていることが大半です。無理なく治療できる病気だとわかれば、受診への気持ちが育ってくることも多いもの。本人の苦しみに寄り添いながら根気よく説得しましょう。無理に受診させても、本人に治そうという意思がなければ、なかなか治療はスムーズに進みません。

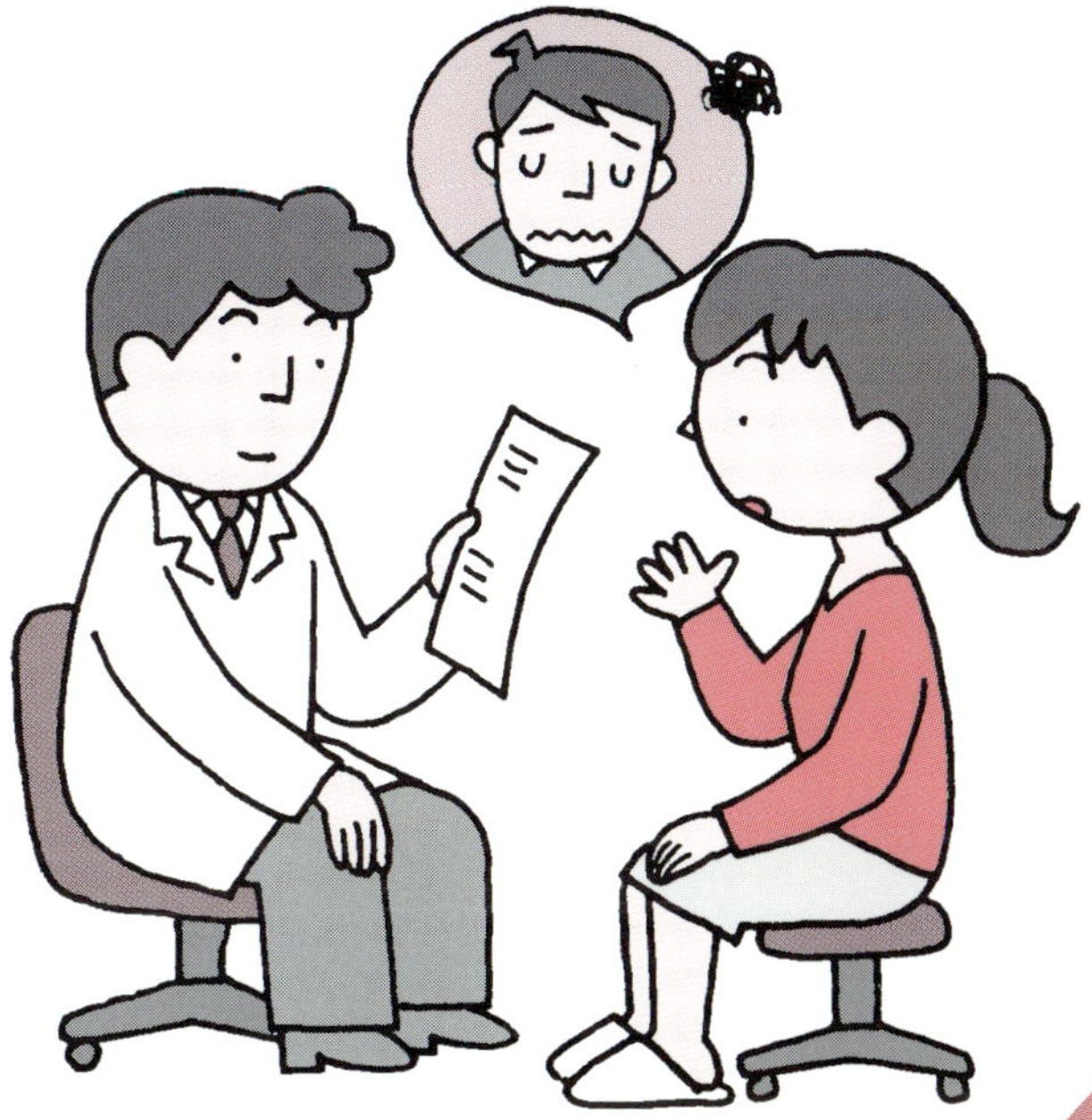

医師から聞いた内容を患者さんに伝えたり、もらった資料をみせると、受診しようという気になることもある

正しい情報を提供する

最近は、インターネットや本、冊子を通して、強迫性障害に関する詳しい情報を入手できるようになっています。こうした情報が、本人の態度を変えるのに役立つことがあります。

病気や治療に関する正しい情報を伝える

病気や治療に関する正しい情報を伝えて、「強迫性障害は治る病気である」ことを理解してもらう。

伝えたい情報

- 強迫性障害は、だれでも体験することのある心配（侵入思考）がもとになっている病気
- 心配（強迫観念）と儀式（強迫行為）がお互いに相手を強め合う悪循環がある
- 治療法が進んで、基本的に治る病気になった

それでも受診したがらない

家族だけでも相談に行く

家族だけでも精神科を訪れ、対応の仕方などを相談してみましょう。精神保健福祉センター、保健所に相談するのもよいでしょう。

受診しようという気になる

家族が付き添う

受診する際には、家族も付き添って行けると、治療効果があがることも少なくない。

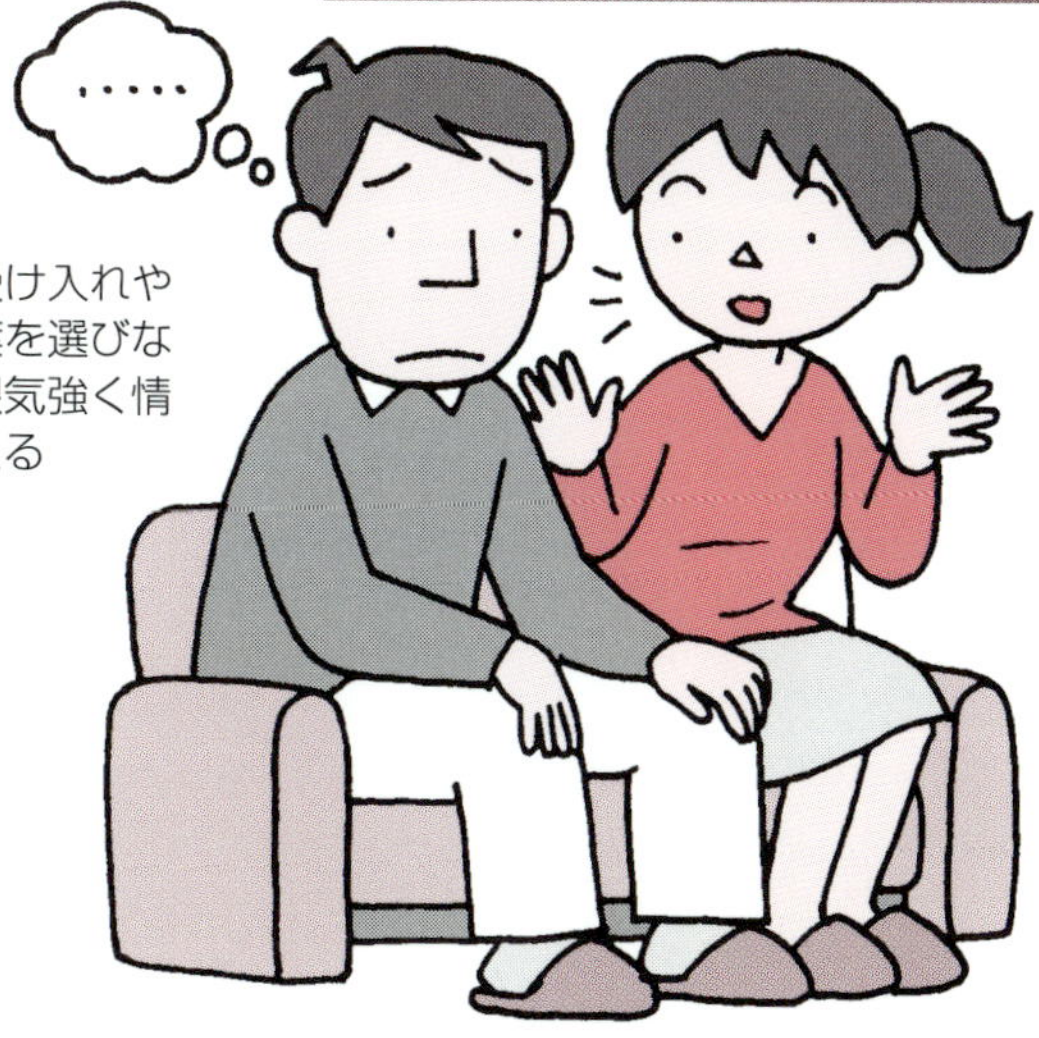

本人が受け入れやすい言葉を選びながら、根気強く情報を伝える

家族のあり方

巻き込み行為の悪影響を共通認識にして、減らす工夫

巻き込み行為は、家族の負担になるだけでなく病気を悪化させます。問題に手をつけずに、もっぱら言いなりになってしまうのは、本人のためになりません。

巻き込み行為の悪影響を共通認識にする

巻き込み行為で不安は小さくなります。しかしそれは一時的なもので、長期的にみると病状を悪化させます。このことを共通認識にするのが、巻き込み行為に対処するうえで大切です。

巻き込み行為をせざるをえなくなっている

↓

巻き込み行為が病状を悪化させていることを共通認識にする

↓

巻き込み症状の不安階層表をつくる

どんなときに、どのように家族を巻き込んでいるのかをリストアップして、どこから減らしていけそうかをいっしょに考える。

↓

できそうなものから減らす工夫をする

取り組む内容を決めたら、それに関してはなるべく巻き込み行為をせず、がまんする努力を、本人、家族がおこなう。

↓

巻き込みをやらないですむ項目を増やしていく

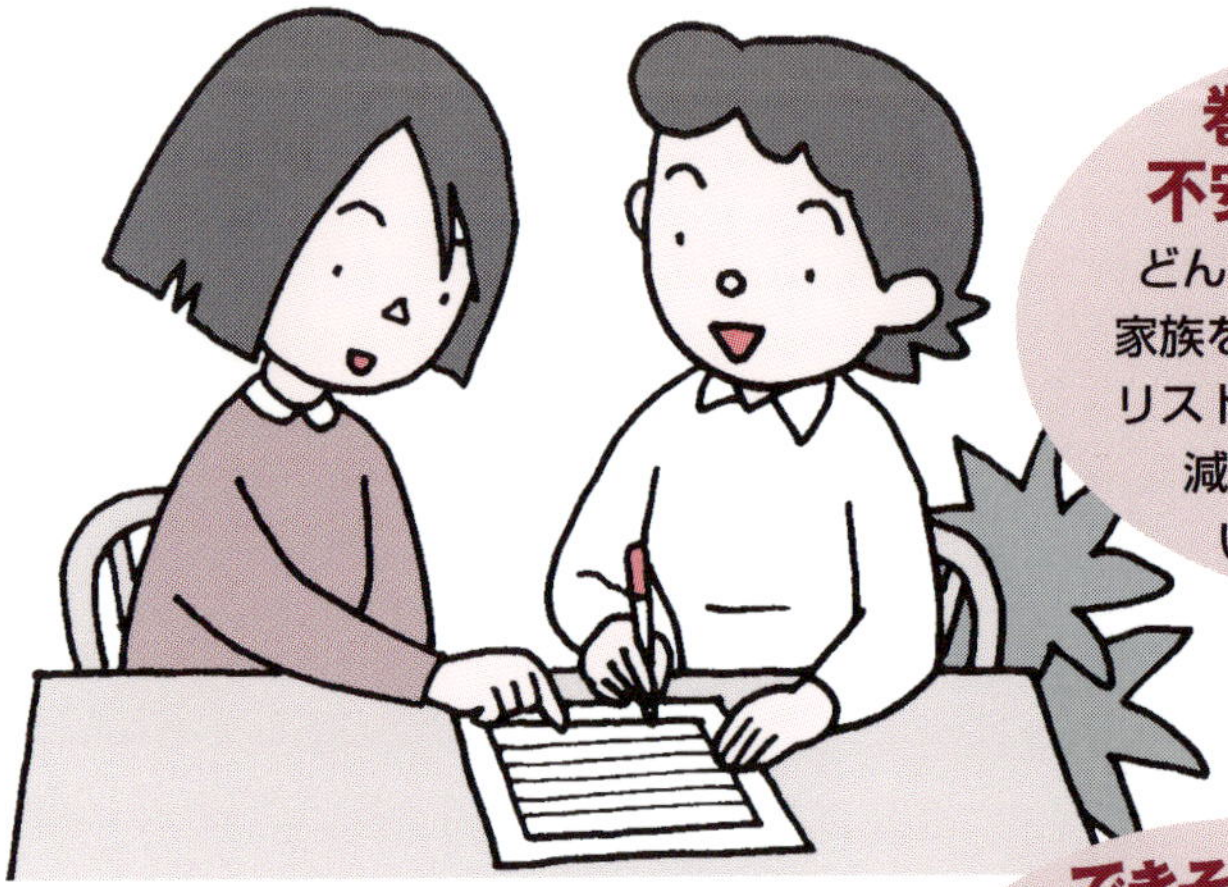

いきなりすべてやめようとするのは無理というもの。できそうなことから、いっしょに取り組んでいく

不安階層表を使うとうまくいくことも

急にすべての巻き込み行為をやめようとしても、うまくいきません。本人と家族が相談して、いまおこなっている巻き込み行為を書き出して、できそうなことからひとつずつ取り組んでいくとうまくいくことがあります。

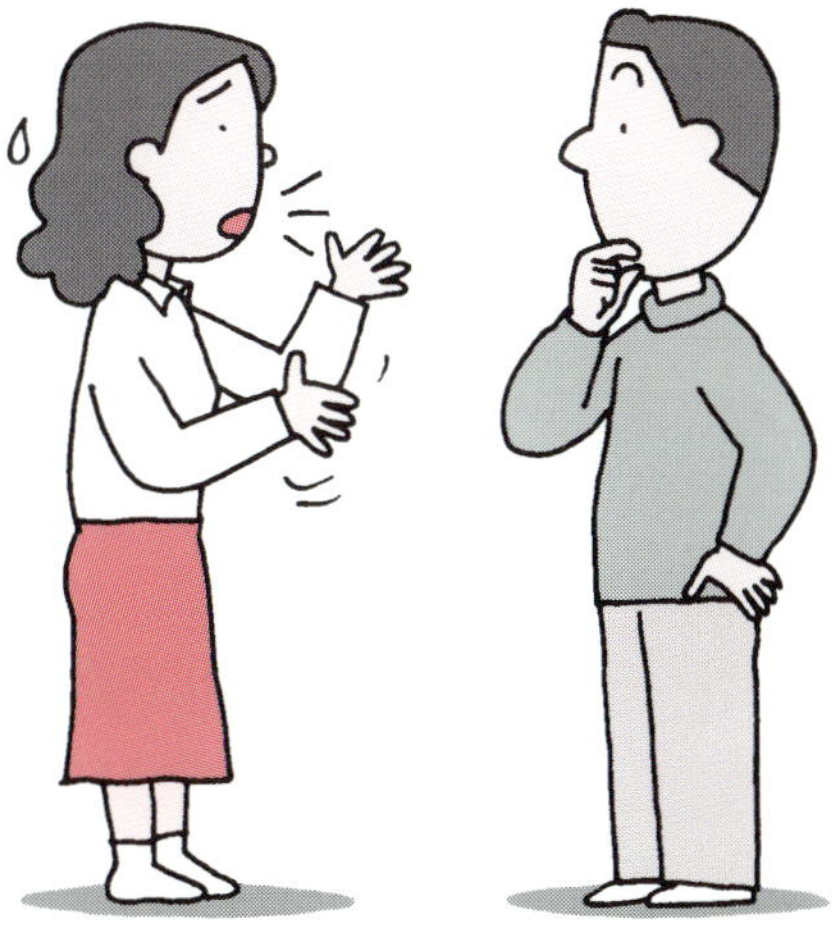

家族は患者さんの様子をみて、柔軟に対応する

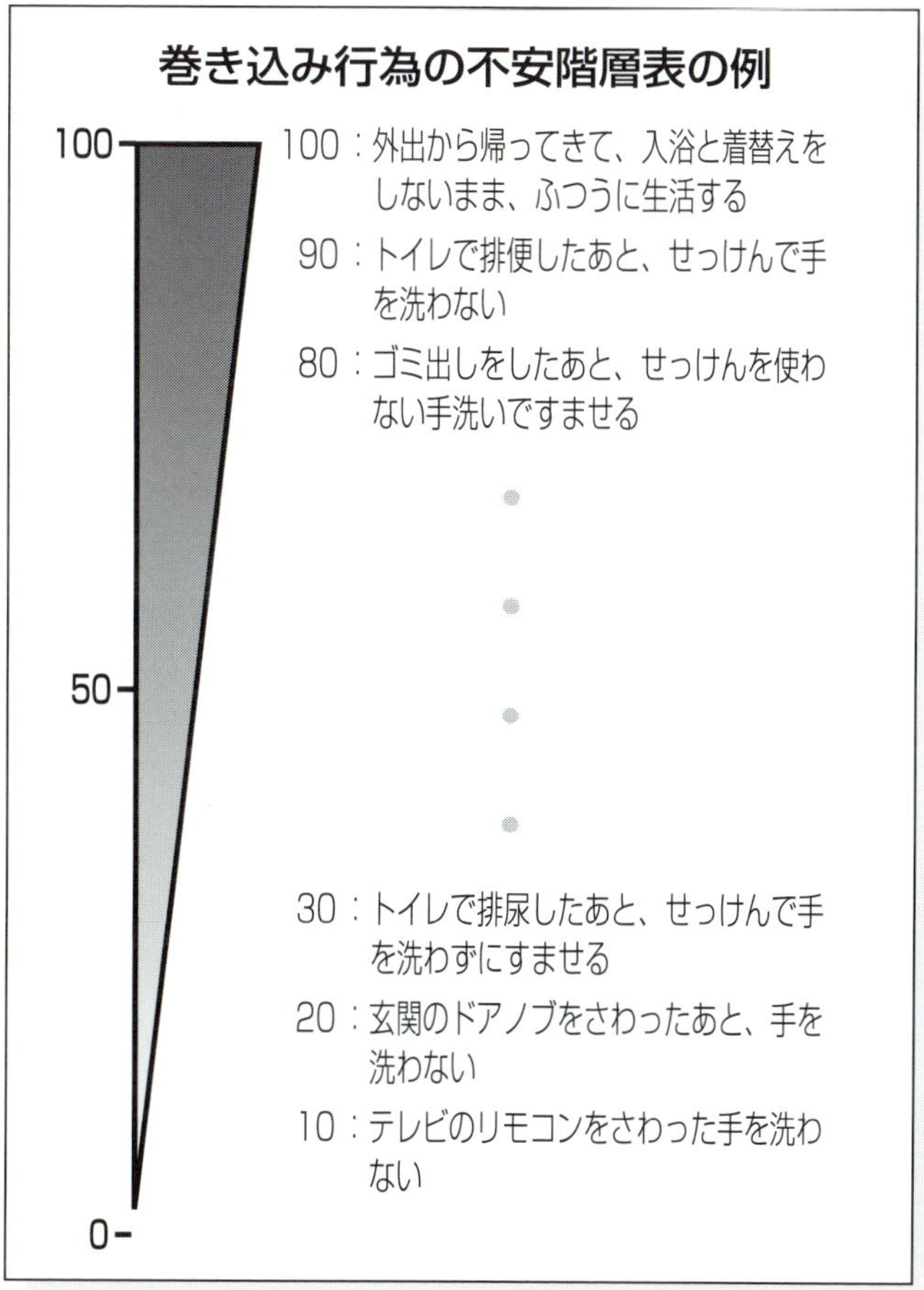
巻き込み行為の不安階層表の例
100
50
0
100：外出から帰ってきて、入浴と着替えをしないまま、ふつうに生活する
90：トイレで排便したあと、せっけんで手を洗わない
80：ゴミ出しをしたあと、せっけんを使わない手洗いですませる
30：トイレで排尿したあと、せっけんで手を洗わずにすませる
20：玄関のドアノブをさわったあと、手を洗わない
10：テレビのリモコンをさわった手を洗わない

巻き込みが病気を悪化させる

ひとりで不安をかかえきれない患者さんが、家族を巻き込むことがあります。しかし、家族が言いなりになっても本人の病気はよくなりません。むしろ家族が巻き込まれてする行動には、本人の強迫行為と同じように、病状をますます悪化させる働きがあります。

共通認識にしたうえでいっしょに減らす工夫をする

本人の強迫行為と同じように、家族の巻き込み行為も一時的には不安を小さくするものの、長い目でみると病状を悪くする事情を共通認識にします。そして巻き込み強迫の不安階層表をいっしょにつくり、できそうな項目からやめていく工夫をします。

巻き込み強迫がある場合には、巻き込み強迫も改善していかないと十分な改善を見込みにくくなります。

家族のあり方

乱暴行為がある場合、まずは距離を置く

患者さんが乱暴行為をする例もあります。なかには、乱暴がエスカレートして暴力がふるわれる場合も。対応を見直し、折り合いのつけ方をみつけていきましょう。

家族の安全を確保して対応を工夫する

強迫性障害に苦しむ患者さんが、心ならずも乱暴行為をしてしまうことがあります。強迫行為を無理に止めようとする、巻き込み行為に応じないなどの、家族の対応が本人を刺激し、ときには暴力に結びついてしまうこともあります。

家族の安全を確保したうえで、対応を工夫していきましょう。

いっぽう、乱暴行為をおさえようと本人の要求をすべて受け入れてしまうと、巻き込み行為の要求がエスカレートして、病状が悪化してしまいます。家族が治療者と相談しながら折り合いのつけ方を試行錯誤すると、乱暴行為が減って、病状の改善につながります。

乱暴行為は巻き込み型に多い

家族を巻き込む強迫症状があり、本人が望むような対応を得られないときに、乱暴行為がみられることがあります。

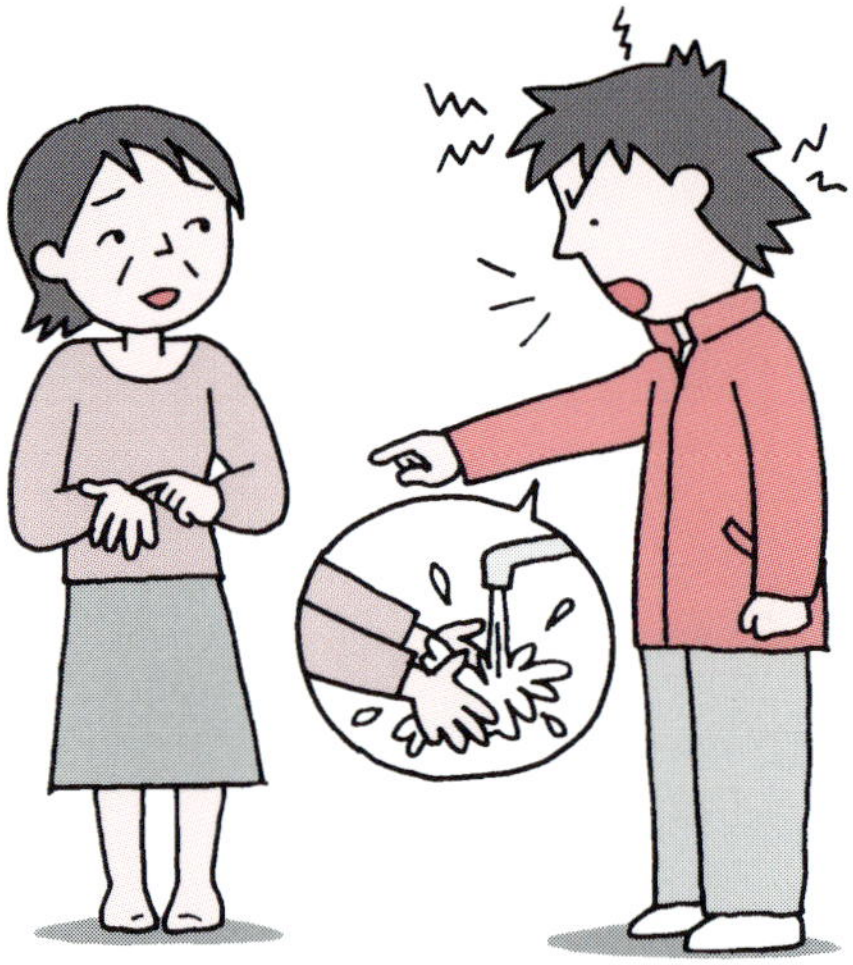

巻き込みに応じない家族に対して、暴言を吐くことも

乱暴行為が起こりやすい状況

- **巻き込みの要求に応じない**
- **強迫行為を無理に止めようとする**

▼

家族に対する乱暴行為

子どもが親に乱暴行為をすることが多い。患者さんは乱暴する半面、親に過度に依存している場合もある。

▼

本人の言いなりになると、病状が悪化しがち

乱暴行為があると、家族は本人の要求に応じてしまいがちです。本人の要求に応じると一時的な平穏は得られますが、家族への要求がエスカレートして、病状の悪化につながってしまいます。

まずは一時避難をする

患者さんが暴力をふるう場合には、まずは一時避難をして、安全を確保することが必要です。本人が落ち着きをとり戻したところで、話し合いをはじめます。

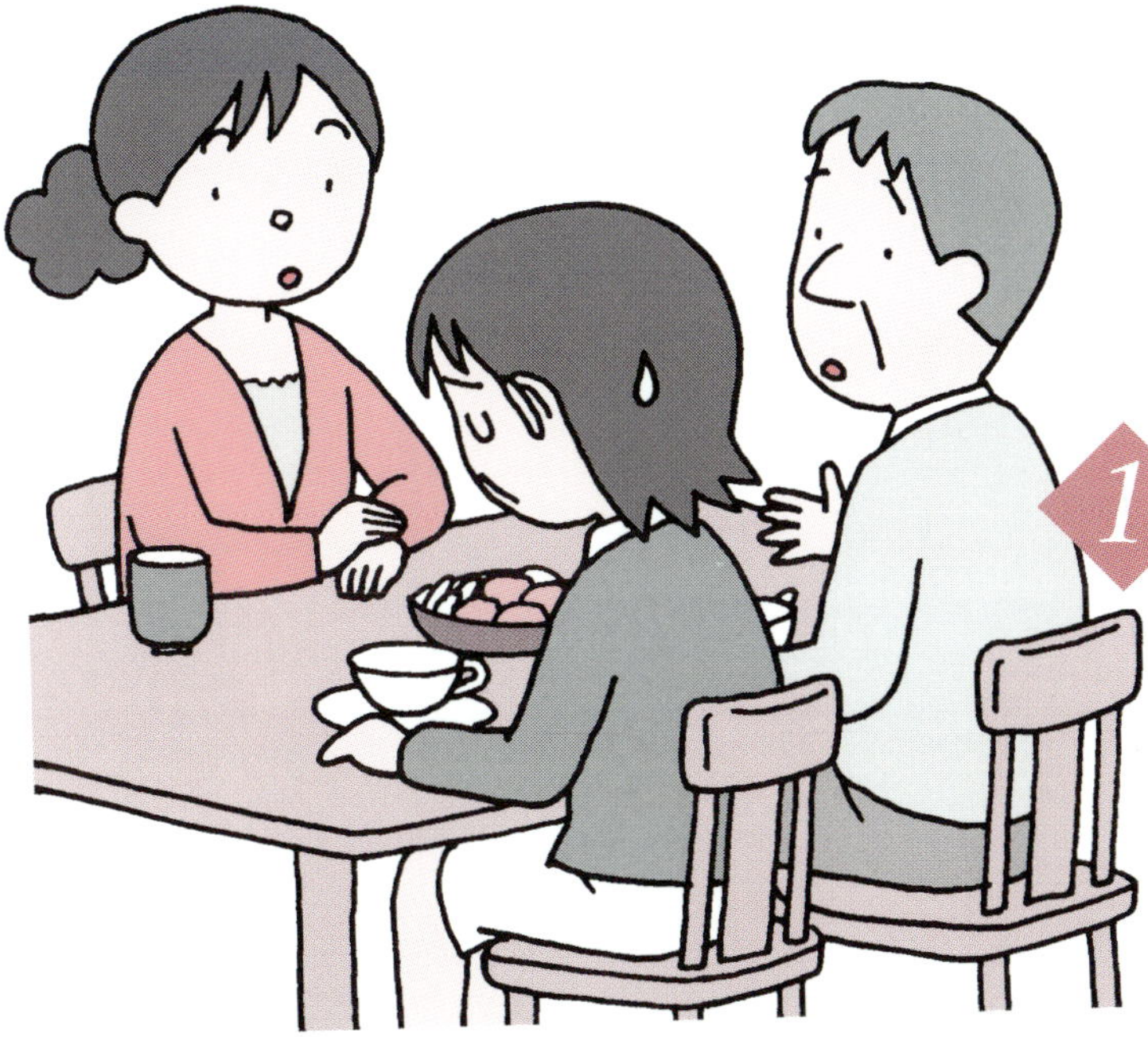

乱暴行為の対象になっている親だけ、しばらく親戚の家などで過ごす方法もある

1 安全確保を最優先

身の危険を感じるような乱暴行為がある場合、まずは物理的な距離を置いて、互いに冷静になることが必要です。必要ならば、ためらうことなく逃げましょう。「三十六計逃げるにしかず」です。逃げられないときには、警察に連絡をとって介入してもらう手段をとらざるを得ないこともあります。

2 コミュニケーションの再開

本人が落ち着きをとり戻したところで、コミュニケーションを再開します。本人が病気で苦しんでいる大変さにあらためて共感したうえで、「乱暴行為がおそろしいこと」「しかし、本人の言いなりになって病状を悪くしたくはないこと」を少しずつ伝えます。

3 折り合いのつけ方を工夫する

家族が本人の要求に応じ続けていると、病状が悪化してしまい、乱暴行為によって家族関係が破壊されかねないことを、共通認識にします。そして、乱暴行為が起こりがちな状況での対処法を、治療者をまじえて話し合い、試行錯誤していきます。

学校・職場との協力

治療者と協力し、学校・職場への働きかけをする

治療を進めるために、学校や職場の理解と協力を求めることが有効な場合があります。必要なときには、家族が学校や職場とコンタクトをとるようにしましょう。

理解してもらうことで対応が変わる

学校や職場で、本人の行為が病気の症状だと認識されず、批判の対象になってしまうことがあります。そうなると、学校や職場でのストレスが原因となり、強迫症状がますます悪くなりがちです。

こうした事態をさけるために、学校や職場とコンタクトをとり、病気について理解してもらって、協力態勢をつくっていくことが必要な場合があります。

不登校や出勤拒否につながることも

病気への理解がないまま、「こだわりが強い」「要領が悪い」などと思われ批判的な接し方をされ続けると、不登校や出勤拒否につながるおそれがあります。

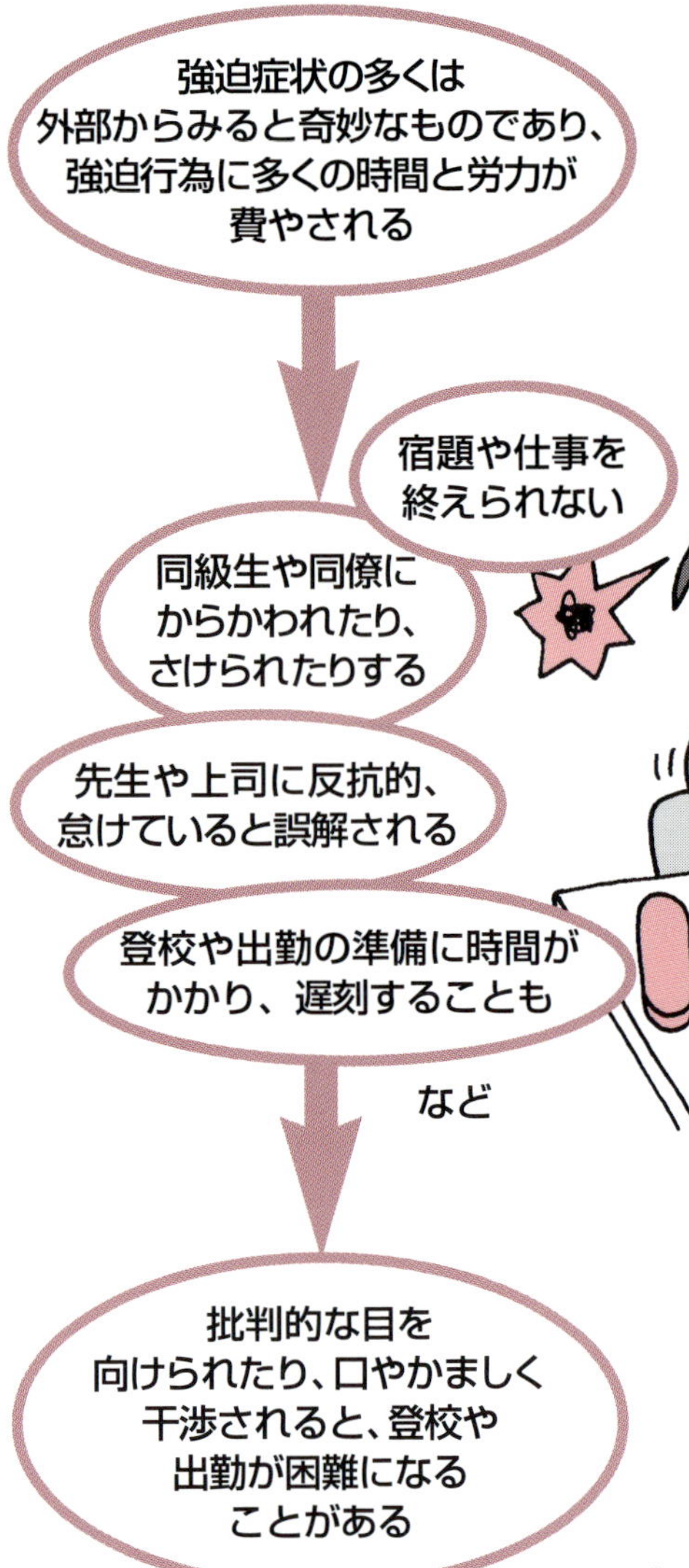

強迫症状の多くは外部からみると奇妙なものであり、強迫行為に多くの時間と労力が費やされる
宿題や仕事を終えられない
同級生や同僚にからかわれたり、さけられたりする
先生や上司に反抗的、怠けていると誤解される
登校や出勤の準備に時間がかかり、遅刻することも
など
批判的な目を向けられたり、口やかましく干渉されると、登校や出勤が困難になることがある

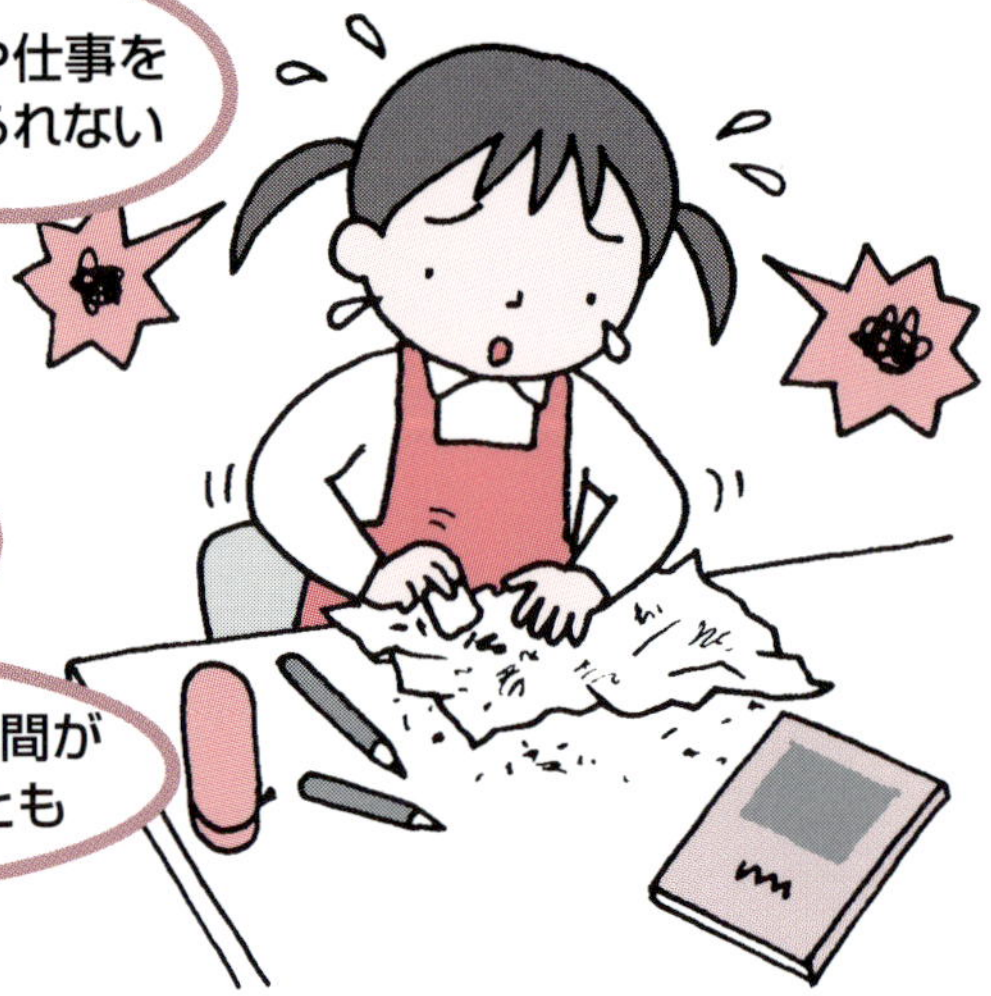

完璧に字や絵を書こうとするあまり、宿題を提出できないこともある

学校や職場に本人の病状と望ましい接し方を伝えるために、治療者に一筆書いてもらうのもよい方法

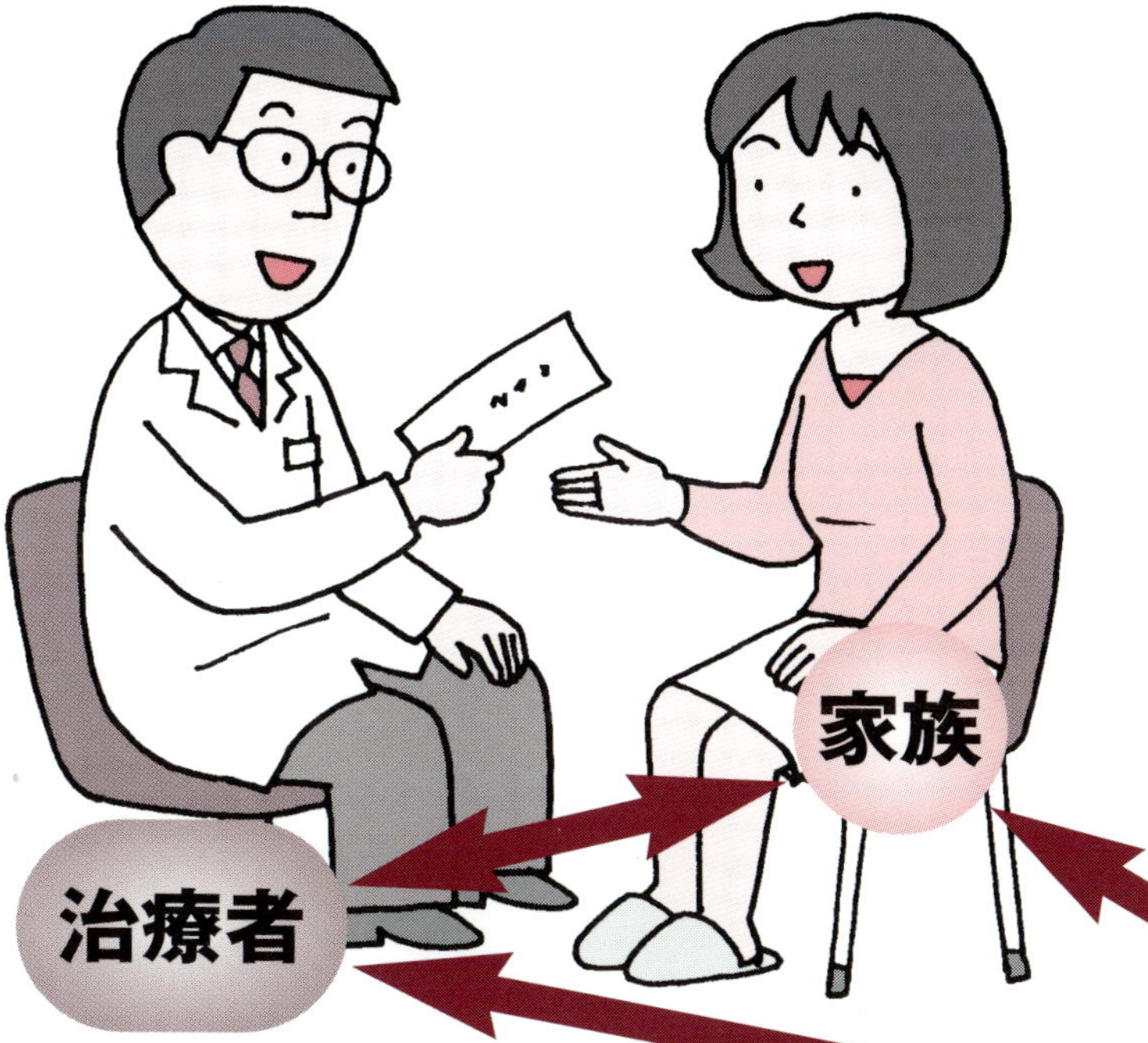

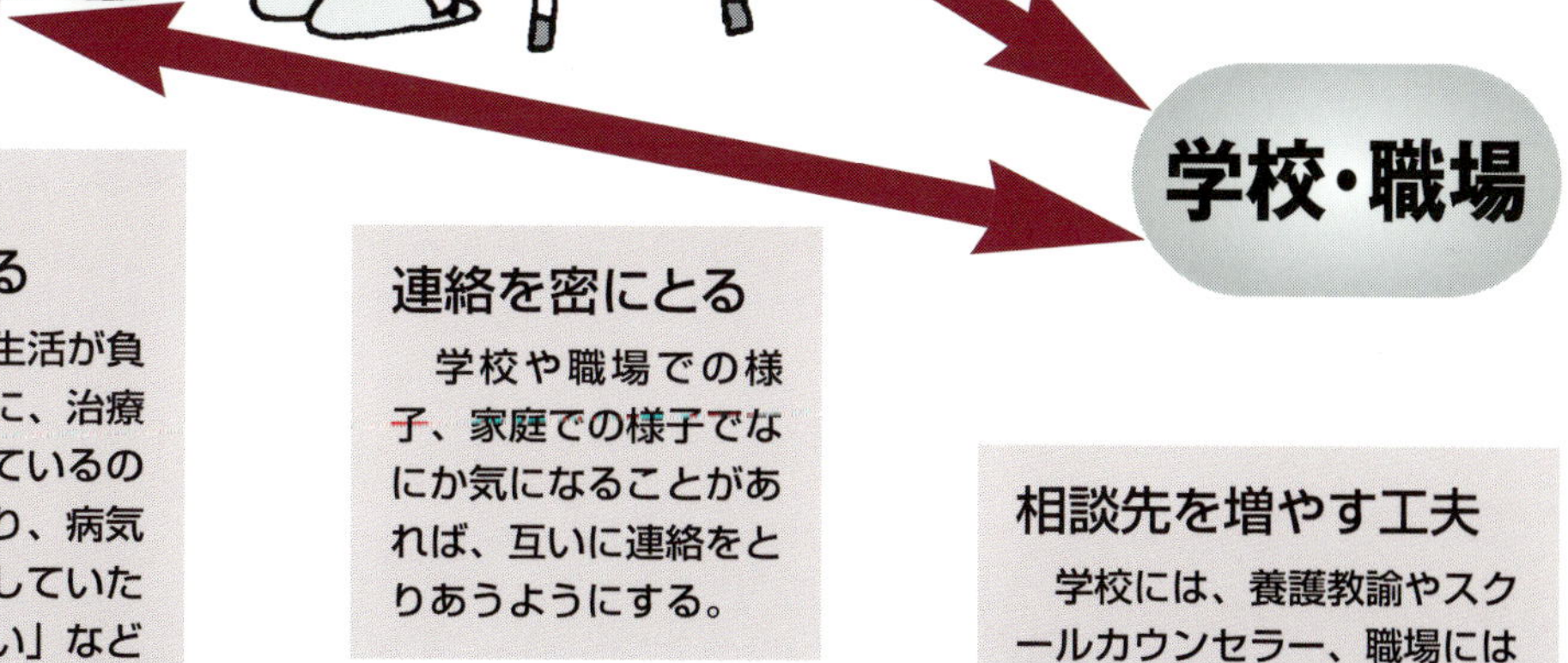

学校や職場との協力態勢をつくる

学校や職場に本人の現状を伝えて理解を求めることで、本人の負担が減り、病状の改善につながる場合があります。必要なときには、家族が学校や職場とコンタクトをとり、スクラムを組むようにしましょう。

本人の病気について学校・職場に理解を求める

本人のふるまいが病気の症状であり、本人もつらい思いをしていること、治療は可能であること、学校や職場の対応の工夫によって症状が改善しうることを理解してもらう。

必要ならば文書を提出する

学校や職場での生活が負担になっている際に、治療者が「問題が生じているのは病気のためであり、病気をふまえた配慮をしていただけるとありがたい」などの内容の手紙を書き、学校や職場に理解と配慮を求めることもある。

連絡を密にとる

学校や職場での様子、家庭での様子でなにか気になることがあれば、互いに連絡をとりあうようにする。

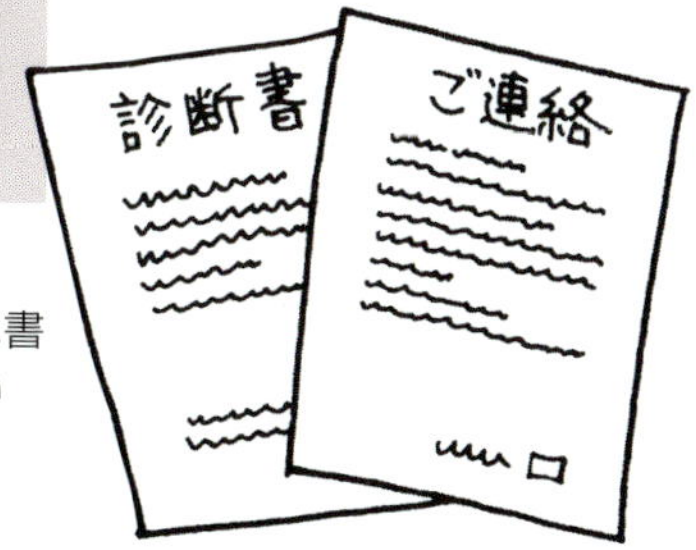

治療者からの働きかけは書面でおこなうことも多い

相談先を増やす工夫

学校には、養護教諭やスクールカウンセラー、職場には産業医や産業カウンセラーなどのスタッフが配属されているところが増えています。こうしたスタッフに相談にのってもらうことが、治療の進展をうむことがあります。

知人・同僚のあり方

周囲の人は、ほどよい距離で見守り、サポートする

「知人のようすがどうもおかしい」と感じた際に、ズケズケと忠告しても、よい結果につながらないことも多いもの。ほどよい距離感を保って見守り、サポートしましょう。

まずは病気のことを理解して

強迫性障害の患者さんは、学校や職場などではなんとか症状を抑えようとしますが、まわりからみれば奇妙な行動をとってしまうことがあります。

そんなとき、「いい加減にやめたら?」などと強迫行為を非難してやめさせようとするのは、よい接し方とはいえません。

まわりの人は、病気を理解したうえで、症状をダイレクトにやめさせようとせず、対応を工夫しましょう。

「なにかできることがあったらいって」などと伝えておくことも、患者さんにとっては大きな支えになります。

周囲の人も知っておきたいポイント

身のまわりに強迫性障害の患者さんがいる場合、患者さんの負担を増す対応は、病状を悪化させがちです。以下のポイントを理解することが大切です。

自分でもやめられずに苦しんでいる

「やめたほうがいい」ことは、忠告されなくてもわかっています。けれど、自分でもやめられずに苦しんでいるのです。

治療には時間がかかる

強迫症状にかぎらず、誰しも自分の行動パターンを修正するのはそう簡単にいかないものです。治療には時間がかかることを理解して、あせることなく見守っていきましょう。

服薬はよくなってもしばらくは続ける

治療を円滑に進め、よくなったあとの再発を防ぐためには、服用期間が長くなりがちです。「安定剤を長いこと飲むと危ないよ」などといい、治療意欲をさまたげるのはひかえましょう。

治療できる病気

強迫性障害は、多くの場合、適切な治療を続けることで改善していきます。

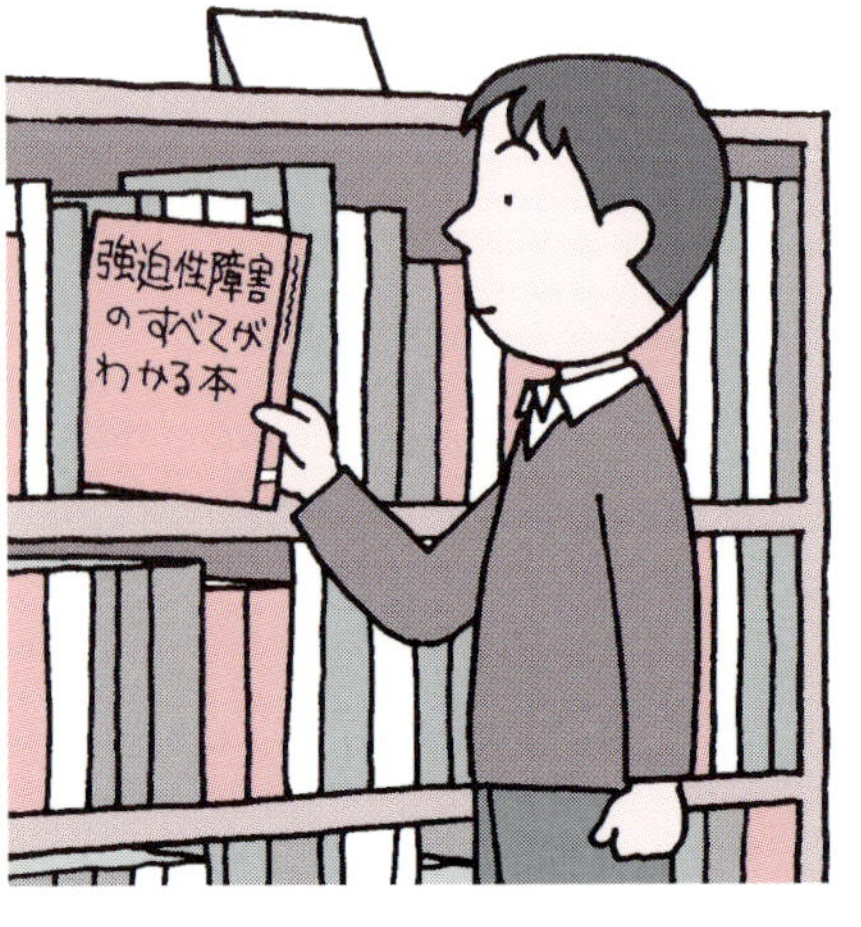

関連の本を読むのも理解の一助に

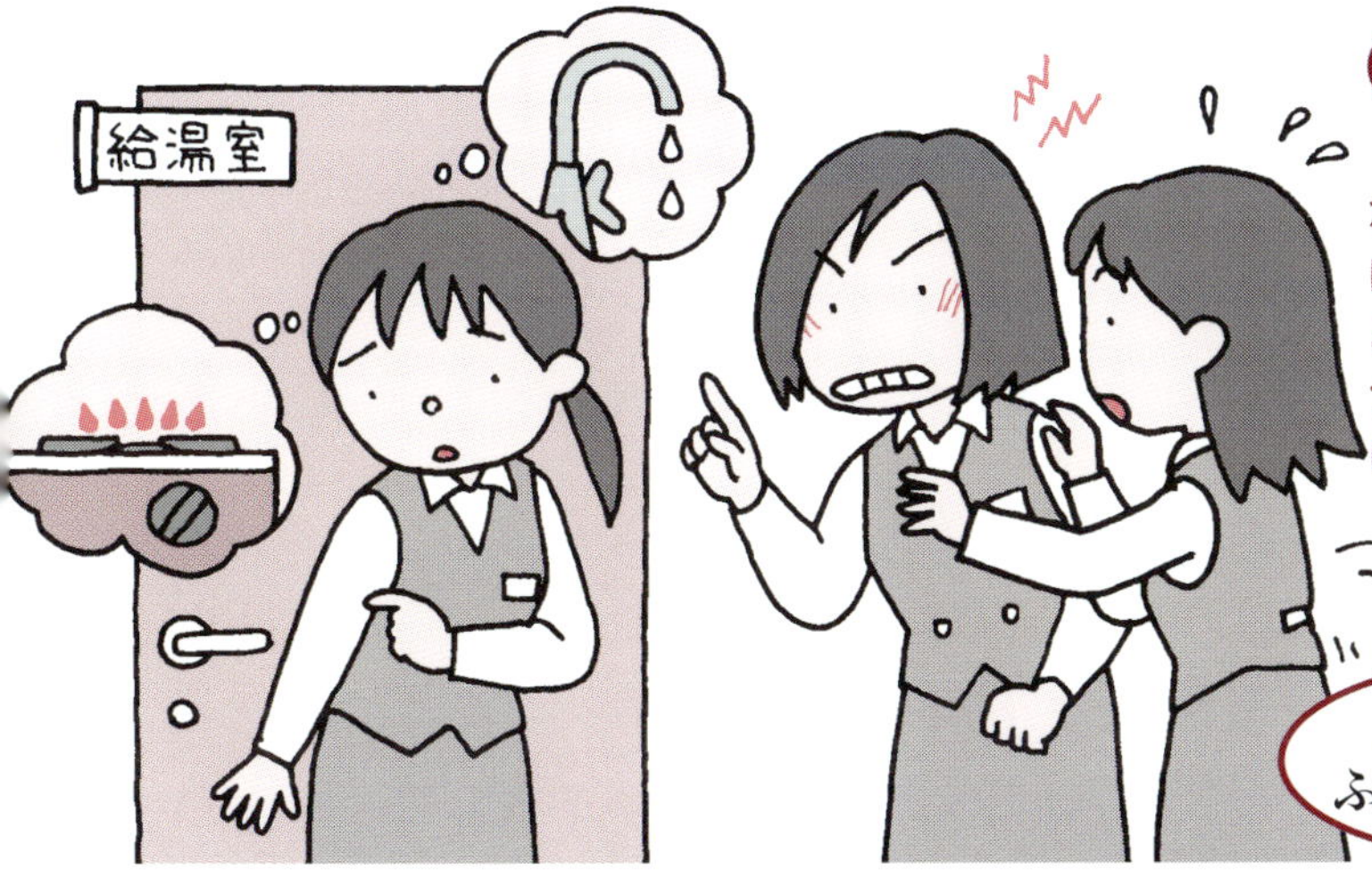

症状を理解して、無理ややめさせようとするのは逆効果と知っていれば、お互いのストレスも減る

ほどよい距離感が大切

強迫症状を示す人がいると、周囲が批判的になることが多いものですが、「自分が治してあげなくては！」と肩に力が入りすぎてしまうこともあります。いずれの場合も、病状の悪化につながりがちです。多くの人間関係と同じように、ほどよい距離感を保つことが大切です。

× きみの様子、ふつうじゃないよ

○ つらそうにみえるけれど、なにかできることはあるかな？

× 心が弱いから、そんなことになるんだよ

× 気のもちようで、なんとかなるよ

知人・同僚の対応

本人の苦労をくむ姿勢が基本

強迫症状で悩んでいる本人の苦労をくむことが大切です。苦労をくんだうえで、自分ができる範囲で無理なく協力していく気持ちがあることを伝えます。

病状を理解しないまま、ダイレクトに批判するのはよくない

「自分が治してやろう」という、過度の入れ込みもよくない

本人の苦労をくむことが大切

病気を意識しすぎず、ふつうに接していく

相談を受けたら

本人から「自分はこんなことで悩んでいる」と打ち明けられたら、相談に乗り、まだ治療をしていない場合には受診をすすめるとよいでしょう。

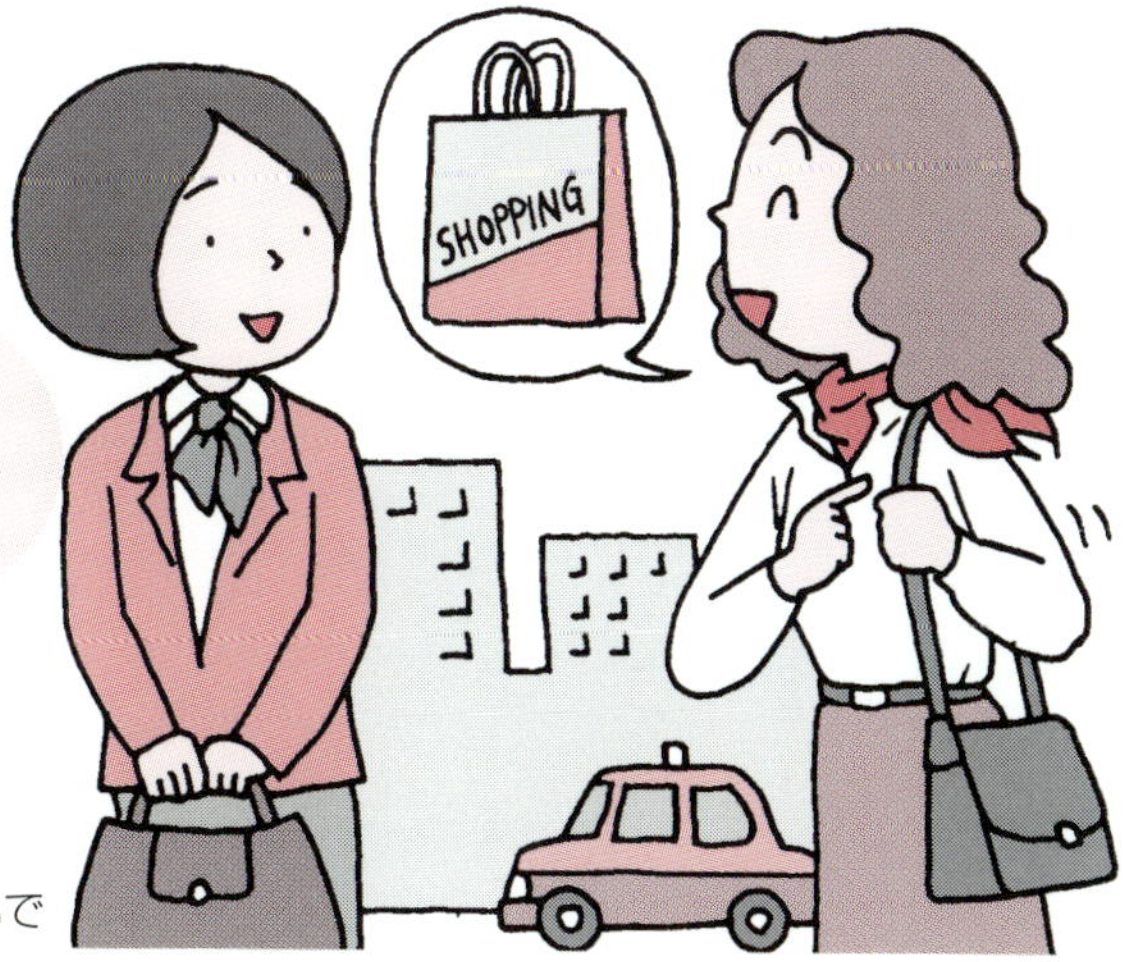

気を遣いすぎないで

COLUMN

家族自身が休養をとることも忘れないで

家族みんなで役割を分担する

家族それぞれ自分の時間をもつ

くつろいで楽しむ機会を大切にする

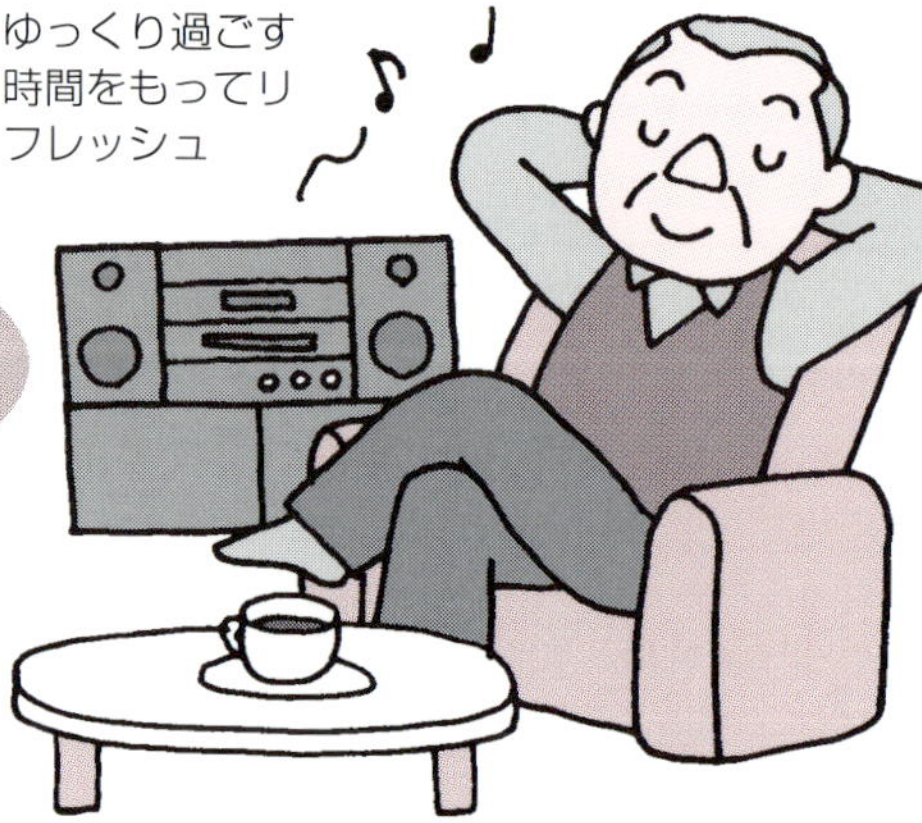

家族自身の楽しみも大切にする

どんなときも患者さんの治療を第一に考えた生活を送ろうとすると、家族は大きな負担を受けることになります。実際、患者さんの家族のかなり多くは、強いストレスを体験しているといいます。

患者さんのため、と自分の楽しみをすべてあきらめてしまうと、家族も余裕を失い、病状の悪化につながりがちです。家族が自分の楽しみをもってリフレッシュできると、本人への接し方にゆとりがうまれて、よい結果につながります。上手にサポートするためには、家族が息抜きをする時間をもつことが必要です。

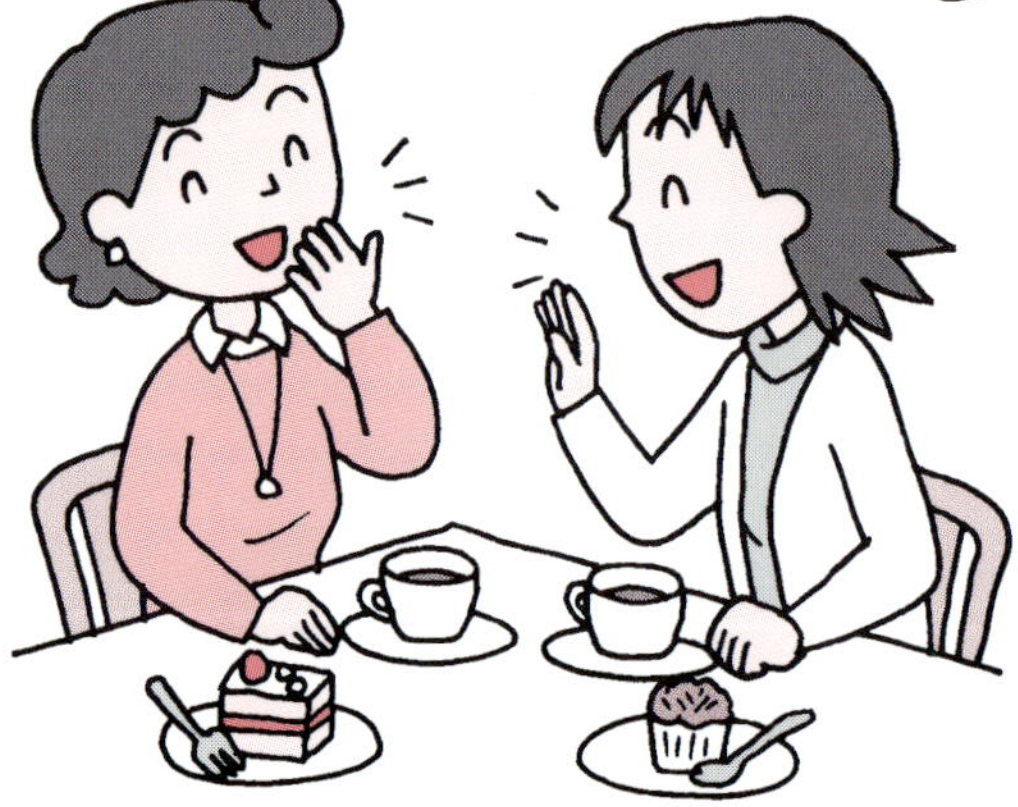

友人と楽しく過ごす時間も、よい息抜きになる

■監修者プロフィール

原田 誠一（はらだ・せいいち）

1957年生まれ。原田メンタルクリニック院長・東京認知行動療法研究所所長。東京大学医学部卒業、医学博士。精神保健指定医。東京大学医学部附属病院精神神経科、東京都立墨東病院内科・救急救命センター、東京逓信病院精神科医長、三重大学医学部精神科講師、国立精神・神経センター武蔵病院外来部長などを経て現職。専門は統合失調症、不安障害、気分障害の臨床研究、認知行動療法。

著書・編集書に『強迫性障害治療ハンドブック』、『統合失調症の治療—理解・援助・予防の新たな視点』、『精神療法の工夫と楽しみ』（いずれも金剛出版）など。

●編集協力
オフィス201
柳井亜紀
●カバーデザイン
松本　桂
●カバーイラスト
長谷川貴子
●本文デザイン
勝木雄二
●本文イラスト
松本　剛
千田和幸

健康ライブラリー　イラスト版

強迫性障害《きょうはくせいしょうがい》のすべてがわかる本《ほん》

2008年11月10日　第1刷発行
2025年4月4日　第15刷発行

監　修　原田誠一（はらだ・せいいち）
発行者　篠木和久
発行所　株式会社講談社
東京都文京区音羽二丁目12-21
郵便番号　112-8001
電話番号　編集　03-5395-3560
販売　03-5395-5817
業務　03-5395-3615
印刷所　TOPPANクロレ株式会社
製本所　株式会社若林製本工場
N.D.C.493　98p　21cm

ISBN978-4-06-259430-1

■参考文献

上島国利編、太田有光／宍倉久里江著『強迫性障害は怖くない―正しい知識と治療―』（アークメディア）

飯倉康郎著『強迫性障害の治療ガイド』（二瓶社）

Padmal de Silva／Stanley Rachman著、貝谷久宣訳『The Facts：Obsessive Compulsive Disorder 強迫性障害』（ライフ・サイエンス）

久保木富房／不安・抑うつ臨床研究会編『強迫性障害――わかっちゃいるけどやめられない症候群』（日本評論社）

『きょうの健康』2006年8月号（日本放送出版協会）

『こころの科学』104号［特別企画］（日本評論社）

リー・ベアー著、越野好文／五十嵐透子／中谷英夫訳『強迫性障害からの脱出』（晶文社）

ジュディス・ラパポート著、中村苑子／木島由里子訳『手を洗うのが止められない―強迫性障害』（晶文社）

エドナ・B・フォア／リード・ウィルソン著、片山奈緒美訳『強迫性障害を自宅で治そう！』（ヴォイス）

原田誠一編『強迫性障害治療ハンドブック』（金剛出版）

成田善弘著『強迫性障害―病態と治療』（医学書院）

山上敏子著『行動療法』（岩崎学術出版社）

山上敏子著『方法としての行動療法』（金剛出版）

飯倉康郎編著『強迫性障害の行動療法』（金剛出版）

KODANSHA